前言
FOREWORD

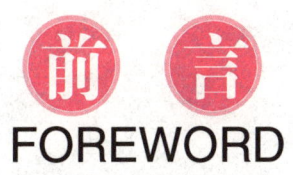

  祖国传统医学是一个伟大的宝库,从古至今,中国人民充分利用各种中药治疗疾病,各地民间名医辈出,从扁鹊、华佗到李时珍他们的著作和行医记录,描绘了我国中药治病的辉煌历史。给我们留下了大量宝贵的经验,并且,古代医学家所创的有效名方、验方如汗牛充栋,一直被现代医者参考验用。

  中医方术是传统医学预防治病的有力武器,经过长期实践积累和理论总结,大多在临床应用上屡用屡验。正如《隋书经籍志》中所说"医方者,所以除疾灾,保性命之术者也"。可见,高效、灵验、具有可重复性也是名方的特点。古代名医名方、验方,千百年来一直为后世多效法。

  为了使人们更好地了解中草药,让名方、验方经久不衰、名扬四方,我们精心编著了《本草纲目——名方验方速查全书》一书。全书分为上、中、下三篇,上篇介绍了精选的常用本草,中篇有针对性地挑选了若干治疗各科疾病的名方、验方,下篇是从古代名医古籍中筛选的各朝代的治病名方。所选方剂大都在临床中经过反复使用,安全有效,屡试不爽。

  本书所收录资料较为齐全,语言通俗易懂,条目清晰有序,力求深入浅出,便于广大读者对症治疗。此外,本人在编写过程中还参考和引用了中医药学相关公开发表的部分资料,在此对相关文献作者特表感谢。遗漏不当之处,请广大读者斧正。

编 者

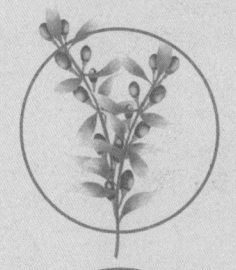
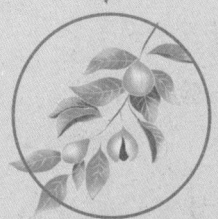
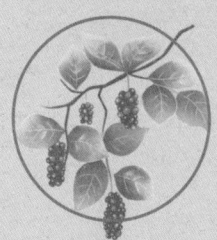

本草纲目
名方验方速查全书

蔡向红 编著

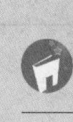

陕西新华出版
陕西科学技术出版社
Shaanxi Science and Technology Press
西安

图书在版编目（CIP）数据

本草纲目：名方验方速查全书/蔡向红编著. —西安：陕西科学技术出版社，2018.3（2025.1重印）

ISBN 978-7-5369-7179-0

Ⅰ.①本… Ⅱ.①蔡… Ⅲ.①《本草纲目》—验方—汇编 Ⅳ.①R281.3②R289.5

中国版本图书馆 CIP 数据核字（2018）第 013592 号

本草纲目：名方验方速查全书
BENCAO GANGMU：MINGFANG YANFANG SUCHA QUANSHU
蔡向红　编著

责任编辑	杨　波　孙雨来
封面设计	视界创意
出 版 者	陕西科学技术出版社
	西安市曲江新区登高路 1388 号陕西新华出版传媒产业大厦 B 座
	电话(029) 81205187　　传真 (029) 81205155　邮编 710061
	https://www.snstp.com
发 行 者	陕西科学技术出版社
	电话 (029) 81205180　81206809
印　　刷	北京柯蓝博泰印务有限公司
规　　格	710mm×1000mm　16 开本
印　　张	22.75
字　　数	350 千字
版　　次	2018 年 3 月第 1 版
	2025 年 1 月第 2 次印刷
书　　号	ISBN 978-7-5369-7179-0
定　　价	68.00 元

版权所有　翻印必究

上篇　本草精选

一、清热解毒类 ········ 002

栀子——清心热，调肝胆 ········ 002
石膏——清热泻火，除烦止渴 ········ 002
绿豆——消肿通气，清热解毒 ········ 003
鱼腥草——清热解毒，消肿排脓 ········ 003
无花果——清热解毒，利咽消肿 ········ 004
决明子——清肝明目，解毒利湿 ········ 004
土茯苓——解毒除湿，通利关节 ········ 005
蒲公英——消热解毒，消肿散结 ········ 006
金银花——清热解毒，疏风通络 ········ 006
知母——清热泻火，生津止渴 ········ 007

二、祛湿健骨类 ········ 008

桑寄生——安胎催乳，祛风通络 ········ 008
五加皮——补肝益肾，强筋健骨 ········ 008
丝瓜络——祛风通络，解毒化痰 ········ 009
独活——祛风除湿，通痹止痛 ········ 009
防己——祛风止痛，利水消肿 ········ 010
木瓜——平肝舒筋，和胃化湿 ········ 011

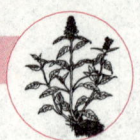

本草纲目
——名方验方速查全书

三、散热解表类 ················· 012

白芷——解表散寒，通窍止痛 ················· 012
葛根——解肌退热，升阳止泻 ················· 012
紫苏叶——散寒解表，理气宽中 ··············· 013
桑叶——疏散风热，清肝明目 ················· 013
桂枝——发汗解肌，助阳化气 ················· 014
牛蒡子——宣肺透疹，解毒利咽 ··············· 014
薄荷——宣散风热，清咽透疹 ················· 015

四、芳香化湿类 ················· 016

砂仁——化湿行气，温中止呕 ················· 016
厚朴——化湿除满，行气消积 ················· 016
佩兰——芳香化湿，醒脾开胃 ················· 017
广藿香——芳香化浊，开胃止呕 ··············· 017
草豆蔻——温中健脾，化湿醒脾 ··············· 018
苍术——祛风散寒，养肝明目 ················· 019

五、理气类 ····················· 020

陈皮——理气健脾，燥湿化痰 ················· 020
白术——健脾益气，燥湿利水 ················· 020
肉豆蔻——温中涩肠，行气消食 ··············· 021
香附——疏肝解郁，理气宽中 ················· 021
玫瑰花——行气解郁，和血止痛 ··············· 022
枳实——理气消食，化痰除痞 ················· 023
木香——行气止痛，调中宣滞 ················· 023
薤白——通阳散结，行气导滞 ················· 024
佛手——疏肝理气，和肾止痛 ················· 024
沉香——降气纳肾，调中止痛 ················· 025

檀香——理气调中，散寒止痛 ········· 025
川楝子——行气止痛，杀虫治癣 ········ 026
乌药——行气止痛，温肾散寒 ········· 027
荔枝核——温中理气，止痛 ·········· 027

六、补虚类 ·············· 028

山药——补脾养胃，补肾涩精 ········· 028
桂圆肉——补益心脾，养血安神 ········ 028
熟地黄——生精补血，益气养阴 ········ 029
白芍——缓急止痛，养血和阴 ········· 030
何首乌——补益精血，强筋补肾 ········ 030
鹿茸——壮阳益精，强筋健骨 ········· 031
海马——补肾壮阳，散结消肿 ········· 031
补骨脂——补肾壮阳，肾虚腰痛 ········ 032
续断——续筋接骨，益肾安胎 ········· 032
枸杞子——滋补肝肾，益精明目 ········ 033
百合——清热生津，消心安神 ········· 033
黄精——养阴润肺，补脾益气 ········· 034
沙参——养阴清热，润肺化痰 ········· 035
麦冬——滋阴润肺，益胃生津 ········· 035
玉竹——养阴润燥，生津止咳 ········· 036

中篇　高效良方

一、外科方 ·············· 038

第一节　外科知识 ············ 038

认识中医外科 ················ 038
外科疾病的分类 ··············· 038

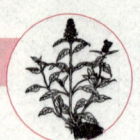

| 外科病因病机特点 | 039 |
| 外科病症的治疗 | 039 |

第二节　常见病治法方药　040

破伤风	040
阑尾炎	043
脱肛	046
痔疮	048
烧烫伤	050
肛裂	053
跌打损伤	055
疝气	058

二、内科方　061

第一节　内科知识　061

认识中医内科	061
中医内科发展源流	061
中医内科证型分类	062
中医内科辨证论治	063

第二节　常见病治法方药　064

咳嗽	064
哮喘	067
口腔溃疡	070
感冒	072
便秘	075
失眠	078
痢疾	081
头痛	083
肺炎	085

目录 CONTENTS

　　肝炎 ……………………………… 088
　　肝硬化 …………………………… 090
　　肺气肿 …………………………… 093
　　肺结核 …………………………… 095
　　冠心病 …………………………… 098
　　胃下垂 …………………………… 101
　　高血压 …………………………… 104
　　低血压 …………………………… 107
　　糖尿病 …………………………… 110
　　高脂血 …………………………… 112

三、消化科方 ……………………… 116

第一节　消化科知识 ……………… 116
　　消化系统的功能 ………………… 116
　　消化系统疾病的特点 …………… 116

第二节　常见病治法方药 ………… 117
　　呕吐 ……………………………… 117
　　胃炎 ……………………………… 119
　　扁桃体炎 ………………………… 122
　　消化不良 ………………………… 125
　　十二指肠溃疡 …………………… 127
　　尿路感染 ………………………… 130
　　肾炎 ……………………………… 132
　　肾病综合征 ……………………… 134
　　胆囊炎 …………………………… 136
　　胆石症 …………………………… 139
　　肝炎 ……………………………… 142
　　贫血 ……………………………… 144

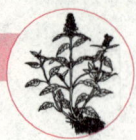

本草纲目
——名方验方速查全书

四、眼科方 147

第一节 眼科知识 147
眼科发展源流 147
眼与经络、脏腑的关系 148
眼病的病因病机 148

第二节 常见病治法方药 149
沙眼 149
青光眼 151
白内障 154
结膜炎 156
角膜炎 160

五、皮肤科方 164

第一节 皮肤科知识 164
皮肤科概述 164
皮肤的作用及分类 164

第二节 常见病治法方药 165
痤疮 165
癣 167
荨麻疹 169
带状疱疹 172
黄褐斑 175
白癜风 177
过敏性紫癜 179
疣 182
银屑病 184
神经性皮炎 186

目录 CONTENTS

六、骨科方 ... 190

第一节 骨科知识 ... 190
- 骨科学概述 ... 190
- 骨骼有神经支配吗 ... 190
- 钙在体内是如何代谢的 ... 191
- 骨折是怎样愈合的 ... 191

第二节 常见病治法方药 ... 192
- 颈椎病 ... 192
- 骨质增生 ... 194
- 肩周炎 ... 197
- 骨结核 ... 199
- 腰椎间盘突出 ... 202
- 风湿性关节炎 ... 205

七、神经科方 ... 207

第一节 神经科知识 ... 207
- 神经知识概述 ... 207
- 神经系统分类 ... 207

第二节 常见病治法方药 ... 208
- 中风 ... 208
- 三叉神经痛 ... 210
- 偏头痛 ... 213
- 神经衰弱 ... 216
- 坐骨神经痛 ... 218

八、妇科方 ... 222

第一节 妇科知识 ... 222
- 中医妇科发展源流 ... 222

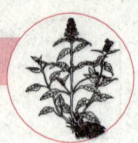

　　中医妇科病因病机 …………………………… 222
　　妇科疾病的预防和保健 ……………………… 223
第二节　常见病治法方药 223
　　闭经 …………………………………………… 223
　　更年期综合征 ………………………………… 226
　　子宫脱垂 ……………………………………… 228
　　不孕症 ………………………………………… 231
　　产后缺乳 ……………………………………… 233
　　月经不调 ……………………………………… 235
　　痛经 …………………………………………… 238
　　功能性子宫出血 ……………………………… 240
　　阴道炎 ………………………………………… 243
　　恶露不净 ……………………………………… 246

九、男科方　248

第一节　男科知识 248
　　男科学概论 …………………………………… 248
　　男科病因病机 ………………………………… 248
第二节　常见病治法方药 249
　　前列腺炎 ……………………………………… 249
　　阳痿 …………………………………………… 251
　　前列腺增生 …………………………………… 254
　　遗精 …………………………………………… 257
　　不育症 ………………………………………… 259
　　早泄 …………………………………………… 262

十、儿科方　266

第一节　儿科知识 266
　　儿科简介 ……………………………………… 266

中医儿科发展源流 …… 266

儿科病证的治疗 …… 267

第二节 常见病治法方药 …… 267

小儿发热 …… 267

小儿腹泻 …… 269

小儿麻疹 …… 273

小儿肺炎 …… 275

百日咳 …… 277

小儿遗尿 …… 280

小儿佝偻病 …… 283

新生儿黄疸 …… 286

小儿厌食症 …… 288

上呼吸道感染 …… 292

流行性腮腺炎 …… 294

下篇 古代名医名典方

一、汉代名方 …… 298

第一节 华佗方 …… 298

大麻风 …… 298

麻醉 …… 298

癫痫 …… 299

筋骨痛 …… 299

白癜风 …… 300

第二节 张仲景方 …… 300

疟病 …… 301

营卫失调 …… 301

实热 …… 304

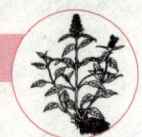

　　血虚 ………………………………………… 306
　　妇人杂病 ……………………………………… 307

二、唐代名方 …………………………………… 308

第一节　孙思邈方 …………………………… 308
　　心痛 ………………………………………… 308
　　血证 ………………………………………… 309
　　虚劳 ………………………………………… 309

第二节　王焘方 ……………………………… 310
　　温病 ………………………………………… 310
　　内伤发热 …………………………………… 311

三、宋代名医名典方 …………………………… 312

第一节　骆龙吉方 …………………………… 312
　　胁痛 ………………………………………… 312
　　痿证 ………………………………………… 312

第二节　王贶方 ……………………………… 313
　　内伤发热 …………………………………… 313
　　血证 ………………………………………… 313

第三节　严用和方 …………………………… 314
　　虚证 ………………………………………… 314
　　伏暑 ………………………………………… 315
　　痰饮 ………………………………………… 316
　　血证 ………………………………………… 316

第四节　太平圣惠方 ………………………… 317
　　水肿 ………………………………………… 317
　　虚劳 ………………………………………… 318
　　伤寒 ………………………………………… 319

四、金元时期名方 ... 321

第一节 危亦林方 ... 321
中暑 ... 321
头痛 ... 322
泄泻 ... 322
疟疾 ... 323
痢疾 ... 323
跌打伤 ... 324
牙痛 ... 324

第二节 葛可久方 ... 325
久嗽肺痿 ... 325
咳血 ... 326

第三节 李杲方 ... 327
头痛 ... 327
腰痛 ... 328
虚证 ... 328
消渴 ... 329

第四节 刘完素方 ... 330
暑热 ... 330
痢疾 ... 331
厥证 ... 331

五、明代名方 ... 333

第一节 皇甫中方 ... 333
中风 ... 333
眩晕 ... 334

第二节 龚廷贤方 ... 334
失眠 ... 334

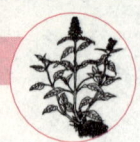

　　喘急 ·· 335
　　养生 ·· 335
第三节　缪希雍方 ······························ **336**
　　虚证 ·· 336
　　反胃 ·· 337
　　痢疾 ·· 337
第四节　董宿方 ································ **338**
　　小儿诸疾 ······································ 338
　　妇产科诸疾 ···································· 339

六、清代名方 ·································· 341

第一节　程国彭方 ······························ **341**
　　咳嗽 ·· 341
　　伤食 ·· 342
　　痰证 ·· 343
　　中风 ·· 343
第二节　吴鞠通方 ······························ **344**
　　咸寒法 ·· 344

上 篇

本草精选

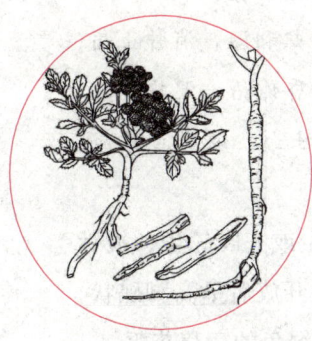
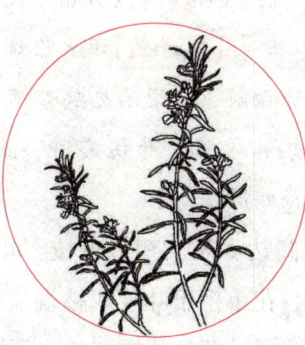
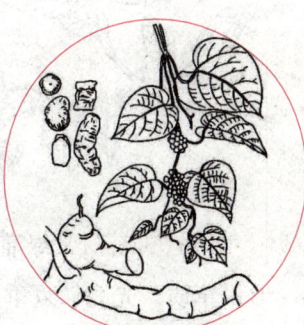
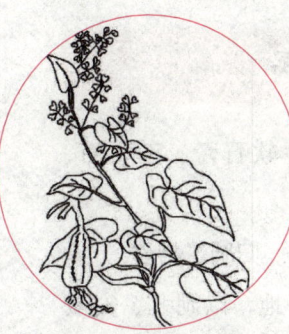
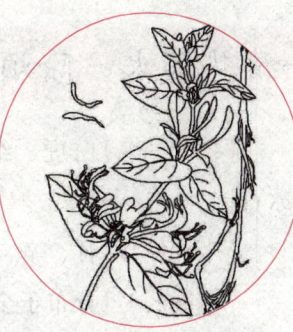
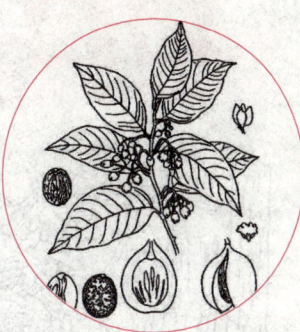

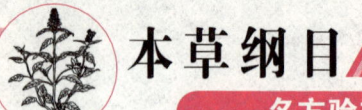

一、清热解毒类

栀子——清心热，调肝胆

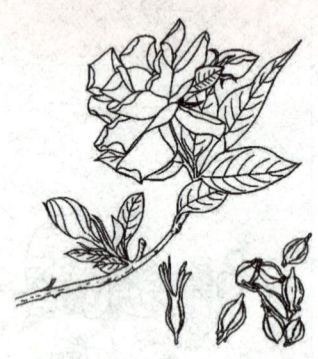

【别　　名】本丹、越桃、支子、黄栀子、山栀子、红枝子。

【中药属性】苦，寒。归心、肺、三焦经。

【道地药材】分布于长江以南各地。

【主治功效】泻火除烦，清热利湿，消肿止痛，凉血解毒。用治热病心烦、神昏谵语、湿热黄疸、热淋尿痛、外伤瘀肿、血热吐血、衄血、尿血、疮疡肿痛。

【形态特征】常绿灌木，高达2米。茎多分枝。叶对生或三叶轮生，披针形，草质，光亮。夏季开花，花单生于叶腋或枝端，花冠开放后呈高脚碟状，白色，肉质，芳香。蒴果椭圆形，黄色或橘红色，顶端有绿色的宿存花萼。

石膏——清热泻火，除烦止渴

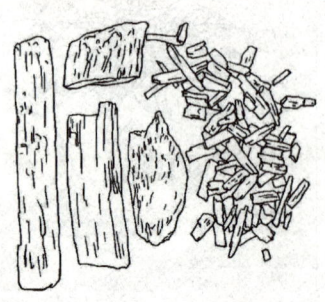

【别　　名】白虎、细石、软石膏、玉大石、冰石。

【中药属性】甘、辛，大寒。归肺、胃经。

【道地药材】分布于全国各地，以湖北、安徽出产的为佳。

【主治功效】生用解肌清热，除烦止渴。治热

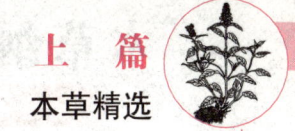

上 篇
本草精选

病壮热不退,心烦神昏,口渴咽干,中暑自汗,胃火头痛、牙痛,口舌生疮,煅敷生肌敛疮。外治痈疽疮疡,溃不收口,汤火烫伤。

【形态特征】石膏有软、硬两种。软石膏,大块生在石头中间,作层如压扁米糕,每层厚数寸,有红、白两色,红者不可服,白者洁净,细文短密如束针,凝成白蜡状,松软易碎,煅烧即可。硬石膏,作块而生,直理起棱,像马齿,敲打则段段横断,光亮像云母、白石英,煅烧容易分解。

绿豆 ——消肿通气,清热解毒

【别　　名】青小豆、菉豆、植豆。

【中药属性】性凉,味甘。归经心、胃。

【道地药材】分布于我国大部分地区。

【主治功效】消肿通气,清热解毒。补益元气,和调五脏,安神,通行十二经脉,去除皮屑,滋润皮肤,煮汤可解渴,解一切药草、牛马、金石之毒。

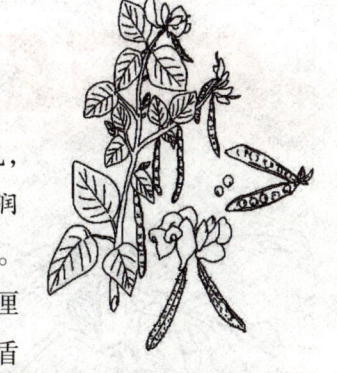

【形态特征】绿豆一年生直立草本,高20~60厘米。茎被褐色长硬毛。羽状复叶具3小叶;托叶盾状着生,卵形,长0.8~1.2厘米,具缘毛;小托叶显著,披针形;荚果线状圆柱形,平展,长4~9厘米,宽5~6毫米,被淡褐色、散生的长硬毛,种子间多少收缩;种子8~14颗,淡绿色或黄褐色,短圆柱形,长2.5~4毫米,宽2.5~3毫米,种脐白色而不凹陷。花期初夏,果期6~8月。

鱼腥草 ——清热解毒,消肿排脓

【别　　名】岑草、蕺儿菜、折耳菜、紫蕺、侧耳根、九节莲、肺形草、臭腥草、折耳根。

【中药属性】辛,寒。归肺经。

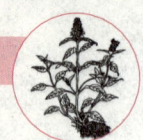
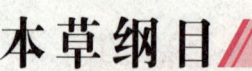

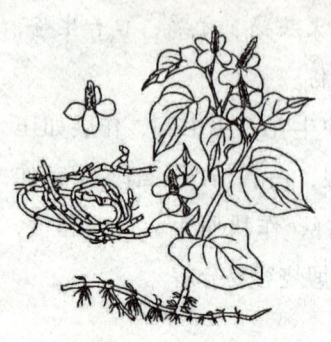

【道地药材】我国西南、东南、中部各省区及陕西、甘肃均有分布。

【主治功效】消热解毒，利水消肿。用于扁桃体炎，肺脓肿，肺炎，气管炎，泌尿系感染，肾炎水肿，肠炎，痢疾，白带过多等症。

【形态特征】多年生草本，高20~40厘米。生于田边、路旁、山谷阴湿处。全株有浓烈的鱼腥气。根状茎有节。叶互生，心形。长3~8厘米，表面绿色，背面紫红色，叶柄基部有鞘状托叶。夏季开花，穗状花序与叶对生，有4片白色的总苞片，很像花瓣，蒴果近圆形。

无花果 —— 清热解毒，利咽消肿

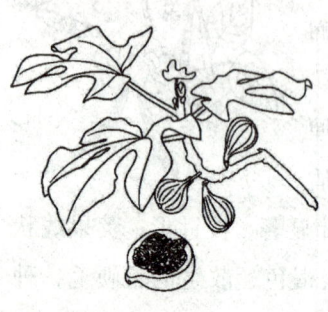

【别　　名】天生子、映日果、蜜果。

【中药属性】性平，味甘，归肺、胃经。

【道地药材】南方各地均有栽培。

【主治功效】清热生津、健脾开胃、解毒消肿。治咽喉肿痛，燥咳声嘶，乳汁稀少，肠热便秘，食欲不振，消化不良，泄泻痢疾，痈肿，癣疾等症。

【形态特征】落叶灌木，榕果单生叶腋，大而梨形，直径3~5厘米，顶部下陷，成熟时紫红色或黄色，是一种美味的水果。

决明子 —— 清肝明目，解毒利湿

【别　　名】草决明、假绿豆、细叶猪屎豆。

【中药属性】性凉，味苦、甘。归肝、肾经。

【道地药材】产于安徽、广西、四川、浙江、广东等地。

【主治功效】清肝明目，解毒利湿，润肠通便。适用于目赤肿痛、涩痛、羞明流泪、头痛眩晕、目暗不明、大便秘结等症。

【形态特征】一年生灌木状草本，高约1米，有恶臭。叶互生，偶数羽状复叶，总轴在小叶间，有腺体似线形，小叶6枚，膜质。倒卵形或长椭圆形，先端钝而有小锐尖，表面近秃净，背面被柔毛。花假蝶形，鲜黄色，腋生成对，生于最上的聚生；花期6~8月。荚果近四棱形，细长而弯；果期9~10月。种子成熟时，打下种子，除去杂质，晒干入药。

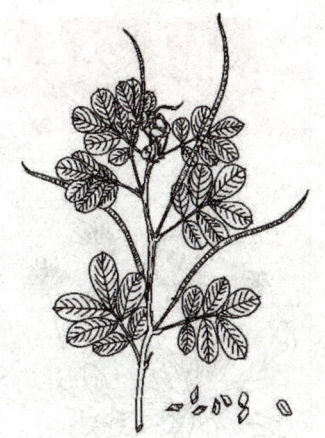

土茯苓——解毒除湿，通利关节

【别　　名】仙遗粮、红土苓、毛尾薯、山遗粮、刺猪苓、过山龙、山地栗、过冈龙。

【中药属性】甘、淡，平。归肝、胃经。

【道地药材】分布于广东、湖南、湖北、安徽、浙江、四川等地。

【主治功效】除湿解毒，通利关节。用于湿热淋浊，带下，痈肿，瘰疬，疥癣，梅毒，以及汞中毒所致的肢体拘挛、筋骨疼痛等。

【形态特征】根茎近圆柱形，或不规则条块状，有结节状隆起，具短分枝，长5~22厘米，直径2~5厘米。表面黄棕色，凹凸不平，突起尖端有坚硬的须根残基，分枝顶端有圆形芽痕，有的外皮呈不规则裂纹，并有残留鳞叶。质坚硬，难折断，切面类白色至淡棕色，粉性，中间微见维管束点，并可见沙砾样小亮点（水煮后依然存在），用水湿润后有黏滑感。

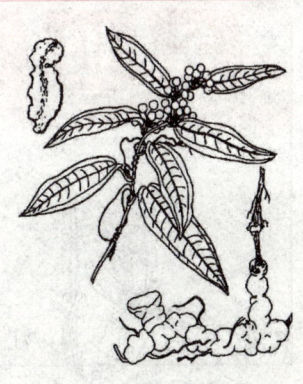

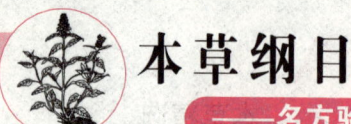

本草纲目
——名方验方速查全书

蒲公英 ——消热解毒，消肿散结

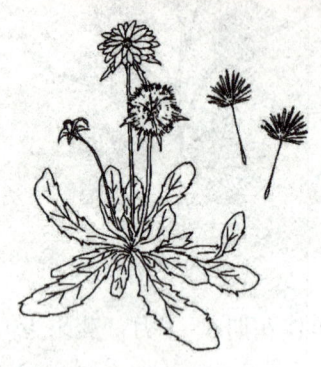

【别　　名】仆公英、凫公英、婆婆丁、黄花地丁、狗乳草。

【中药属性】性寒，味甘、苦。归肝、胃经。

【道地药材】分布于全国大部分地区。

【主治功效】清热解毒，消肿散结，利尿通淋。主治急性乳腺炎、急性结膜炎、麦粒肿、急性阑尾炎、急性上呼吸道感染等。

【形态特征】蒲公英属多年生草本植物。根圆锥状，表面棕褐色，皱缩，叶边缘有时具波状齿或羽状深裂，基部渐狭成叶柄，叶柄及主脉常带红紫色，花葶上部紫红色，密被蛛丝状白色长柔毛；头状花序，总苞钟状，瘦果暗褐色，长冠毛白色，花果期4～10月。

金银花 ——清热解毒，疏风通络

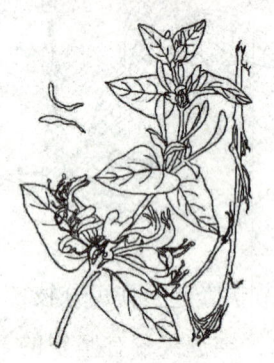

【别　　名】银花、金花、忍冬花、金藤花。

【中药属性】甘，寒。归肺、心、胃经。

【道地药材】除内蒙古、宁夏、新疆、西藏、黑龙江、海南外，其余各省均有出产。

【主治功效】清热解毒，疏风通络。主治感冒发热，咽喉炎，细菌性痢疾，肠炎，痈疮疖肿，湿疹，丹毒，肺结核，潮热，肩周炎，腰腿痛。

【形态特征】小枝紫褐色，有柔毛。叶对生，叶片卵形至长卵形，先端钝，急尖或渐尖，基部圆形，全缘；嫩叶有短柔毛，下面灰绿色。花成对

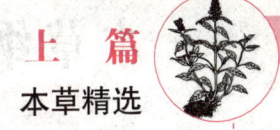

上 篇
本草精选

生于叶腋，初开时白色，后变黄色；苞片叶状，宽椭圆形；小苞片近圆形；花萼5裂；花冠稍二唇形，上唇4裂，下唇不裂；雄蕊5，花柱略长于花冠。

知母——清热泻火，生津止渴

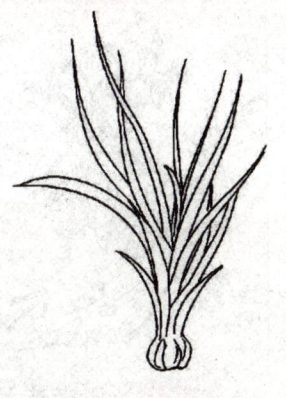

【别　　名】连母、地参、儿草。

【中药属性】性寒，味苦、甘。归肺、胃、肾经。

【道地药材】分布于东北、河北、山西、陕西、甘肃、内蒙古等地。

【主治功效】清热泻火，生津止渴，滋阴润燥。可用于治热病烦渴、肺热咳嗽、阴虚燥咳、骨蒸潮热、消渴等症。滋阴降火，润燥滑肠，又可用于阴虚二便不利。

【形态特征】多年生草本植物，根状茎，叶由基部丛生。呈细长披针形，花茎自叶丛中长出，圆柱形直立，总状花絮，成簇，生在顶部成穗状；花粉红色、淡紫色至白色；果实长椭圆形，内有多数黑色种子，花果期6~9月。其适应性很强，野生于向阳山坡地边、草原或杂草丛中。

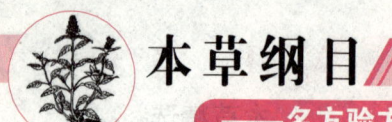

二、祛湿健骨类

桑寄生 ——安胎催乳，祛风通络

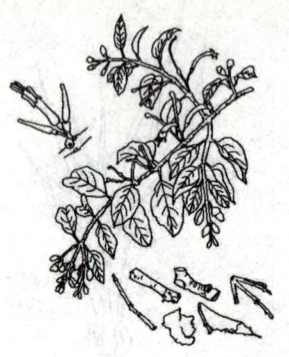

【别　　名】桑上寄生、寄生树、寄生草、茑木。

【中药属性】辛、苦，温。归肝、肾经。

【道地药材】产于云南、四川、甘肃、陕西、山西、河南、贵州、湖北、湖南等地。

【主治功效】补肝肾，强筋骨，除风湿，通经络，益血，安胎。治腰膝酸痛，筋骨痿弱，半身不遂，脚气，风寒湿痹，胎漏血崩，产后乳汁不下。

【形态特征】老枝无毛，有凸起灰黄色皮孔，小枝梢被暗灰色短毛。叶互生或近于对生，革质，卵圆形至长椭圆状卵形，长3~8厘米，宽2~5厘米，先端钝圆，全缘，幼时被毛；叶柄长1~1.5厘米。聚伞花序，1~3个聚生叶腋，总花梗、花梗、花萼和花冠均被红褐色星状短柔毛；花萼近球形，与子房合生；花冠狭管状，稍弯曲，紫红色，先端4裂；雄蕊4；子房下位，1室。浆果椭圆形，有瘤状突起。

五加皮 ——补肝益肾，强筋健骨

【别　　名】南五加皮、五谷皮、红五加皮。

【中药属性】性温，味辛、苦。归肝、肾经。

【道地药材】主产于华东、湖北、河南以及西南等地。

【主治功效】祛风湿，补肝肾，强筋骨。适用于风湿痹痛、四肢拘挛、腰膝无力、肝肾亏虚、腰膝酸软、筋骨痿软、先天不足、小儿发育迟缓等症;也可用于水肿、小便不利等。

【形态特征】茎或刺或有钩刺。掌状复叶互生,叶柄细长,光滑或有小刺;小叶5片,倒卵形至披针形,中间一片较大,边缘有钝锯齿,两面无毛或叶背散布小刺毛。夏季开小白色花,腋生或顶生,伞形花序。浆果球形,秋季成熟,蓝黑色。

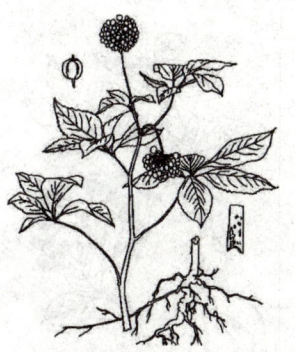

丝瓜络——祛风通络,解毒化痰

【别　　名】丝瓜筋,丝瓜网,天罗筋,天罗线。

【中药属性】甘,寒。归肝、肺、胃经。

【道地药材】主产于广东、广西、福建、台湾等省区,以浙江慈溪、江苏南通、苏州三地所产者质量佳。

【主治功效】祛风通络,解毒化痰。用于风湿痹痛、手足拘挛、关节疼痛、胸胁胀痛、乳痈、乳汁不通、咳嗽痰多。

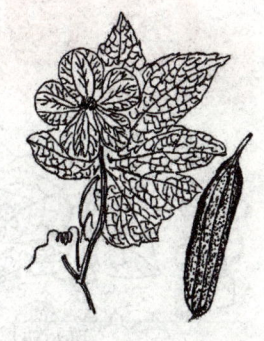

【形态特征】丝瓜的果络是成熟果实中的维管束,一般在夏、秋两季果实成熟、皮变黄、内部干枯时采摘,除去外皮及果肉,晒干,再除去种子。丝瓜络通常为切面宽1~1.5厘米,长3~6厘米的长条状,色白,质硬而韧,断面呈网络状。

独活——祛风除湿,通痹止痛

【别　　名】胡王使者、独滑、长生草。

【中药属性】味辛、苦,性微温。归肝、膀胱经。

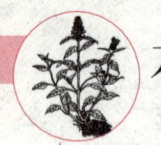

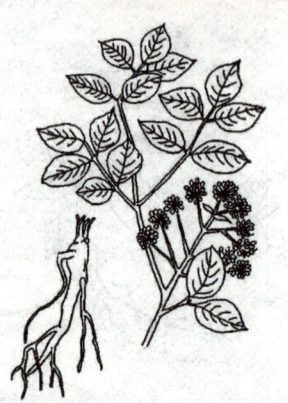

【道地药材】主产于湖北、四川、江西等地。

【主治功效】祛风除湿，通痹止痛。用于风湿性关节炎，类风湿性关节炎，风寒感冒，腰腿疼痛等症。

【形态特征】本品根略呈圆柱形，下部2~3分枝或更多，长10~30厘米。根头部膨大，圆锥状，多横皱纹，直径1.5~3厘米，顶端有茎、叶的残基或凹陷，表面灰褐色或棕褐色，具纵沟纹，有隆起的横长皮孔及稍突起的细根痕。质较硬，受潮则变软，断面皮部灰白色，有多数散在的棕色油室，木部灰黄色至黄棕色，形成层环棕色。有特异香气，味苦辛、微麻舌。

防己

——祛风止痛，利水消肿

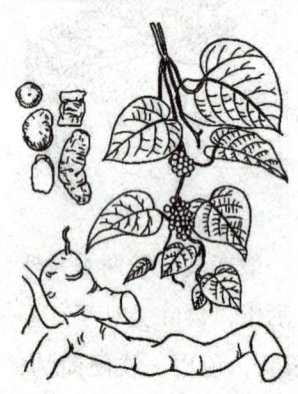

【别　　名】汉防己、石蟾蜍、倒地拱、山乌龟、金丝吊鳖。

【中药属性】性寒，味苦、辛。归膀胱、肾、脾经。

【道地药材】分布于广东、广西、福建、台湾、浙江、安徽、江西、湖南等地。

【主治功效】祛风止痛，利水消肿。用于风水肿胀、脚气浮肿、风湿痹痛、小便淋沥涩痛等症。

【形态特征】多年生草质藤本。主根圆柱状，肉质，直径1~5厘米，表面淡棕色或淡灰黄色，断面白色，干后呈灰白色，粉性。嫩茎通常紫红色，无毛。叶互生，单叶；叶片盾状，阔三角形或三角状近圆形，长4~7厘米，宽5~10厘米，长和宽近相等或宽度稍大于长度，两面或仅叶背有密生贴伏状短柔毛，叶边全缘，叶背灰绿色或粉白色。花期夏季，花小，黄白色或淡黄色，组成头状花序，在腋生下垂的枝条上排列；雌花和雄花的萼片及花瓣均4片；雄蕊4枚，合生成柱状体，花药着生在柱状体边缘。果期秋季，果实近球形，成熟时红色，直径3~4毫米。

木瓜
——平肝舒筋，和胃化湿

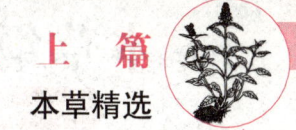

【别　　名】贴梗海堂、宣木瓜、铁脚梨、秋木瓜、酸木瓜。

【中药属性】酸，温。归肝、脾经。

【道地药材】主产于我国安徽、浙江、湖北、四川等地。

【主治功效】平肝舒筋，和胃化湿。用于湿痹拘挛，腰膝关节酸重疼痛，吐泻转筋，脚气水肿。

【形态特征】灌木，高2～3米。枝棕褐色，有刺，皮孔明显。叶柄长3～15毫米；托叶近半圆形，往往脱落，叶片卵形至椭圆形状披针形，边缘有腺状锐锯齿，有时有不整齐的重锯齿，上面绿色，下面淡绿色。花数朵簇生，绯红色，也有白色或粉红色，花梗极短；梨果卵形或球形，黄色或黄绿色，芳香。

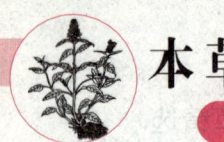

三、散热解表类

白芷
——解表散寒，通窍止痛

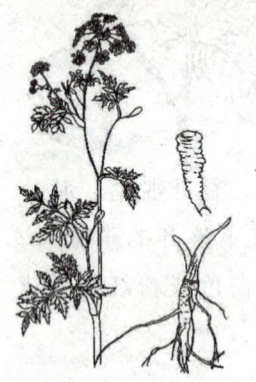

【别　　名】泽芬、杭白芷。

【中药属性】性温，味辛。入肺、胃经。

【道地药材】分布于东北、华北各地。

【主治功效】祛风止痛、通鼻开窍、燥湿排脓。用于感冒头痛，头胀鼻渊，赤白带下，痈肿疮疡等症。

【形态特征】多年生高大草本，高1~2米。根圆柱形或圆锥形，有分枝，表面黄褐色。茎中空，有纵长沟纹，基部粗大，无毛，通常紫色。叶互生，呈羽状分裂，先端尖急。边缘有不规则形锯齿。7~8月开花，花白色，排成复伞形花序，生于枝顶或侧生。8~9月结果，果实长圆形或卵圆形，近海绵质，侧棱翅状。

葛根
——解肌退热，升阳止泻

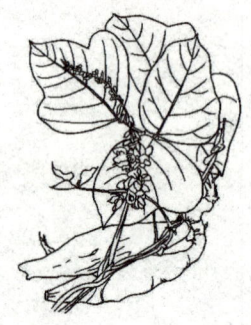

【别　　名】干葛、甘葛、粉葛、葛麻菇、黄葛藤根、葛子根、葛条根。

【中药属性】甘、辛，凉。归脾、胃经。

【道地药材】主产于浙江、四川、湖南、河南等地。

【主治功效】升阳解肌，透疹止泻，除烦止渴。治伤寒，温热，头痛，项强，烦热消渴，泄泻，痢疾，瘾疹不透，高血压，心绞痛，耳聋。

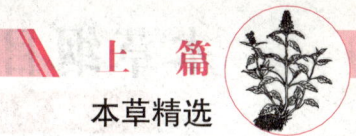

上篇 本草精选

【形态特征】多年生草质藤本，长达10米。块根圆柱形，肥厚，外皮灰黄色，内部粉质，纤维性很强。植株全体密生棕色粗毛。叶互生，柄长，叶片菱状圆形。秋季开花，花密，小苞片卵圆形或披针形；花冠蝶形。紫红色，长1.5厘米。荚果条形。长5~12厘米，宽1厘米，扁平，密生黄色长硬毛。初春、晚秋采挖块根，洗净，刮去外皮，切片，晒干入药。

紫苏叶——散寒解表，理气宽中

【别　　名】赤苏、红苏。

【中药属性】性温，味辛。归肺、脾经。

【道地药材】全国各地广泛栽培。

【主治功效】解表散寒，行气和中，解鱼蟹毒。用于感冒风寒，发热无汗，鼻塞头痛，胸闷呕吐，咳嗽痰喘，腹痛胎动，中鱼蟹毒，及感冒引起的脾胃气滞，胃纳欠佳等。

【形态特征】一年生草本植物。紫苏叶长约4~11厘米，宽约2.5~9厘米，多褶皱、卷曲，完整者呈椭圆形，边缘有圆锯齿。紫苏叶有两面都呈紫色的，也有上面绿色，下面紫色的，具有特异的芳香。

桑叶——疏散风热，清肝明目

【别　　名】黄桑、家桑、荆桑、冬桑叶、霜桑叶、铁扇子。

【中药属性】性寒，味甘、苦。归肺、肝经。

【道地药材】主产于安徽、浙江、江苏、四川、湖南等地。

【主治功效】疏风清热，清肺止咳，清肝明目。用于治疗风热感冒、肺热咳嗽、目赤涩痛、

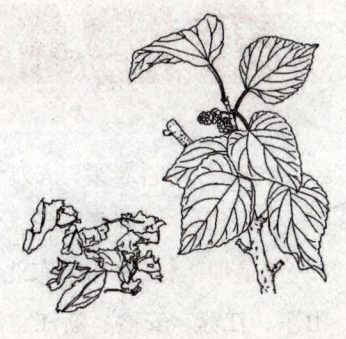

咽痛牙痛及肝阴不足、眼目昏花等症。

【形态特征】桑叶，是桑科植物桑的干燥叶，是蚕的日常食物，我国南北各地广泛种植。桑叶的完整叶片呈或宽卵形，长约15厘米，宽约10厘米，叶柄长约4厘米，叶片基部心脏形，顶端微尖，边缘有锯齿，叶脉密生白柔毛。老叶较厚黄绿色。嫩叶较薄，暗绿色。质脆易，握之扎手。气淡，味微苦涩。药用一般认为霜后采者质佳。

桂枝 ——发汗解肌，助阳化气

【别　　名】柳桂、桂树枝、肉桂枝。

【中药属性】性温，味辛、甘。归膀胱、心、肺经。

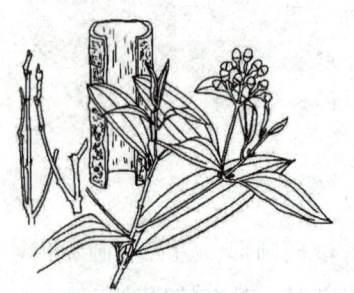

【道地药材】主产于广东、广西、云南等地。

【主治功效】解表发汗、温经通阳。用于治疗外感风寒所致的头痛、发热、恶寒以及风湿痹痛等症。

【形态特征】桂枝呈长圆柱形，多分枝，长30～75厘米，粗端直径0.3～1厘米。表面红棕色至棕色，有纵棱线、细皱纹及小疙瘩状的叶痕、枝痕、芽痕，皮孔点状。质硬而脆，易折断。切片厚2～4毫米，断面皮部红棕色，木部黄白色至浅黄棕色，髓部略呈方形。有特异香气，味甜、微辛，皮部味较浓。

牛蒡子 ——宣肺透疹，解毒利咽

【别　　名】恶实、大力子、鼠黏子、牛子、炒牛子。

【中药属性】味辛、苦，性寒。归肺、胃经。

【道地药材】分布于东北、西北、中南、西南及台湾的台南、河北、山西、山东、江苏、安徽、浙江、江西、广西等地。

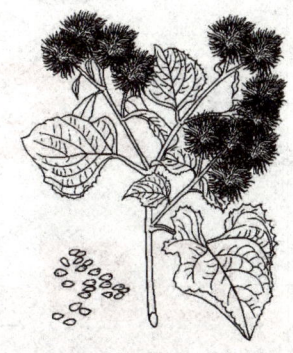

【主治功效】疏散风热，清热解毒透疹，宣肺利咽散肿。生用可润肠通便，热毒咽喉红肿疼痛，兼有热结便秘尤宜。

【形态特征】牛蒡子，中药名。为菊科二年生草本植物牛蒡的干燥成熟果实。又名大力子、鼠粘子、恶实等。秋季果实成熟时采收果序，晒干，打下果实，除去杂质，再晒干。生用或炒用，用时捣碎。具有疏散风热，宣肺透疹，利咽散结，解毒消肿之功效。牛蒡子瘦果长倒卵形，两端平截，略扁微弯，长5~7毫米，直径2~3毫米。表面灰褐色或淡灰褐色，具多数细小黑斑，并有明显的纵棱线。先端较宽，有一圆环，中心有点状凸起的花柱残迹；基部狭窄，有圆形果柄痕。质硬，折断后可见子叶两片，淡黄白色，富油性。果实无臭；种子气特异，味苦微辛，稍久有麻舌感。

薄荷 —— 宣散风热，清咽透疹

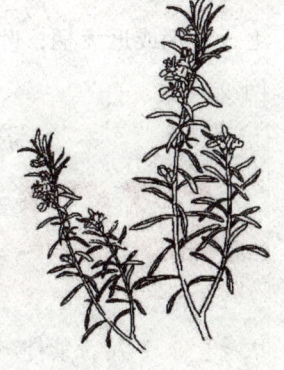

【别　　名】蕃荷菜、菝荷、南薄荷、升阳菜、薄苛、婆荷、夜息花。

【中药属性】辛，凉。归肺、肝经。

【道地药材】主产于江苏、河南、安徽、江西等地。

【主治功效】清热疏风、利咽透疹。用于治疗外感风热以及温病初起所致的头痛、发热、恶寒以及咽喉肿痛等症。

【形态特征】生于水边湿地或山野湿地，或栽培。多年生草本，高80厘米，气味清凉浓香。根状茎细长。地上茎向上直立，四棱形，被微柔毛。叶对生，长圆形或长圆状披针形，先端锐尖，基部楔形，边缘具尖锯齿，两面有疏微柔毛。花小，腋生轮伞花序；花冠淡紫色或红色。

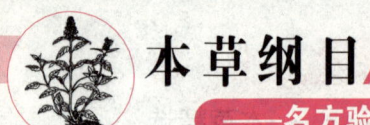

四、芳香化湿类

砂仁 —— 化湿行气，温中止呕

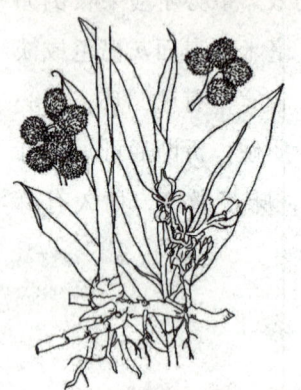

【别　　名】缩砂仁、春砂仁、缩砂蜜、绿壳砂。

【中药属性】性温，味辛。归脾、胃经。

【道地药材】产于广东、广西、海南、福建、云南等地。

【主治功效】化湿行气，温中止呕止泻，安胎。主治脾胃气滞、湿阻中焦引起的诸症。还具有抗血小板凝聚、抗溃疡、镇痛的作用。

【形态特征】株高1.5～3米，茎散生；根茎匍匐地面，节上被褐色膜质鳞片。中部叶片长披针形，长37厘米，宽7厘米，上部叶片线形，长25厘米，宽3厘米，顶端尾尖，基部近圆形，两面光滑无毛，无柄或近无柄；叶舌半圆形，长3～5毫米；叶鞘上有略凹陷的方格状网纹。

厚朴 —— 化湿除满，行气消积

【别　　名】紫朴、紫油朴、温朴等。

【中药属性】苦、辛、温。归脾、胃、肺、大肠经。

【道地药材】主产于四川、湖北等地。

【主治功效】厚朴可温中、下气、燥湿、消痰、健脾、止痛。可治中风、伤寒、头痛、寒热惊悸、腹痛胀满、胃中冷逆呕吐、泻痢等。也可用于妇女产前产后腹胀不安，以及消宿食、明目。

【形态特征】落叶乔木。树皮紫褐色，具辛辣味；幼枝淡黄色，带绒毛。单叶互生，倒卵形或倒卵状椭圆形，全缘或微波状，上面绿色，无毛，下面有白色粉状物。花白色，有香气，花与叶同时开放。

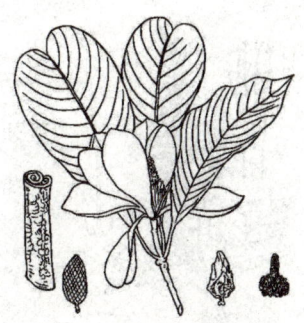

佩兰——芳香化湿，醒脾开胃

【别　　名】兰草、水香、香水兰、燕尾兰、大泽兰、香草。

【中药属性】性平，味辛。归脾、胃经。

【道地药材】分布于河北、山东、江苏、广东、广西、四川、云南、浙江、福建等省区。

【主治功效】化湿醒脾，解暑辟秽。用治湿阻中焦、脘闷不饥、口中甜腻、暑湿、湿温症。

【形态特征】多年生草本。根状茎横走。茎直立，圆柱状，被短柔毛，上部毛较密。叶对生，叶片常3深裂，中裂片长圆形或长圆状披针形，边缘有锯齿，叶脉羽状，揉之有香气。头状花序，排列成聚伞花序；总苞片膜质，常带紫红色。花两性，全部管状花，花冠白色。瘦果圆柱状，有5棱，熟时黑褐色。

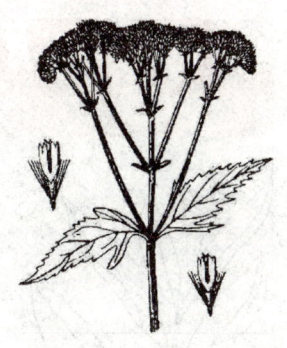

广藿香——芳香化浊，开胃止呕

【别　　名】海藿香、藿香。

【中药属性】辛，微温。归脾、胃、肺经。

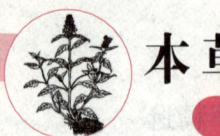

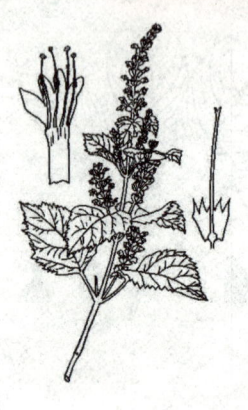

【道地药材】广东、海南等地为其主产区。

【主治功效】芳香化浊，开胃止呕，发表解暑。用于湿浊中阻，脘痞呕吐，暑湿倦怠，胸闷不舒，寒湿闭暑，腹痛吐泻，鼻渊头痛。

【形态特征】多生长于路边、山坡、沟旁。多年生草本。茎直立，粗壮，上部多分枝，密被灰黄色绒毛。叶对生，搓之有香气；叶片广卵形或长椭圆形，边缘有粗锯齿，常有浅裂，两面密被茸毛。花期1~2月。轮伞花序，密集，组成顶生或腋生的假穗状花序；萼管状；花冠唇形，淡红紫色。

草豆蔻 ——温中健脾，化湿醒脾

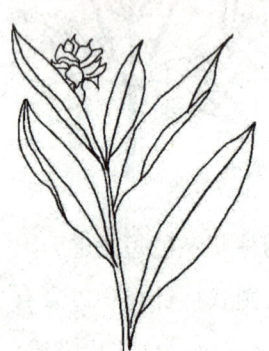

【别　　名】豆蔻、漏蔻、偶子、飞雷子。

【中药属性】性温，味辛。归脾、胃经。

【道地药材】分布于海南、广东、广西等地。主产于广西、海南。

【主治功效】温中：治心腹痛、呕吐，去口臭气。下气：止霍乱，消酒毒。调中补胃，健脾消食，治心与胃痛。

【形态特征】种子类球形或椭圆形，具较明显的3钝棱及3浅沟，长1.5~3厘米，直径1.5~3厘米，表面灰棕色或黄棕色，中间有黄白色或淡棕色隔膜分成2室，每室有种子22~100粒，不易散开。种子呈卵圆状多面体，长3~5毫米，直径2.5~3毫米，背面稍隆起，较厚一端有圆窝状种脐，合点位于较扁端的中央微凹处，腹面有一纵沟，淡褐色种脊沿着纵沟自种脐直达合点，沿合点再向背面也有一纵沟，沟的末端不达种脐。

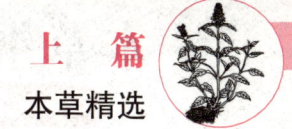

苍术 ——祛风散寒，养肝明目

【别　　名】赤术、青术、仙术。

【中药属性】性温，味苦、辛。归脾、胃经。

【道地药材】产于江苏、湖北、河南、浙江、安徽、江西等地。

【主治功效】健脾燥湿，祛风辟浊。用于风寒湿痹、湿阻泄泻、皮肤水肿、胸腹胀满、足膝痿软等症。

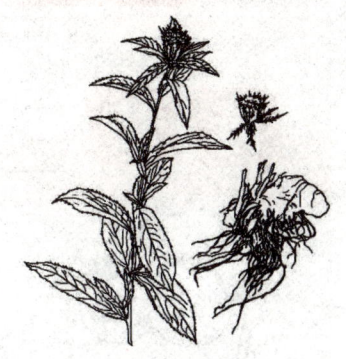

【形态特征】根状茎平卧或斜升，不定根。茎直立，高可达100厘米，单生或少数茎成簇生，基部叶花期脱落；中下部茎叶几无柄，圆形、倒卵形、偏斜卵形、卵形或椭圆形，中部以上或仅上部茎叶不分裂，倒长卵形、倒卵状长椭圆形或长椭圆形，全部叶硬纸质，两面绿色，无毛，边缘或裂片边缘有针刺状缘毛或三角形刺齿或重刺齿。头状花序单生茎枝顶端，总苞钟状，苞叶针刺状羽状全裂或深裂。小花白色，瘦果倒卵圆状，被稠密的顺向贴伏的白色长直毛，6~10月开花结果。

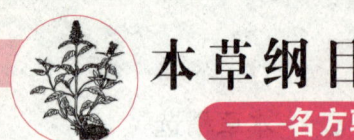

五、理气类

陈皮——理气健脾，燥湿化痰

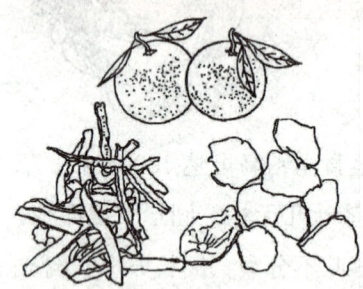

【别　　名】橘皮、广东皮、红皮。

【中药属性】性温，味苦、辛；归肺、脾经。

【道地药材】主产于我国广东、福建、四川、浙江等地。

【主治功效】理气健脾，燥湿化痰。用于治疗腹胀满，反胃呕吐，心腹气痛，不思饮食，咳嗽痰多，食滞便泄等症。

【形态特征】小乔木，树形扩散，树冠常呈扁圆头状，一般高约3米。叶互生，叶片菱状长椭圆形，两端渐尖，两侧易向内卷，叶缘有浅锯齿；叶柄细长，翼叶不甚明显。花丛生或单生，黄白色；果实扁圆形，纵径4～5厘米，横径6～7厘米，顶部平或微凹，基部棱起，呈放射状；果面光亮，橙红色，油腺细密则平生；果皮易剥离，瓤囊10瓣左右，肾形；中心柱虚空；汁少，甜而带酸。种子扁卵圆形，外种皮灰白色，内种皮淡棕色；多胚。

白术——健脾益气，燥湿利水

【别　　名】桴蓟，于术，冬白术，浙术，杨桴，吴术、片术、苍术等。

【中药属性】味苦，甘，性温。归脾、胃经。

【道地药材】主要分布于四川、云南、贵州等山区湿地。

【主治功效】白术具有健脾益气，燥湿利水，止汗，安胎的功效，用于脾虚食少，腹胀泄泻，痰饮眩悸，水肿，自汗，胎动不安。

【形态特征】菊科苍术属多年生草本植物,高可达60厘米,结节状根状茎。茎直立,全部光滑无毛。叶互生,叶片羽状全裂,侧裂片倒披针形、椭圆形或长椭圆形,顶裂片比侧裂片大,全部叶质地薄,纸质,两面绿色,无毛,头状花序单生茎枝顶端,苞叶绿色,针刺状羽状全裂。总苞宽钟状,顶端紫红色。瘦果倒圆锥状,8~10月开花结果。

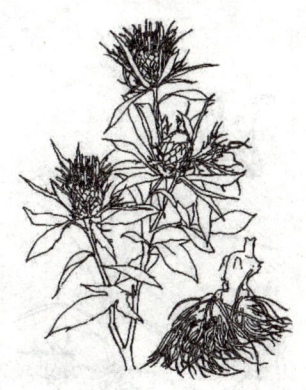

肉豆蔻——温中涩肠,行气消食

【别　　名】肉果、玉果、迦拘勒、肉蔻、顶头肉。

【中药属性】辛,苦,温。归脾、胃、大肠经。

【道地药材】中国台湾、广东、云南等地已引种试种。

【主治功效】可治虚泻冷痢、脘腹冷痛、呕吐等;外用可作寄生虫驱除剂,治疗风湿痛等。

【形态特征】叶互生,革质,长椭圆形,先端锐尖,全缘,叶面暗绿色。总状花序,腋生,花单性,异株,花冠黄白色。果实梨形,淡黄色或橙黄色,成熟时纵裂成两瓣,露出绯红色的假种皮,称为"豆蔻瓣",内含种子1枚,称"肉豆蔻"。种皮红褐色,木质坚硬。花期2~3月。

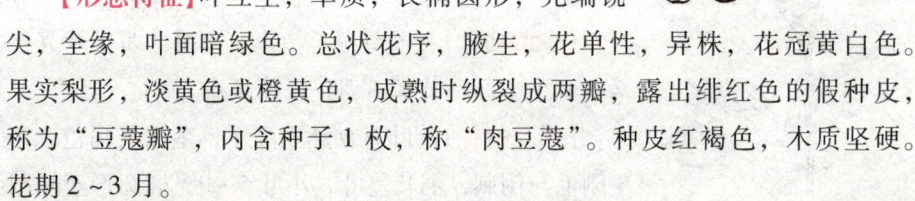

香附——疏肝解郁,理气宽中

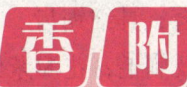

【别　　名】香附子、金香附、东香附、雀头香、草附子、续根草。

【中药属性】辛,微苦,微甘,平。归肝、脾经。

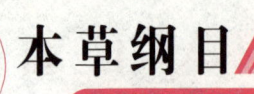

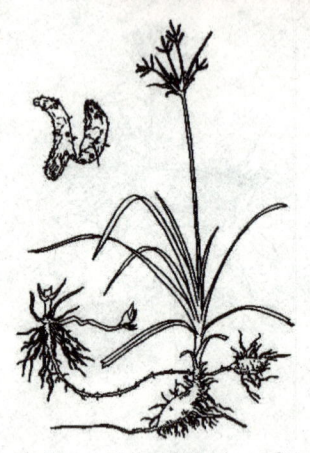

【道地药材】主产于浙江、福建、湖南。

【主治功效】疏肝理气，调经止痛。用于肝郁气滞引起的胸胁腹胀痛，以及肝气郁结引起的乳房胀痛、月经不调、闭经；还用于寒滞肝脉引起的疝气疼痛、痛引少腹；另外，还可治疗男子心肺两虚。

【形态特征】本品多呈纺锤形，有的略弯曲，长2～3.5厘米，直径0.5～1厘米。表面棕褐色或黑褐色，有纵皱纹，并有6～10个略隆起的环节，节上有未除净的棕色毛须和须根断痕；去净毛须者较光滑，环节不明显。质硬，经蒸煮者断面黄棕色或红棕色，角质样；生晒者断面色白而显粉性，内皮层环纹明显，中柱色较深，点状维管束散在。

玫瑰花
——行气解郁，和血止痛

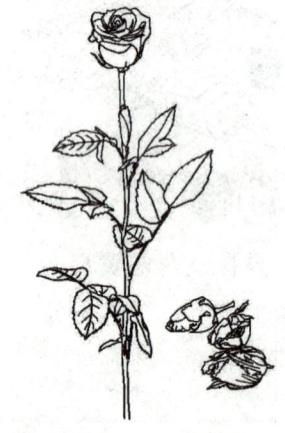

【别　　名】徘徊花、笔头花、湖花、刺玫花、刺玫菊。

【中药属性】甘、微苦，温。归肝、脾经。

【道地药材】主产于江苏、浙江、福建、山东、四川等。

【主治功效】行气解郁，活血，止痛。用于肝胃气痛，食少呕恶，月经不调，跌扑伤痛。

【形态特征】落叶直立丛生灌木，茎枝灰褐色，密生刚毛与倒刺，羽状复叶，小叶5～9，椭圆形至椭圆状倒卵形，钝锯齿，质厚，有皱纹，上面亮绿色，下面灰绿色，被柔毛或刺毛，叶柄及叶轴疏生小皮刺及腺毛。托叶大部与叶柄连合，具细锯齿。花单生或3～6朵集生，花径6～8厘米，花芳香，密被茸毛及刺毛，花瓣紫红或白色，单瓣或重瓣。蔷薇果扁球形，红色，萼片宿存。

枳实 ——理气消食，化痰除痞

【别　　名】炒枳实、江枳实。

【中药属性】性温，味苦、辛、酸。归脾、胃经。

【道地药材】主产于四川、江西、福建、江苏等地。

【主治功效】消食理气、化痰除痞。主治食积停滞、大便秘结、胸脘痞满等症。

【形态特征】常绿小乔木，多为栽培。三棱状茎，有刺，刺长2厘米。单身复叶互生，革质，卵状长椭圆形或倒卵形，长5～10厘米，宽2.5～5厘米，近全缘，有油点；叶翅长0.8～1.5厘米，宽0.3～0.6厘米。花单生或数朵簇生于叶腋；萼片5；花瓣5，白色，略反卷。果球形或稍扁，直径约7.5厘米，成熟后橙黄色，表面粗糙，瓤瓣约12枚，味酸而苦。

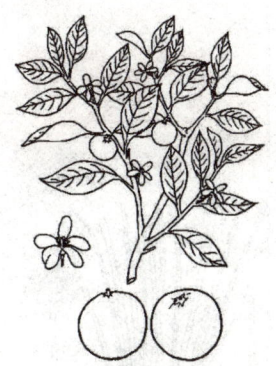

木香 ——行气止痛，调中宣滞

【别　　名】广木香、云木香、南木香。

【中药属性】性温，味辛、苦。归胃、肺、胆、大肠、三焦经。

【道地药材】分布于中国陕西、甘肃、湖北、湖南、广东、广西、四川、云南、西藏等地，有引种栽培，以木香云南西北部种植较多，产量较大。原产印度。

【主治功效】用于脾胃气滞所致脘腹痛，或兼泄泻、大便不爽；用于脾虚气滞所致脘腹胀满、食少便溏、痢疾腹痛、里急后重；以及肝失疏泄、胁肋胀痛、黄疸。

【形态特征】多年生高大草本。主根粗壮，圆柱形，外表褐色；侧根稀

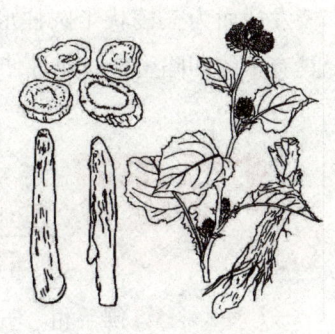

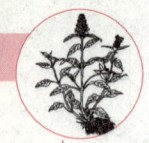

疏。根生叶三角状卵形或三角形，上面深绿色，被短毛，下面淡绿带褐色，被短毛，脉上尤著，叶柄较长。花茎较高，有细棱，被短柔毛；花茎上的叶长10～30厘米，有短柄。花全为管状花，暗紫色。瘦果线形，先端平截，果熟时多脱落，果顶有时有花柱基部残留。

薤白 ——通阳散结，行气导滞

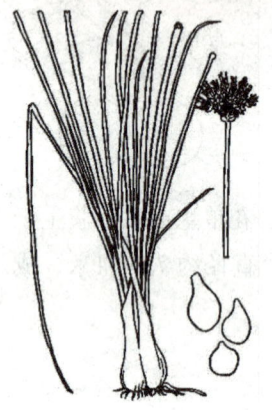

【别　　名】小根蒜、山蒜、苦蒜、小么蒜、小根菜、大脑瓜儿、野蒜、野葱、野薤。

【中药属性】辛、苦，性温。归心、肺、胃、大肠经。

【道地药材】福建、台湾、广东、广西、海南、四川、贵州、云南、江苏、浙江、江西、安徽、湖北、湖南等省区均有栽培。

【主治功效】通阳散结，行气导滞。用于胸痹心痛，脘腹痞满胀痛，泻痢后重。炮制方法：薤白：拣去杂质，簸筛去须毛。炒薤白：将净薤白入锅内，文火炒至外表呈现焦斑为度，取出放凉。

【形态特征】根色白。鳞茎近球状，外皮带黑色，纸质或膜质，不破裂，但在标本上多因脱落而仅存白色的内皮。叶3～5枚，半圆柱状，或因背部纵棱发达而为三棱状半圆柱形，中空，上面具沟槽，子房近球状，腹缝线基部具有帘的凹陷蜜穴。花柱伸出花被外。

佛手 ——疏肝理气，和肾止痛

【别　　名】佛手柑、五指柑、手柑。

【中药属性】辛、苦、甘，性温。归肝、脾、胃经。

【道地药材】主产于广东、福建、云南、四川等省。

【主治功效】疏肝理气，和肾止痛，化痰。用于肝郁气滞引起的胸胁胀痛、胃脘痞满、食少呕吐；用于咳嗽日久痰多，兼胸闷作痛等。

【形态特征】常绿小乔木或灌木。枝有刺，幼枝微带紫红色。单叶互生，叶柄短，叶片矩圆形或倒卵状矩圆形，先端钝，有时凹缺，基部圆钝，上面深黄绿色，侧脉明显，叶缘波浪状，花两性，间有因雌蕊退化成单性单生，簇生或为总状花序；萼片、花瓣均为5，花瓣内白外紫色。果实先端开叉如手指状，或卷曲如握拳，如佛之手，故称"佛手"，表面橙黄色，皮粗糙，果肉淡黄色。

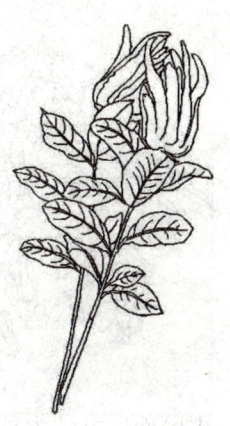

沉香——降气纳肾，调中止痛

【别　　名】蜜香、拔香、沉水香、奇南香。

【中药属性】性温，味辛、苦。归脾、胃、肾经。

【道地药材】分布于广东、海南、广西、福建等地。

【主治功效】降气纳肾，调中止痛。用于治疗脘腹疼痛，胸脘气闷，呕吐呃逆，腹鸣泄泻，气逆喘息等症。

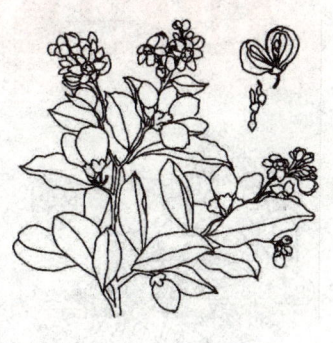

【形态特征】叶革质，圆形、椭圆形至长圆形；叶柄长约5~7毫米，被毛。花芳香，黄绿色，多朵，组成伞形花序；花梗长5~6毫米，密被黄灰色短柔毛；萼筒浅钟状；花瓣10，鳞片状，着生于花萼筒喉部，密被毛；雄蕊10，排成1轮，花药长圆形；子房卵形，密被灰白色毛，花柱极短或无，柱头头状。蒴果果梗短，卵球形，幼时绿色，基部渐狭，种子褐色，卵球形。

檀香——理气调中，散寒止痛

【别　　名】白檀、檀香木、真檀。

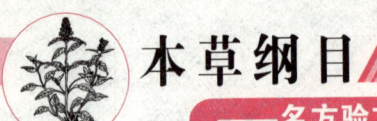

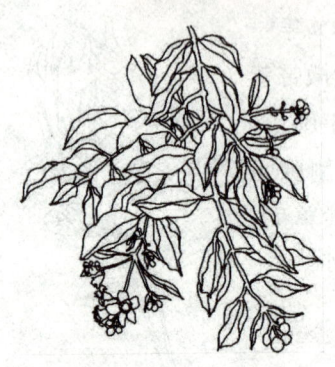

【中药属性】辛,温。归脾、胃、心、肺经。

【道地药材】主产于东南亚、印度、澳洲、非洲,我国广东、云南、台湾亦产。

【主治功效】理气调中,散寒止痛。用于寒凝气滞所致的胸腹疼痛、胃寒作痛、呕吐清水等。还用治气滞血瘀之胸痹、心绞痛等。

【形态特征】檀香有黄、白、紫三种。木质坚硬清香,树、叶都似荔枝,皮青色而滑泽。其中,皮厚而发黄的为黄檀;皮洁而色白的为白檀;皮紫的为紫檀。木质以白檀为佳,黄檀最香,紫檀性坚。

川楝子 ——行气止痛,杀虫治癣

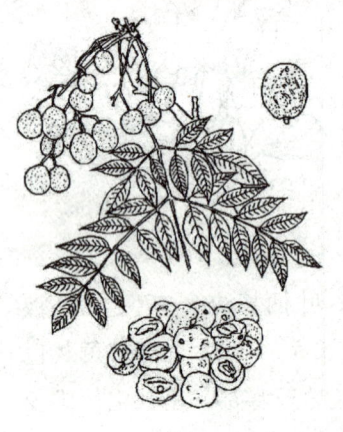

【别　　名】金铃子、楝实。

【中药属性】性寒,味苦。归肝、胃、小肠、膀胱经。

【道地药材】主产于四川、河北、甘肃等地。

【主治功效】行气止痛,杀虫治癣。主治肝气郁滞、肝胃不和所致的脘腹疼痛、胁肋疼痛等症。本品外用还可治疗头癣。

【形态特征】落叶乔木,高达10米。树皮灰褐色,小枝灰黄色。2回羽状复叶互生,总叶柄长5~12厘米;羽叶4~5对,小叶5~11,狭卵形,长4~10厘米,宽2~4厘米,先端渐尖或长渐尖,全缘或少有疏锯齿。圆锥花序,腋生;花萼5~6裂;花瓣5~6,淡紫色;雄蕊10~12,花丝合生成筒;子房上位,瓶状,6~8室。核果圆形或长圆形,直径约3厘米,黄色或栗棕色。

乌药 —— 行气止痛，温肾散寒

【别　　名】天台乌药、铜钱柴、土木香、鲫鱼姜、鸡骨香、白叶柴。

【中药属性】味辛，性温。归肺、脾、肾、膀胱经。

【道地药材】主产于浙江、安徽、湖南、湖北。

【主治功效】行气解郁，温中止呕。用于胸脘痞满，心腹胀痛，反胃吐食，疝气经痛，小儿虫痛，小便频数，遗尿。

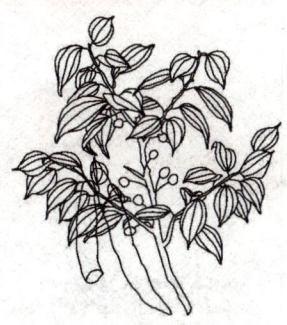

【形态特征】常绿灌木或小乔木，高1～5米。生于灌木林中。根木质，膨大粗壮，两端小，外皮淡紫红色，剖开白色。树皮灰绿色，小枝幼时密生棕褐色毛，老则光滑。叶互生，革质，叶片椭圆形。全缘，上面有光泽，下面灰白色，主脉3条。伞形花序，腋生，花黄绿色。核果球形，成熟时黑色。

荔枝核 —— 温中理气，止痛

【别　　名】荔核、荔仁、枝核、大荔核。

【中药属性】性温，味辛、微苦。归肝、肾经。

【道地药材】主产于福建、广东、广西。

【主治功效】温中，理气，止痛。可治胃脘痛、疝气痛、妇女血气刺痛，对心气痛也有疗效。妇女经前血瘀气滞引起的腹痛或产后腹痛均适用。皮肤干燥者可用来养颜，因为荔枝核有活化细胞、滋润美白的功效，可有效延缓皮肤老化。

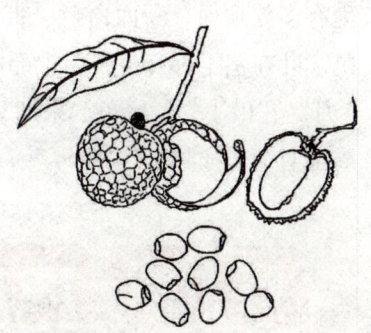

【形态特征】多栽培于果园。种子长圆形或长卵形，稍扁，长1.5～2.5厘米，直径0.5～1.5厘米。表面棕色至棕红色，稍具光泽，有不规则凹陷和细皱纹，一端平截，有近圆形黄棕色种脐，直径5～7毫米，另一端圆钝。质坚硬，剖开后，种皮薄，革质而脆，有2片肥厚子叶，橙黄色或棕黄色。

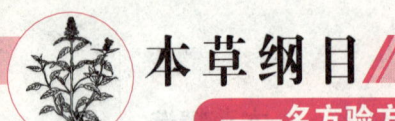

六、补虚类

山药
——补脾养胃,补肾涩精

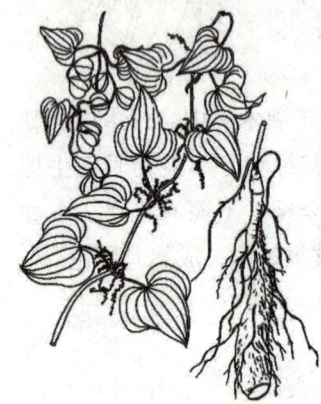

【别　　名】薯蓣、山薯蓣、山薯、诸薯、薯豫、怀山药、九黄姜、野白薯。

【中药属性】性平,味甘。归脾、肺、肾经。

【道地药材】分布于华北、西北、华东和华中地区。

【主治功效】补脾养胃,补肾涩精,生津益肺。用于脾虚食少,肺虚喘咳,久泻不止,带下,尿频,肾虚遗精,虚热消渴。

【形态特征】多年生草质缠绕藤本。块根肉质,略呈圆柱形,垂直生长,长40～90厘米,直径2～9厘米,外皮土黄色,生有多数须根,断面白色、带黏性。茎细长,光滑无毛,有细纵棱,常带紫色。叶在茎下部互生,至中部以上对生;叶片三角状卵形或三角形,花期7～9月,花极小,黄绿色。果期9～11月,果实三棱,表面有白色粉状物。种子周围有薄膜质翅。

桂圆肉
——补益心脾,养血安神

【别　　名】桂圆、益智、龙眼肉、荔枝奴、亚荔枝、圆眼、元眼肉。

【中药属性】味甜,性温。归心、脾经。

【道地药材】主产于广东、福建、广西、四川等地,此外台湾、云南和贵州南部也有出产。

【主治功效】祛五脏邪气，治厌食、食欲不振，驱肠中寄生虫及血吸虫。长期食用，强体魄，延年益寿，安神健脑、长智慧，开胃健脾，补体虚。新鲜龙眼用沸汤淘过食，不伤脾。

【形态特征】圆锥花序，顶生和腋生，长12~15厘米，花杂性，簇生，黄白色；花萼5裂；花瓣5；雄蕊8，着生花盘内侧；子房无柄，2~3室，密被长柔毛，有小瘤体，柱头2~3裂。果核球形，果皮干时脆壳质，不开裂；种子球形，褐黑色，有光泽，为肉质假种皮所包裹。

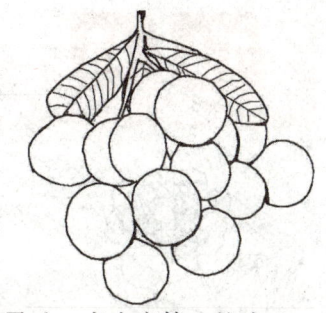

熟地黄
——生精补血，益气养阴

【别　　名】熟地、大熟地、九地等。

【中药属性】味甘，性温。归肝、肾经。

【道地药材】全国大部分地区均产；以河南温县、博爱、孟县（今孟州）等地产量大，质量佳，为"四大怀药"之一。

【主治功效】填骨髓，长肌肉，生精补血，滋补五脏。治内伤引起的虚弱，通血脉，利耳目，黑发须，治男子五劳七伤、女子伤中气、功能性子宫出血、月经不调、产前产后百病。滋肾水，补阴，去脐腹急痛。病后胫股酸痛，不能久坐，双眼模糊。

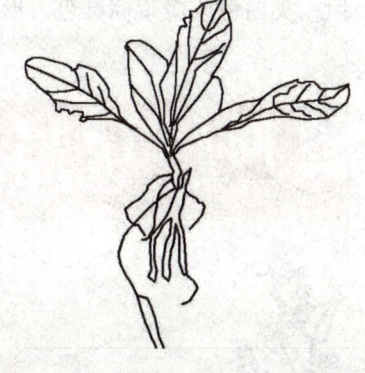

【形态特征】根茎肉质，鲜时黄色，在栽培条件下，直径可达5.5厘米，茎紫红色。叶通常在茎基部集成莲座状，向上则强烈缩小成苞片，或逐渐缩小而在茎上互生；叶片卵形至长椭圆形，上面绿色，下面略带紫色或成紫红色，老时因隔膜撕裂而成一室，无毛；花柱顶部扩大成2枚片状柱头。蒴果卵形至长卵形。

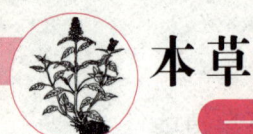

白芍 ——缓急止痛,养血和阴

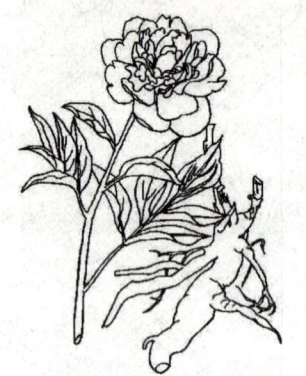

【别　　名】白芍药、金芍药。

【中药属性】苦、酸,微寒。归肝、脾经。

【道地药材】产于湖南、湖北、广西、贵州、云南、四川和西藏等省区。

【主治功效】平肝泄火,缓急止痛,养血和阴。用于血虚肝旺,头晕眼花,胁痛腹痛,痢下赤白,月经不调等症。

【形态特征】本品呈圆柱形,平直或稍弯曲,两端平截,长5～18厘米,直径1～2.5厘米。表面类白色或淡红棕色,光洁或有纵皱纹及细根痕,偶有残存的棕褐色外皮。质坚实,不易折断,断面较平坦,类白色或微带棕红色,形成层环明显,射线放射状。

何首乌 ——补益精血,强筋补肾

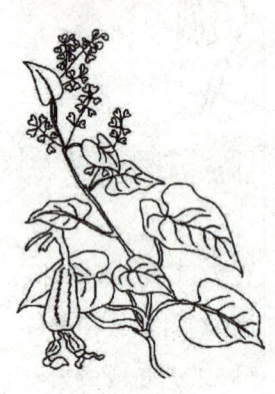

【别　　名】多花蓼、紫乌藤、夜交藤等。

【中药属性】苦、甘、涩,微温。归肝、肾经。

【道地药材】产陕西南部、甘肃南部、华东、华中、华南、四川、云南及贵州。

【主治功效】治瘰疬,消痈肿,疗头面风疮,治五痔,止心痛,益血气,黑髭发,悦颜色,久服长筋骨,益精髓,延年不老,亦治妇人产后及带下诸疾。久服令人有子,治腹脏宿疾,冷气肠风,泻肝风。

【形态特征】多数地区有野生。3～4月生苗,然后蔓延在竹木墙壁间。茎为紫色,叶叶相对,像薯蓣但没有光泽。夏、秋季开黄白花,如葛勒花。种

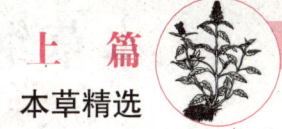

上篇 本草精选

子有棱角,似荞麦但细小,和粟米差不多。秋、冬季采根,大的有拳头大,各有5个棱,瓣似小甜瓜,有赤色、白色两种,赤色为雄,白色为雌。

鹿茸——壮阳益精,强筋健骨

【别　　名】花鹿茸、马鹿茸、斑龙珠等。

【中药属性】性温,味甘、咸。归肝、肾经。

【道地药材】主产于吉林、黑龙江、辽宁、内蒙古、新疆、青海等地。

【主治功效】壮阳益精,强筋健骨,固崩止带,温补托毒。用于腰膝酸软,发育不良,神经衰弱,再生障碍性贫血,性机能减退等。

【形态特征】体长约1.5米,体重约100千克,尾短,长约9厘米。耳大直立。颈细长。臀部有明显白色斑块。雄鹿有角,雌鹿无角。角实心,起初为瘤状,紫褐色,布满茸毛,富有血管,生长完全的共有4个枝叉。冬毛厚密栗棕色,白色斑点不明显。腹毛淡棕色。夏毛薄,无茸毛,全身红棕色,白色斑点显著,腹毛淡黄白色。

海马——补肾壮阳,散结消肿

【别　　名】水马、马头鱼、龙落子鱼。

【中药属性】性温,味甘、咸。归肝、肾经。

【道地药材】主产于广东、福建、台湾等沿海省份。

【主治功效】补肾壮阳,散结消肿。用于肾阳不足、阳痿遗精、尿频遗尿、腰膝酸痛及癥瘕积块,痈肿疮毒、外伤淤血肿痛等。

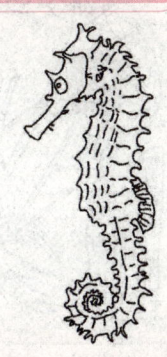

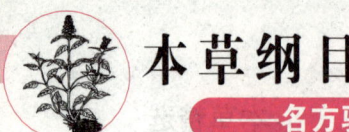

【形态特征】海马产于南海,外形如马,长5~6寸,属于虾类,背弓起,有竹节纹,雌者为黄色,雄者为青色。

补骨脂
——补肾壮阳,肾虚腰痛

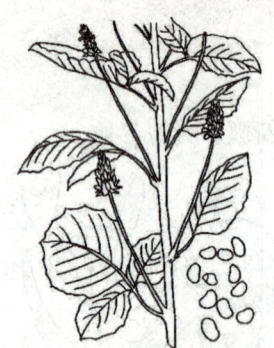

【别　　名】破故纸,婆固脂,胡韭子。

【中药属性】味苦、辛,性温。归肾、脾经。

【道地药材】西南及广东、江西、福建、安徽、河南、山西、陕西等地出产。

【主治功效】补肾壮阳,固精缩尿,肾虚腰痛,小便频数,小儿遗尿,肾漏,温脾止泻,纳气平喘。

【形态特征】属蔷薇目,豆科一年生直立草本,高60~150厘米。叶为单叶,长7~8毫米;叶柄长2~4.5厘米,叶宽卵形,花序腋生,有花10~30朵,花冠黄色或蓝色,花瓣明显具瓣柄,旗瓣倒卵形,荚果卵形,花、果期7~10月。

续断
——续筋接骨,益肾安胎

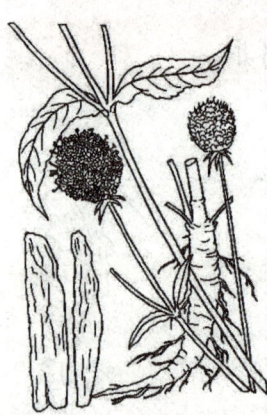

【别　　名】川续断、川断、属折、接骨、龙豆、南草。

【中药属性】味苦、辛,微温。归肝、肾经。

【道地药材】产于江西、湖北、湖南、广西、四川、贵州、云南、西藏、湖北等地。

【主治功效】补肝肾,强筋骨,续筋接骨,益肾安胎。用治肝肾不足,腰膝酸痛,跌打损伤,筋断骨折,肝肾不固之妊娠下血、胎动不安。

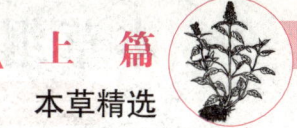

上篇 本草精选

【形态特征】多年生草本，高60~90厘米。根长圆锥形，具细长须根。茎直立，多分枝，具棱和浅槽，生细柔毛，棱上疏生刺毛。叶对生；基生叶有长柄，叶片羽状深裂，边缘有粗锯齿；茎生叶多为3裂，中央裂片最大，椭圆形至卵状披针形，边缘有粗锯齿，两面被白色贴伏柔毛；茎梢的叶3裂或全缘。花小呈球芋芳头状花序，总苞片数枚、花冠白色或浅黄色。雄蕊4，生于花冠管上部，花丝伸出花冠外，雌蕊1。

枸杞子——滋补肝肾，益精明目

【别　　名】苟起子、枸杞红实、甜菜子、西枸杞、狗奶子、红青椒、枸蹄子、枸杞果等。

【中药属性】味甘，性平。归肝、肾、肺经。

【道地药材】全国大部分地区有分布。

【主治功效】温肾助阳，纳气止泻。用于阳痿遗精、腰膝冷痛、肾虚作喘、遗尿尿频、五更泄泻等症；外用治白癜风、斑秃。

【形态特征】生于田埂、宅旁、沟岸、山坡等土层深厚的地方。耐盐碱，沙荒和干旱。小灌木，高约1米。枝条细长；叶片披针形或长椭圆状披针形，互生或丛生，叶腋有锐刺；花期7~8月，淡紫红色或粉红色花；花萼通常2裂至中部；花冠5裂，裂片边缘无毛，雄蕊5枚；果期9~10月，成熟时红色，卵形或长椭圆形，长6~21毫米，直径3~10毫米，味甜；种子多数。

百合——清热生津，消心安神

【别　　名】强蜀、番韭、山丹、倒仙、重迈、中庭、摩罗、重箱、中逢花、百合蒜、大师傅蒜、蒜脑薯、夜合花等。

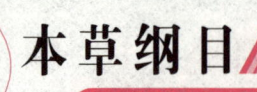

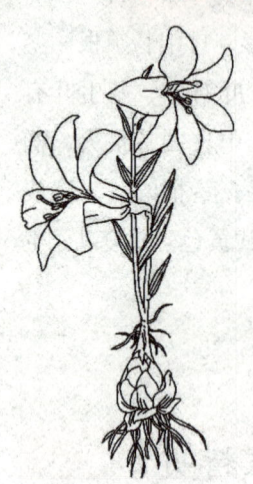

【中药属性】味甘,性微苦、寒。归肺经。

【道地药材】主产于湖南、四川、河南、江苏、浙江,全国各地均有种植,少部分为野生资源。

【主治功效】养阴润肺,清心安神。用于肺阴虚引起的干咳无痰,或咳嗽日久、痰中带血;热病后余热未清引起的心烦、口燥、小便短赤;阴虚内热引起的心烦失眠、神经衰弱、疮痈不溃等。

【形态特征】多年生草本,高达1.5米,鳞茎球形。茎常有紫色条纹。叶片披针形或窄披针形,长2～10厘米,宽0.5～1.5厘米;叶柄短。花1至数朵生于茎端;花被片6,乳白色,微黄,长约15厘米,背面中脉带淡紫色,裂片向外张开或反卷,长13～20厘米。蒴果长圆形,长约5厘米。

黄精 ——养阴润肺,补脾益气

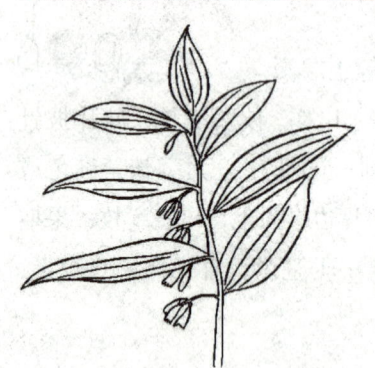

【别　　名】龙衔、白及、兔竹、垂珠、鸡格、米脯、菟竹、鹿竹、重楼等。

【中药属性】味甘,性平。归脾、肺、肾经。

【道地药材】分布山东、江苏、安徽、浙江、湖北、江西、湖南、广东、广西、河南等地。

【主治功效】补气养阴,健脾,润肺,益肾。用于脾胃虚弱,体倦乏力,口干食少,肺虚燥咳,精血不足,内热消渴。

【形态特征】生于阴湿山坡林丛。多年生草本,高50～120厘米。全株无毛。根状茎黄白色,肥厚,横走,直径3厘米,由多个形如鸡头的节段连接而成,节明显,节部有少数须根。茎单一,圆柱形。叶4～7片轮生(白及黄精叶互生),无柄,叶片条状披针形,长8～12厘米,宽5～12毫

上 篇
本草精选

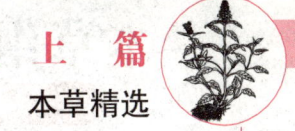

米,先端卷曲,下面有灰粉,主脉平行。花期夏季,绿白色花,腋生,下垂,总花梗长1~2厘米,顶端2分叉,各生花1朵;花被筒状,6裂;雄蕊6个。

沙参——养阴清热,润肺化痰

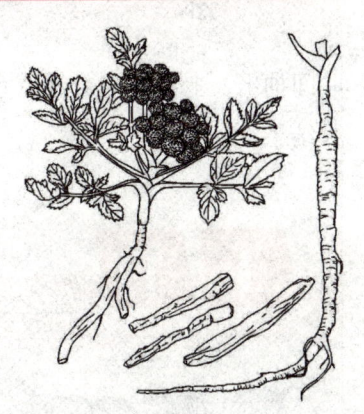

【别　　名】知母、白沙参、白参。

【中药属性】味甘,微苦,性微寒。归肺、胃经。

【道地药材】全国大部分地区均出产。

【主治功效】补阴药,可养阴清肺、祛痰止咳、养胃、利咽喉。可治肺结核、肺阴不足、肺热咽干、口渴、声音嘶哑等;也适合热病后出现干咳无痰、盗汗、低烧不退。

【形态特征】生长于山坡草丛中、林边、山路旁。多年生草本,有白色乳状汁液。根粗壮,圆锥形。茎直立,高60~150厘米,无毛或近于无毛。叶无柄或有极短叶柄,基生叶,丛生。叶片卵圆形或条状披针形,两面有疏生短柔毛。花期7~9月,花蓝色或蓝紫色,花梗通常下垂;果期8~9月,果实球状,圆锥形。

麦冬——滋阴润肺,益胃生津

【别　　名】麦门冬、沿阶草。

【中药属性】味甘,微苦,性微寒。归心、肺、胃经。

【道地药材】主产于四川、贵州、云南、浙江、湖北、广西、福建、安徽等地。

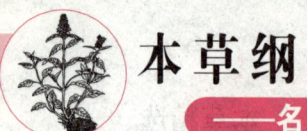

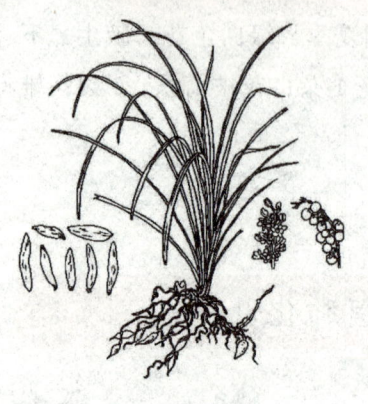

【主治功效】养阴润肺，益胃生津，清心除烦，润肠通便。用于肺阴虚引起的干咳痰黏或无痰，甚至痰中带血，以及胃阴亏虚引起的咽干口渴、大便干燥、心阴虚或热病后引起的心烦失眠、内热伤阴引起的消渴等。

【形态特征】多年生常绿草本，有匍匐茎。须根顶端或其一部分膨大成块状。叶多数丛生，线形，长15～30厘米，宽可达1厘米。花茎从叶间抽出，上部生多数淡紫色花。浆果球形，蓝黑色。8～9月开花，9～10月结果。

玉竹——养阴润燥，生津止咳

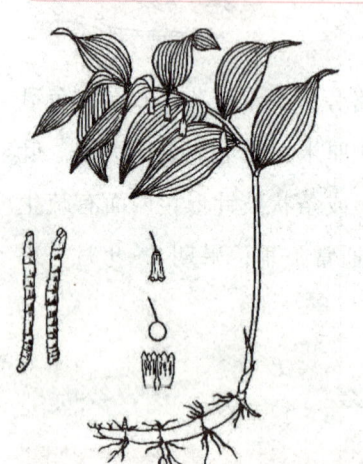

【别　　名】葳蕤、女萎、萎参、玉术。

【中药属性】性微寒，味甘。入肺、胃经。

【道地药材】我国大部分地区出产，以河北及江苏产者质量最佳。

【主治功效】滋阴润肺，用于阴虚肺燥、干咳少痰、阴虚劳咳等，或阴虚外感风热而发热咳嗽、咽痛口渴；养胃生津；用于热伤胃阴、舌干食少等。

【形态特征】多年生草本。地下根茎横走，黄白色，密生多数细小的须根。茎单一，光滑无毛，具棱。叶片略带革质椭圆形或狭椭圆形，上面绿色，下面淡粉白色，叶脉隆起。4～5月开花，花被筒状，白色，先端6裂，裂片卵圆形或广卵形，带淡绿色；雄蕊，着生于花被筒的中央，花药狭长圆形，黄色；子房上位，具细长花柱，柱头头状。8～9月结果，浆果球形，成熟后紫黑色。

中篇

高效良方

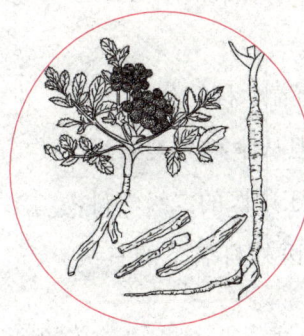
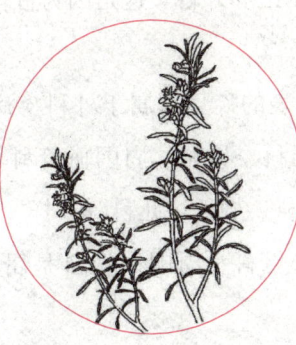
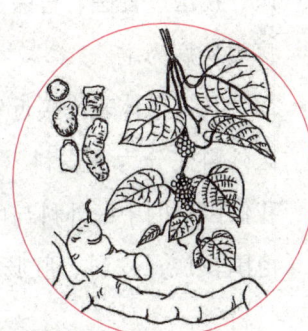
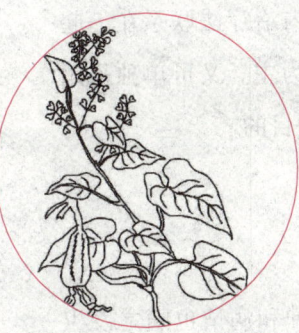
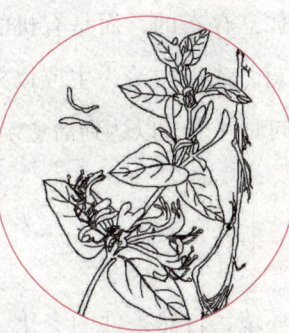
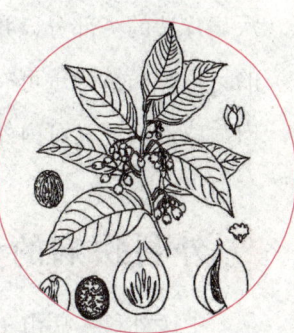

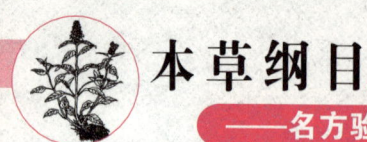

一、外科方

第一节 外科知识

认识中医外科

我国最早的医学分类见于《周礼天官》，书中记载古代官方医生分为"疾医、疡医、食医、兽医"，疡医即外科。这是因为古代的中医外科医生以看疮疡类疾病为主。

凡发于体表或接近于体表的疾病都属于外科疾病。随着学科的分化，中医外科又分为了皮科、肛肠科、男科、周围血管科等。但从学科分类来说，我们国家的中医外科与内外科、妇科、儿科等一样，是属于中医的二级学科，范围较广，皮科、肛肠科、男科、周围血管科是属于中医外科名下的三级学科。

中医外科是以中药外治疗法为主的一门学科，中药外治疗法是中医采用中药对疾病进行治疗的一种方式，也可以说是一种给药途径。它是中医治疗疾病疗法的一部分，并不是孤立存在的，而是有机的和内治疗法联系在一起的。根据病情轻重可有所偏重，或以内治为主或以外治为主。又可单独采用内治或外治，又可内外兼治同时并举，以达到治愈疾病的目的。

外科疾病的分类

中医外科疾病由于社会环境，自然条件的变化，病种和病情也随之发生变化。外科疾病的分类可按性质分类如下：疮疡类病、外伤类病、皮肤类病、风湿类病、外周血管病、五官科疾病、淋巴类病。

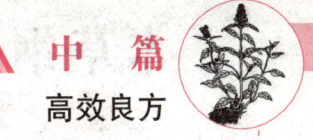

各类病又包括很多病名,如发于表皮者,有癣、黄水疮等,发于皮里肌肉之间者,有疖、疔疮等,发于肌肉之间者有痈、蜂窝疮、后背痈疽疮等。发于骨之上肌肉之间者,有疽、脱疽等。

外科病因病机特点

外科疾病的病因多由外感六淫和内伤七情,或者饮食不节,毒气内聚,或者外伤所致。外感风者,风性上行,多发于人体上部疾病,或皮肤疾病,如吊线风、风疹、皮肤瘙痒等。外感寒者,寒性则凝,凝滞气血运行,多侵于人体的筋骨,疮色紫暗,或阴塌白陷,如附骨疽,腰腿疼等症。外感暑者,暑性炎热,多侵于人体的肌表,如痱子,疖子等。外感湿者,湿性粘浊,多侵于人体的关节,或皮肤,如关节囊肿,皮肤湿疮、黄水疮、天疱疮等。外感燥者,燥性干涩,使人体的皮肤粗糙干裂,如手足皲裂、皮肤失养干燥等。外感火者,火者毒也,是六淫之首也,可发疮疖痈肿,火疖子、痈疮、口腔溃疡等。然而六淫侵于人体,并不一定是单独的,可联合作用于人体,如风寒,风湿,风热,寒湿,暑湿,燥火等联合侵于人体而得病。内伤七情,而使人体的正常功能紊乱,或气血凝滞而得病。过喜伤心,怒伤肝,忧思伤脾,悲伤肺,惊恐伤肾,脏器伤了,便会得病。外伤者包括器械、虫兽等所伤。此外,经络阻塞时外科发病的病理基础,疾病传变、预后与经络功能状态密切相关。

外科病症的治疗

外科疾病首先要辨清什么病,再分阴阳寒热,再看病的顺逆,发病快者,治愈快,发病慢者病程长。诊断清楚对症用药,转逆为顺,转顺为安,方为上策。

外科疾病治疗,治法总则要凉血败毒,扶正祛邪,行气散瘀止痛,活血消肿软坚,托毒外出解表。虚弱者要补气血固营卫,强自身抗体,内外兼治,

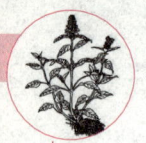

本草纲目——名方验方速查全书

并采取补，托，消，分时宜治。外科疾病以外治为主，毒入血分的要兼内治，治本求因，防止复发。从根本上治愈疾病。风者表之，寒者温之，暑者凉之，湿者燥之，燥者润之，火者泻之。脓未成者宜消，脓已成者宜托，脓出已尽者易敛，久不收口，气血衰弱者宜补。

第二节 常见病治法方药

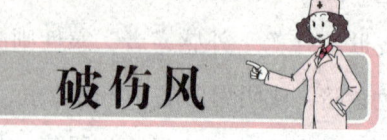

破伤风

破伤风是破伤风梭菌经由皮肤或黏膜伤口侵入人体，在缺氧环境下生长繁殖，产生毒素而引起肌痉挛的一种特异性感染。本病以牙关紧闭、阵发性痉挛、强直性痉挛的为临床特征，主要波及的肌群包括咬肌、背棘肌、腹肌、四肢肌等。潜伏期通常为7～8天，可短至24小时或长达数月、数年。约90%的患者在受伤后2周内发病。人群普遍易感，在户外活动多的温暖季节，受伤患病者更为常见。

名方

玉真散《外科正宗》

〔配方〕天南星、防风、白芷、天麻、羌活、白附子各6克。

〔用法〕上药共为末，每服5克，热酒1盏调服，更敷患处。

〔主治〕祛风化痰，定搐止痉。主治破伤风。症见牙关紧闭，口撮唇紧，身体强直，角弓反张，甚则咬牙缩舌。

破伤风膏《慈幼新书》卷七

〔配方〕血竭、藁本15克，茴香30克，乳香、没药各5克，轻粉10克，黄丹、黄蜡50克，麻油200克。

〔用法〕上药各研为末，将油、蜡熬化调匀，入麝香、朱砂少许。摊贴。

〔主治〕小儿破血伤风，跌仆、破损皮肤，风邪乘袭发肿。

中 篇
高效良方

五虎追风散《晋男史传恩家传方》

〔配方〕蝉蜕30克，天南星6克，天麻6克，全蝎、僵蚕各7~9个；朱砂1.5克（研末，另冲）。

〔用法〕前五味药研为末，水煎分2次服，每日1剂。服药前，先用黄酒调服朱砂末1.5克。

〔主治〕祛风化痰，止痉抽。主治破伤风初期。症见牙关紧闭、角弓反张者。

雀屎方《圣济总录》

〔配方〕雀屎（炒研）半合。

〔用法〕上一味，以酒七合，煮至五合，滤去滓。令温顿服，腹中转动，当时愈，若不能开口，发开灌之。

〔主治〕治金疮或打击破疮等，风入，口闭牙噤，身强欲死。

玉竹草五爪风治破伤风

〔方剂〕玉竹草（又名哨子草）30克，五爪风（又名蛇含草）、车前草各20克，蜈蚣10克。

〔用法〕每日1剂，煎水频频饮用。

〔功效〕解毒，驱风，镇痉。主治破伤风。

● 验 证

曾某，男，21岁，农民。患者于数日前劈柴时不慎左足踝部被斧子砍伤，伤口约2寸长，流血不止，当时到村卫生所缝合止血并上药。患者8月9日觉面部不适，恶心呕吐。10日上午病情加重，乃四肢抽搐，遂送医院治疗。查患者神昏不语，面现苦笑，阵发性项强抽搐，角弓反张。伤口微肿胀，舌红苔白微黄，脉象弦数。诊断为破伤风。以本方煎汤治疗。局部伤口清洗，外敷三黄软膏。服药3剂后，病情变化尚不明显，仍见抽搐。嘱其再进3剂，病者神志转清，抽搐次数减少，舌脉如前。仍守原方，再进3剂。服后，病者神志清楚，言语正常，抽搐及项强等症消失。此后改用四物汤加桑枝、地骨皮、菊花调理1周而病获痊愈出院。

蝉蜕全蝎汤治破伤风

〔方剂〕蝉蜕15克，全蝎、防风、胆南星、僵蚕各10克，蜈蚣6条。

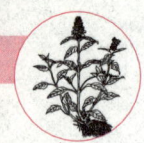

本草纲目
——名方验方速查全书

〔用法〕将上药水煎至400毫升，每日2次，每次200毫升，保留灌肠，连用5~7天。配合西医综合疗法。

〔加减〕热盛者加黄连、黄芩；风盛者加羚羊角粉、钩藤；痰盛者加竹茹、竹沥；便秘者加大黄、枳实。

〔功效〕祛风通络，镇痉定惊。主治破伤风。

● 验 证

此方保留灌肠为主，配合西医综合治疗破伤风29例，效果明显好于单纯西医治疗。

蝉蜕散治破伤风

〔方剂〕蝉蜕500克。

〔用法〕蝉蜕去头、足，焙干，研末。成人每日2次，每次45~60克，加黄酒90~120毫升，调成稀糊状，口服或经胃管注入。新生儿用蝉蜕末5~6克，黄酒10~15毫升，加稀粥调成稀糊，日分1~2次喂服。儿童用量按成人剂量酌减。

〔加减〕在治疗过程中，蝉蜕用量可随痉挛症状缓解而递减。

〔功效〕控制破伤风痉挛发作。主治破伤风。

● 验 证

采用本方治疗破伤风8例，无1例使用破伤风抗毒血清，仅配合支持疗法及抗生素等中西医综合治疗措施。上述8例，在服蝉蜕粉3~4次后症状明显减轻。服药7天治愈者2例，8天治愈者2例，其余4例，分别在服药10、12、16、17天痊愈，治愈率100%。随访8例，无1例复发。

黄芪当归治破伤风

〔方剂〕黄芪、当归、生地、僵蚕、钩藤（后下）、大贝母各15克，白芍25克，制白附子7.5克，全蝎粉（分2次吞服）、制南星各5克，甘草10克。

〔用法〕每日1剂，水煎服，并配合针刺、耳针。取穴：颈椎、胸椎、腰椎区，体针人中、地仓、颊车、合谷、足三里、丰隆、三阴交，均用补法，留针20分钟。

〔功效〕活血通脉，清热化痰。主治破伤风。

● 验 证

用本方治疗破伤风患者10例，用药3~7剂，其中治愈9例，有效率为90%。

槐沥饮治破伤风

〔方剂〕鲜洋槐枝（或鲜桑枝）一段，直径2~3寸，长一米左右。

〔用法〕将鲜洋槐枝（或鲜桑枝）倾斜架空，用烈火烧烤高的一端，较低的一端用器皿盛接，滴出黄褐色汁液即为槐沥。成人每次 20~30 毫升，儿童每次 10 毫升，每日 3 次，趁热口服或鼻饲。重症可多服，无任何毒性反应，最多 1 日可服 300 毫升。

〔功效〕主治破伤风。

● 验 证

用本方治疗 23 例，结果：治愈 19 例，好转 1 例，死亡 3 例，总有效率为 87%。

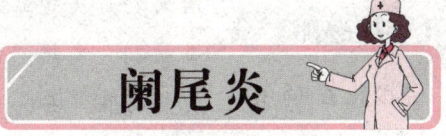

阑尾炎

阑尾为一细长的管道，仅一端与盲肠相通，一旦梗阻可使管腔内分泌物积存、内压增高，压迫阑尾壁阻碍远侧血运。在此基础上管腔内细菌侵入受损黏膜，易致感染。阑尾炎是指阑尾的化脓性疾病，但有急慢性之分。若有下腹固定压痛对阑尾炎具有重要诊断意义；若是慢性阑尾炎则多有急性阑尾炎史，仅有右下腹不适感或隐痛，可因活动、饮食不节而诱发。此病在中医属于"肠痈"范畴，分为气血瘀滞、湿热蕴结、热毒壅盛等症型。

化瘀消炎汤（王季儒）

〔配方〕五灵脂、蒲黄各 9 克，乳香、没药各 6 克，赤小豆 30 克，玄胡、川楝子、乌药、桃仁各 10 克，赤芍 12 克，败酱草 30 克，冬瓜仁 15 克。

〔用法〕水煎服，每日 1 剂。

〔加减〕如有肿块，加山慈菇 10 克，三棱、莪术各适量。

〔主治〕活血化瘀，消肿止痛。适用于治慢性阑尾炎。本病初起疼痛多在胃脘，恶心呕吐，继则局限于右下腹，阑尾点处压痛，偶或触及索状物，脉多缓和。

红藤煎倪和宪《光明中医》

〔配方〕红藤 60~90 克，紫花地丁 15~20 克，蒲公英、金银花、冬瓜子各 15 克，连翘、丹皮、赤芍各 10 克，桃仁 6~10 克，炙乳香、没药各 3 克。

〔用法〕水煎服，每日 2 剂，频服。

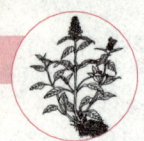

本草纲目
——名方验方速查全书

使药液在体内保持一定浓度，有利于迅速控制炎症的发展，缩短疗程。

〔主治〕清热败毒，消痈散结，活血定痛。主治肠痈（阑尾炎），不论未化脓或已化脓者，或阑尾炎穿孔形成局限性腹膜炎者。

大黄牡丹皮汤《金匮要略》

〔配方〕川楝子、金银花各15克，延胡索、牡丹皮、桃仁、大黄（后下）、木香各9克。

〔用法〕水煎服，每日1剂，分2次服。

〔加减〕便秘甚者，加芒硝9克（分冲）；恶心呕吐，加竹茹、半夏各9克；血聚成块者，加红藤30～60克。

〔主治〕行气活血，清热解毒。主治阑尾炎（气血瘀滞型）。症见阑尾炎初期，发热、白细胞正常或很高，腹痛局限，压痛仅见于右下腹，有反跳痛。

##

鬼败二草饮治阑尾炎

〔方剂〕鬼针草、败酱草各30克。

〔用法〕将上药加水3碗，煎至1碗，频频呷服，每日服1剂，重症患者每日2剂。

〔功效〕清热活血。治疗阑尾炎有奇效。

● 验 证

用上药治疗阑尾炎患者73例，其中，治愈者71例，好转者1例，无效者1例。73例中包括单纯性阑尾炎患者22例，均获治愈。慢性阑尾炎急性发作患者13例，其中痊愈6例，无效1例。73例中有15例配合针灸和抗生素治疗。

赤芍治急性阑尾炎

〔方剂〕赤芍、丹皮各12克，败酱草、蒲公英、银花各50克，木香、元胡、桃仁、大黄（后下）各10克，当归20克，地丁30克。

〔用法〕每日1剂，水煎服。

〔加减〕热甚者，去赤芍、当归，加知母15克，石膏10克；呕吐者，加法夏、竹茹各12克；腹胀者，加莱菔子15克；腹痛剧烈者，去赤芍、木香，加乳香、没药各12克，白芍15克。

〔功效〕活血行气，清热解毒。主治急性阑尾炎。

● 验 证

治疗急性阑尾炎848例,近期治愈775例,治愈率为91.4%,长期治愈率82.2%,复发率为17.8%。

蟾蜍红藤贴治阑尾炎

〔方剂〕鲜蟾蜍皮1张,桃仁、黄芪各20克,红藤60克,三棱、紫花地丁各15克,冰片3克。

〔用法〕上药共研细末,用生理盐水稀释搅拌成团状,然后拍成一个似掌心大小的药饼,贴在疼点上,再将活蟾蜍皮盖在药饼上,四周用胶布固定,每日换1次,轻者1～3次治愈,重者3～5次治愈。

〔功效〕通里攻下泻热,化淤解毒散结。主治急性阑尾炎。

● 验 证

××曾用此方外贴加中药内服治疗急性阑尾炎。

生白芍甘草饮治阑尾炎

〔方剂〕生白芍60～120克,生甘草15～30克。

〔用法〕每日1剂,水煎,分2次温服。3剂为1疗程。服药2个疗程评定疗效。

〔功效〕解痉止痛,解热抗炎,解毒过敏。主治急性阑尾炎、慢性复发性阑尾炎。

● 验 证

林××,男,41岁。以转移性右下腹部疼痛4天入院。伴畏寒发热、口渴、大便秘结、小便短赤。诊为急性阑尾炎。药用:生白芍90克,生甘草20克,大黄10克(后下),黄连10克,丹皮12克,蒲公英15克,银花15克,桃仁12克,水煎,分2次温服。2剂后症状明显减轻,再进2剂症状与体征消失。

陈皮川楝子治阑尾炎

〔方剂〕陈皮、青皮、炒枳壳、连翘、甘草各10克,金银花、蒲公英各15克,乳香12克,川楝子20克。

〔用法〕每日1剂,水煎服。

〔功效〕理气泄热,解毒散结。主治阑尾炎。

● 验 证

李××,女,29岁。上腹疼痛拒按,伴发烧,恶心,呕吐,后疼痛转移到右下腹部。经化验,确诊为急性阑尾炎。用此方3剂症状消退,服完6剂而痊愈出院,追访未见复发。

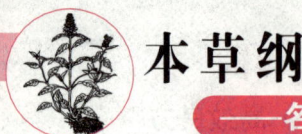

脱肛

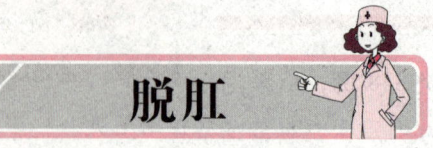

脱肛是指肛管和直肠的黏膜层以及整个直肠壁脱落坠出，向远端移位，脱出肛外的一种疾病。中医称脱肛或直肠脱垂。脱肛发病原因与人体气血虚弱，机体疲劳、酒色过度等因素有关。本病多见于老人、小孩久病体虚者和多产妇女。

发病之初，患者可有肛门发痒、红肿、坠胀等表现，排便后脱出的黏膜尚能够自动收缩，但随着病情的加深，患者可能出现大便脓血、脱肛不收，此时则需要用手将直肠托回肛门，甚至严重的咳嗽、打喷嚏均可引起直肠再次脱出。脱出就可引起肛门发炎、红肿、糜烂、溃疡，直到最后变成绞窄坏死。因此在病变中，若脱出部分摩擦损坏，感受邪毒，酿湿生热，出现湿热之症，治疗则当先清利湿热。

直肠脱垂的治疗依年龄、严重程度的不同而不同，主要是消除直肠脱垂的诱发因素；幼儿直肠脱垂以保守治疗为主；成人的黏膜脱垂多采用硬化剂注射治疗；成人的完全性直肠脱垂则以手术治疗为主。

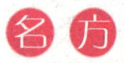 名方

提挺汤（程爵棠）

〔配方〕炙黄芪50克，升麻9克，柴胡、枳壳、桔梗各6克，牡蛎15克，生甘草3克。

〔用法〕水煎服，每日1剂，早晚各服1次。

〔主治〕益气升提，收敛固脱。主治子宫脱垂（阴挺）或脏器下垂、脱肛等。

〔加减〕气虚甚者，加党参30克（加红参10克更妙）；胃下垂，加党参、白术各15~30克；如兼阴痒和宫颈糜烂，则加用外治方（具体方药详阅《百病中医熏洗熨擦疗法》一书）。

猪脏丸《医学入门》

〔配方〕槐子30克，牙皂2.1克，黄连120克，糯米750克，雄猪大肠1条。

〔用法〕上药研为细末，猪大肠去油洗净，将前药入内，两头扎住，砂锅内煮烂、捣匀为丸，如梧桐子大。每服60~70丸，米饮下。

〔主治〕主治肠风下血、脱肛。

验方

五倍子外敷治脱肛

〔方剂〕五倍子适量。

〔用法〕五倍子干燥粉末局部涂敷。先用温开水将脱肛部位洗净,拭干,取五倍子粉5～10克(儿童用5克)撒布于洁净纱布上,将脱肛托起,轻轻揉纳,送入肛内。

〔功效〕收敛固脱。主治脱肛。

● 验 证

陈××,男,7岁。每2～3天即脱肛1次。取五倍子粉5克,撒布于洁净纱布上,将脱肛轻轻揉纳,送回肛内,连用7天即愈。随访半年,未见复发。

姜附赤石粳米治脱肛

〔方剂〕干姜、附子各9克,赤石脂、粳米各12克。

〔用法〕每日1剂,水煎服。

〔功效〕温补固脱。主治脱肛。

● 验 证

张××,男,75岁。患者脱肛已达9年之久,症见有腹泻,时有腹痛下坠,下利清水,多时日便20余次,并常呕吐,食欲差。重用姜、附,以加强渐阳之功。连进5剂,诸症见转。

菝葜金樱根治脱肛

〔方剂〕菝葜60～80克,金樱根40～50天,升麻10～15克,生甘草8～12克。

〔用法〕将上药水煎3次后合并药液,分2次3次口服,每日1剂。小儿用量酌减。

〔功效〕益气提脱。主治脱肛。

● 验 证

用本方治疗脱肛患者21例,经服药5～10剂,均获痊愈。

黄芪党参治脱肛

〔方剂〕黄芪、党参、赤石脂各6克,黄芩、黄连、升麻各4.5克,当归、柴胡、枳壳、白芷、陈皮、甘草各3克。

〔用法〕每日1剂,水煎服。

〔功效〕益气升提,清热燥湿,收敛固脱。主治小儿脱肛。

● 验 证

韩某,男,6岁。因患痢疾10多天,每日大便数10次,以致直肠脱出,从此半年来饮食少进,形体消瘦,每次大便时都脱出直肠寸许,托进时啼哭异常。诊查其面色不荣,肛周赤紫,有轻度糜烂,舌质红,苔微

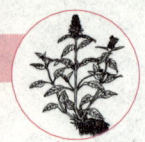

黄，脉细数有力。证属虚中有实，因痢后余热未清所致。治宜益气升提，清热燥湿，收敛固脱。用本方配合外治：便后用甘草10克煎汤洗肛门，待收后或托收后，用棉球蘸5%的明矾溶液，使之着于肛门内直肠壁。治疗1周而愈。

参麻芪梅合剂治脱肛

〔方剂〕人参（另炖）、升麻各10克，炙黄芪80克，乌梅3个。

〔用法〕后3味加水600毫升，煎至250毫升，取汁，再加水300毫升，煎至100毫升，2次药液混匀，早、晚2次分服；并结合外洗方：乌梅、五倍子各20克，金银花、黄柏各30克。加水3000毫升，煎至2500毫升，置于盆内，待温，坐浴洗肛部，早、晚各1次。

〔功效〕补气生阳，涩肠举阳。主治脱肛。

● 验 证

治疗脱肛12例，痊愈（脱肛完全回纳，随访1年未复发），服药一般5~10剂，最多16剂。

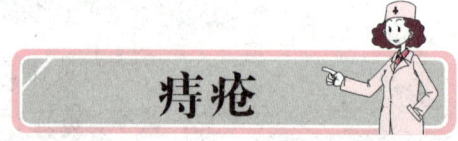

痔疮

痔疮是一种位于肛门部位的常见疾病，任何年龄都可发病，但随着年龄增长，发病率逐渐增高。它是肛门处直肠静脉发生曲张而形成一个或多个的小肿块，生在肛门内的为内痔，生在肛门口的为外痔，二者齐患的为混合痔。

痔疮多因湿热内积、久坐久立、饮食辛辣，或临产用力、大便秘结等导致浊气瘀血流注肛门而患病。内痔的临床特征以便血为主；外痔则以坠胀疼痛、有异物感为主症。在患痔的过程中，皆因大便燥结，擦破痔核，或用力排便，或负重屏气，使血液壅住肛门，引起便血或血栓。痔核经常出血，血液日渐亏损，可以导致血虚。如因痔核黏膜破损，感染湿热毒邪，则局部可发生肿痛。痔核日渐增大，堵塞肛门，在排便时可脱于肛外。患痔日久者，因年老体弱，肛门松弛，气虚不能升提，痔核尤易脱出，且不易自行回复，需用手将它推回。有时也会因不能缩回而发炎肿胀和发紫，引起肛门部剧痛。

名方

加味三奇散《程门雪医案》

〔配方〕生黄芪、炒槐花、地榆炭、樗白皮、大白芍各9克,防风炭、刺猬皮各4.5克,炒枳壳3克,炙升麻2.4克。

〔用法〕水煎,去渣取汁,分2次温服,每日1剂。

〔主治〕益气升阳,收缩止血。主治脱肛、痔出血。症见肛门作痛出血、脱肛、小腹痛、带下多,苔薄,脉濡。

火麻仁丸《伤寒论》

〔配方〕火麻仁20克,杏仁10克,芍药、枳实、厚朴各9克,大黄12克。

〔用法〕水煎服,每日1剂,分2次服。

〔主治〕益气健脾,润燥滑肠。主治痔疮。

验方

蒲公英全草治痔疮

〔方剂〕蒲公英全草50~100克(或鲜品100~200克)。

〔用法〕水煎服,每日1剂。如用于止血,须先炒至微黄色。内痔嵌顿、血栓外痔及炎性痔须配合水煎熏洗。

〔功效〕止血,消肿,除痛。主治痔疮。

● 验证

李某,男,34岁,反复便血伴痔核脱出近8年。症见肛门环形痔核脱出,不能回纳,有2处出血点。诊断为内痔嵌顿并感染。按上方用蒲公英100克,水煎服,每日1剂;另取蒲公英500克,水煎熏洗。1天后血止,渗出物减少,痔核可回纳。3天后症状消失。随访半年,未见复发。

全蝎僵蚕消痔胶囊治痔疮

〔方剂〕全蝎、僵蚕各20克。

〔用法〕上药经烘干、研细、过筛三道工序后,即可装入空心胶囊中,制成消痔胶囊(每粒含药粉0.35克)备用。服用时,每次服4粒,每日服2次,7日为1个疗程。

〔主治〕清热凉血,润燥疏风,散

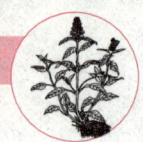

结。主治内痔、外痔、混合痔。

● 验 证

本方治疗患者 15 例，显效 14 例（93.3%），有效 1 例（6~7%），无效 0 例。因本品有毒，故请在有经验医师指导下使用，且用量不可过大。

地榆仙鹤草治痔疮

〔方剂〕地榆、仙鹤草、槐花、旱莲草各 30 克，桑椹 20 克，阿胶（烊）15 克，甘草 10 克。

〔用法〕每日 1 剂，水煎分 2 次服。同时以本方药液每次送服白及粉胶囊 3 克。5 日为 1 疗程，共治疗 2 疗程。

〔功效〕清热凉血，养血止血，润肠通便。主治痔出血。

● 验 证

经过对 216 例患者进行了观察，治愈 181 例，占 83.8%；显效 16 例，占 7.4%；有效 12 例，占 5.6%；无效 7 例，占 3.24%，总有效率 96.76%。与西药治疗组比较，其疗效优于对照组。

枯矾威灵仙治痔疮

〔方剂〕枯矾、威灵仙、干地龙各 15 克，陈艾叶 15~30 克。

〔用法〕将上药加水浓煎，连渣倒入盆内，趁热熏洗肛门，冷却后再洗患处，每次约 30 分钟。每日上、下午各熏洗 1 次，连用 6 天为 1 个疗程。

〔功效〕主治各种痔疮。

● 验 证

用此方治疗外痔患者 18 例，内痔患者 5 例，混合痔患者 9 例，患者大部分有并发炎症溃疡。一般治疗 1~2 个疗程即可获得痊愈，效果满意。

烧烫伤

烫伤是由无火焰的高温液体（沸水、热油、钢水）、高温固体（烧热的金属等）或高温蒸气等所致的组织损伤。常见低热烫伤，低热烫伤又可称为低温烫伤。是因为皮肤长时间接触高于体温的低热物体而造成的烫伤。接触 70℃ 的温度持续 1 分钟，皮肤可能就会被烫伤；而当皮肤接触近 60℃ 的温度持续 5 分钟以上时，也有可能造成烫伤，这种烫伤就叫做低温烫伤。按损伤深浅分为三度。Ⅰ度烧伤主要表现为皮肤红肿、疼痛。Ⅰ、Ⅱ度烧伤主要表现为皮肤焦黑、干痂似皮革，无疼痛感和水疱；Ⅱ、Ⅲ度烧伤常常产生感染、脱水、休克、血压下降的表现。本病属中医学"火烧伤""汤火伤""火疮"等范畴。

儿茶方（安徽医学院附属医院韩之勋等）

〔配方〕儿茶、黄芩、黄柏各100克，冰片30～50克，80%酒精1000毫升。

〔用法〕先将儿茶研成粉，然后与另3味药一起浸泡于酒精中2～3天，过滤，装瓶，密封备用。试用前先清洗创面，外涂1%达克罗宁液（总量不超过1克）止痛，2～3分钟后喷洒或搽本方，早期每隔2～4小时喷涂药液1次，并用烤灯或电吹风将创面烤干促使药痂形成。待成痂牢固后，每日喷液1～2次即可。若痂下有感染或积液，需清理引流，反复涂药定痂。

〔主治〕清热收湿，止血敛疮，生肌定痛。主治各种类型烧伤。

黄连方（湖南省衡东县中医院谭平立）

〔配方〕黄连、山栀、苦参、生石膏各5克，天仙子200克。

〔用法〕上药研末备用，用时以3%茶叶洗液调匀外敷。

〔加减〕创面轻度感染可加冰片2克、枯矾2克、地榆10克；创面干燥出血加大黄5克、地榆5克、黄柏5克；新肌渐长加地榆8克、青黛2克。

〔主治〕功能清热消肿，止痛解毒，收敛生肌。主治小面积烧烫伤。

四黄地榆膏治烧烫伤

〔方剂〕黄蜡500克，生黄柏、生大黄各600克，姜黄、生地榆各250克，麻油1000克。

〔用法〕上药按常规熬制成膏备用。使用时常规清创处理后以烫伤膏均匀外涂患处，创面以暴露为好。每日换药1次，后期隔日1次。

〔功效〕活血生新。主治小面积深Ⅱ度以下烧伤、烫伤、铁水、火急、电弧灼伤以及化学烧伤。

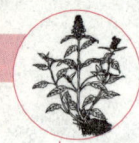

本草纲目
——名方验方速查全书

● 验 证

常××，女，26岁。腰部、腹部以及大腿等处大片皮肤被开水烫伤，立即给予镇痛、镇静剂肌注，清创后外涂上方采用暴露疗法。经上述处理后患者疼痛逐渐缓解，疗程中检查血象，体温升高，配合给予抗生素治疗。1周后创面干燥，肿胀消退，复查血象正常，体温亦降至正常。继续外涂四黄地榆膏，经治18天后创面结软痂而愈。时值仲夏而未发生感染。随访创面无疤痕产生。

虎杖黄柏治烧烫伤

〔方剂〕虎杖、黄柏各15克，地榆、榆树皮内层各20克。

〔用法〕粉碎混匀，按每克药粉加入2毫升95%的酒精比例浸泡1周，加压过滤后再加入等量95%的酒精，1周后同样过滤，混匀后装入灭菌瓶中备用。清创后以医用喷雾器将药液喷洒于创面，每日喷3~9次。

〔功效〕凉血止血，解毒敛疮。主治烧烫伤。

● 验 证

用此方治疗烧烫伤患者240例，其中有效230例，无效10例，总有效率为95.8%。

小米冰片治烧烫伤

〔方剂〕小米500克，冰片6克。

〔用法〕取小米置于铁锅内，炒成炭状，加冰片，研为极细末，以香油调成糊状。按一般方法清理创面后，涂敷小米散厚约2毫米左右，盖上油光纸，然后用5~6层纱布覆盖，绷带包扎固定（亦可采用暴露疗法）。开始每日或隔日换药1次，以后2~3日换药1次。

〔功效〕清热止痛。主治烧烫伤。

● 验 证

用此方治疗30例，收到满意效果。治疗后，局部症状得以迅速改善。对Ⅰ度烧烫伤皮肤发红或有极少小水疱者，能促进及早痊愈；Ⅱ度烧烫伤者烧烫伤般换药5~7次痊愈。

乌梅黄芩烧烫伤

〔方剂〕乌梅、儿茶、黄芩各250克，五味子、五倍子各125克，冰片25克，尼泊金适量。

〔用法〕将上药装入纱布袋内（除冰片、尼泊金外），置锅内煮煎。每次加水25000毫升，煎2小时得液10000毫升；第2次加水10000毫升，煎2小时得液5000毫升；第3次加水5000毫升，煎2小时得液2500毫升。3次共得液 17500 毫升，浓缩成 12500 毫升。过滤后加入冰片，再加入尼泊金适量装瓶备用。用时，涂搽烧烫伤部位。

〔功效〕主治烧烫伤。

● 验 证

用上药观察治疗烧伤患者 40 例。经涂药后，渗出液很快减少，一般在 24 小时左右干燥结痂。Ⅱ度创面 1 周左右痊愈。深Ⅱ度创面 2 周左右愈合，最长者 3 周治愈。无一例出现并发感染。

肛裂

肛是肛管，裂是裂开，肛裂是消化道出口从齿线到肛缘这段最窄的肛管组织表面裂开，反复不愈的一种疾病。肛裂最常见的部位是肛门的前后正中，以前正中为多。男性多见于后正中，女性多见于前正中。《医宗金鉴》曰："痔疮形各亦多般，不外风湿燥热源"。肛裂是由于过食辛辣、炙博之品，实热内生，热结肠腑；或久病体弱，阴血亏虚，津液不足，肠失濡润，粪便秘结，粪便粗硬，排便努挣，擦破肛门皮肤，复染邪毒，长久不愈，形成慢性溃疡。肛裂的发病率约占肛肠病的 20%，多以年轻人为主，但肛裂更青睐女性，尤其是年轻女性。

两面针功劳汤《中医外治奇方妙药》

〔配方〕十大功劳、两面针各等份。

〔用法〕上述二味药煎水，待用。坐浴 30 分钟左右，每天 2 次，浴后敷生肌膏。

〔主治〕适用于肛裂初期，效果显著。

乙字汤

〔配方〕柴胡 4 克，升麻 1.5 克，甘草、黄芩、大黄各 3 克，当归 5 克。

〔用法〕上述药煎汤。饭前冷服。

〔加减〕便秘：加重大黄，再加枳实。痔痛：加重甘草，再加乳香、猪胆汁。脱肛便血：加黄连、生地、黑栀子、黑地榆。如出血多时，加地

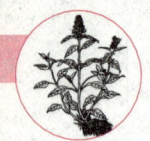

榆、苦参、仙鹤草、槐花，炎症严重者加银花、连翘或蒲公英、黄柏等，体虚增加党参、黄芪或太子参、伏苓、龙眼肉等。

〔主治〕消炎、清热、通便。主治各种痔疮，大便燥结，便秘，痔核疼痛。

验方

生地槐花汤治肛裂

〔方剂〕生地、白芍各30克，槐花、汉防己、甘草各15克，大黄、延胡索各10克。

〔用法〕每日1剂，水煎，分2次服。

〔加减〕出血重者，加仙鹤草30克，茜草根10克；疼痛剧烈者，加田七末3~5克（冲服）；嗜酒者，加葛花10克或葛根15克；气虚者，加黄芪、白术各15克。

〔功效〕清热凉血，活血止痛。主治肛裂。

● 验 证

用此方共治疗肛裂607例，治愈469例，好转138例，总有效率为100%。

龙骨朱砂膏治肛裂

〔方剂〕冰片、煅龙骨粉各6克，朱砂7.5克，煅炉甘石64克，煅石膏143克，凡士林264克，麻油适量。

〔用法〕先取冰片及少许煅炉甘石共研成细末。再入煅龙骨粉，朱砂及余下的煅炉甘石，混合均匀，掺入煅石膏，备用。肛门局部用红汞消毒后，据肛裂范围，涂满此膏，用纱布盖好，胶布固定。

〔功效〕止血敛疮，封口止痛。主治肛裂。

● 验 证

治疗74例，效果满意。肛裂愈合，无不良反应。

参荆防椒液治肛裂

〔方剂〕苦参50克，荆芥、防风、川椒各30克，冰片（后下）5克。

〔用法〕将上药浸泡于6000毫升冷水中20分钟，再用文火煎20~30分钟，停火后，去渣取汁，加入冰片，待冷却至约40℃，坐浴15~20分钟，每日1剂，连用6剂为1疗程。

〔功效〕祛痛止血，燥湿止痒，解毒生肌。主治肛裂。

● 验 证

本方治疗肛裂60例，痊愈50例，显效10例。本组病例中最多2个疗程，最少半个疗程，平均1个疗程。使用本药坐浴时，配合中药内服效果更佳。

跌打损伤

跌打损伤包括刀枪、跌仆、殴打、闪挫、刺伤、擦伤、运动损伤等，伤处多有疼痛、肿胀、出血或骨折、脱白等，也包括一些内脏损伤。跌打损伤又分为闭合性跌打损伤和开放性跌打损伤。所谓闭合性跌打损伤，简单地说，就是说外伤后，局部皮肤或黏膜完整，无裂口与外界相通，损伤时的出血积聚在组织内。跌打损伤多因外力作用，或自身姿势不正确的情况下用力过猛而造成的。中医把凡因外力作用于人体而引起的筋骨伤损、瘀血肿痛、气血不和、经络不通以至脏器受损等，统称为跌打损伤。

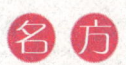

跌打损伤药酒《疡医大全》

〔配方〕当归、五加皮、生地各30克，补骨脂、骨碎补（去毛）、功劳叶、薏苡仁、紫荆皮各15克，广木香、羌活、莪术、桃仁各9克，川芎、杜仲各24克，虎骨（酥炙）36克。

〔用法〕上药用好酒10千克和匀，入坛封固，隔水煮三炷香，取起退火。七天后早、晚服。

〔主治〕祛瘀血，壮筋骨。

消肿通络汤《千家妙方》

〔配方〕金银花30克，连翘、当归、赤芍、牛膝各9克，赤小豆、鸡血藤、车前子各30克，防己15克（包），活血止痛散1/4瓶（市售、兑服），云南白药1小瓶（市售、兑服）。

〔用法〕水煎服，每日1剂，日服2次。

〔说明〕外伤而致经络阻隔，气血凝滞，郁而化热，出现膝关节骨膜炎症渗出，表面灼热，功能障碍，治以

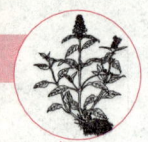

清热消肿、活血通络之法，方中金银花、连翘清热解毒；赤小豆、当归、鸡血藤、车前子行水消肿，活血通络；赤芍凉血活血；防己利水消肿，祛风止痛；牛膝引药下行，配合活血止痛散、云南白药，加强活血通络及解毒消肿止痛的功效，共奏捷效。

〔主治〕清热消肿、活血通络。

复元活血汤 印会河《中国中医秘方大全》

〔配方〕柴胡10克，当归30克，桃仁、红花各10克，赤芍15克，自然铜10克，大黄3~6克，天花粉30克，炒山甲、土鳖虫各10克，夏枯草15克，生牡蛎30克（先煎）。

当归丹参饮

〔方剂〕当归18克，鸡血藤21克，制乳香、制没药各9克，香附、延胡索各12克，丹参、透骨草各30克。

〔用法〕水煎服，分早、晚2次服。

〔功效〕活血化淤，行气通络。主治损伤后遗症。

● 验 证

刘××，女，16岁。一年前不慎

〔用法〕每日1剂，水煎服，日服2次。

〔加减〕腰痛者，加牛膝10克；头痛者加桔梗10克；头痛剧烈或伴有癫痫发作者，加水蛭、虻虫各10克。

〔主治〕活血化瘀，通络止痛。

〔说明〕方中天花粉用量尤大，本方能续筋骨，还能生津润燥。对于瘀血停留，阻滞津液布化而出现口干咽燥等症状，有较好的疗效；山甲片走窜，专能行散，通经络达病所；生牡蛎软坚消肿，用于积块肿痛疗效较好，与夏枯草配合则散结、消肿作用更佳；土鳖虫、水蛭、虻虫皆为破瘀血、消坚积、化瘀血的主要药物。

摔倒，左膝关节着地，当时听到"咔嚓"声响，随后膝关节处肿痛，经治疗局部肿胀消失，留有持续性左膝关节疼痛，经常"打软腿"，甚则跌倒，遇冷加重，局部怕凉，舌质淡红，脉弦。症属外伤淤血，复感寒湿，经脉闭阻。用上方加细辛6克，桂枝9克，川牛膝9克，木瓜18克，薏苡仁30克，水煎服，每日1剂。进服15剂，疼痛消失，未再出现"打软腿"。随访8年未复发。

中 篇
高效良方

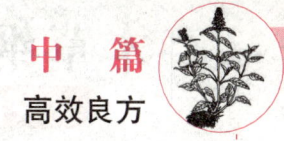

六生三七散治跌打损伤

〔方剂〕生大黄、生栀子、姜黄、土鳖虫各150克,生川乌、生草乌、生南星、生半夏各100克,三七、乳香、没药、青陈皮各50克。

〔用法〕将上药共研为极细末,装入瓶内备用。用时,根据受伤部位大小,取药末适量用白酒调匀敷患处,每日3~4次。外敷药后局部用热水袋外烫药物,效果更佳。

〔功效〕活血,消肿,止痛。主治跌打损伤。

● 验 证

用本方治疗跌打损伤患者567例,一般用药2~5次,均可获治愈。

白芷膏

〔方剂〕白芷、冰片末、食醋各适量。

〔用法〕将白芷,干燥,研末,过筛。白芷粉适量与食醋搅匀成糊状,加冰片粉末少许,拌匀,敷于患处,用敷料覆盖,胶布固定。每天换药1次。

〔功效〕清热消肿。主治软组织损伤。

● 验 证

王某,男,25岁。患者因骑摩托车不慎摔伤右大腿部,右大腿外侧可见长8厘米宽4厘米大小的肿胀,皮下青紫色,局部疼痛拒按,诊断为右大腿软组织损伤。遂以白芷粉加冰片末适量调食醋成糊状,外敷患处并加敷料4次后局部肿痛消失,活动正常。

栀子石膏治软组织损伤

〔方剂〕生栀子10克,生石膏30克,桃仁9克,红花12克,土鳖虫6克。

〔用法〕将上药焙干,共研为细末,装入瓶内备用。用时,取药末用75%的酒精浸湿1小时后,再加入蓖麻油适量,调成糊状。依患处范围大小,取药摊适量厚度于纱布上,直接贴敷患处,用绷带包扎固定,隔日换药1次。

〔功效〕消肿止痛。主治软组织损伤。

● 验 证

用上方治疗软组织挫伤患者547例,其中痊愈者514例,显效19例,无效14例。痊愈的514例,仅敷药3~4次即获治愈。

姜黄陈皮敷

〔方剂〕生大黄、生栀子、姜黄、土鳖虫各150克,生川乌、生草乌、生

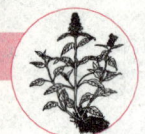

南星、生半夏各100克，三七、乳香、没药、青陈皮各50克，白酒适量。

〔用法〕将上药共研为极细末，装入瓶内备用。用时，根据受伤部位大小，取药末适量用白酒调匀外敷患处，每日3～4次。外敷药后局部用热水袋外烫药物，效果更佳。

〔功效〕主治跌打损伤。

● 验　证

用此方治疗跌打损伤患者567例，一般用药2～5次，均可获得治愈。

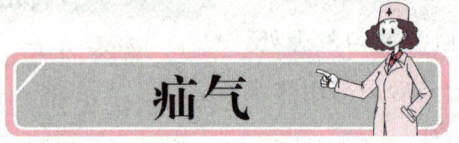

疝气

疝气，即人体内某个脏器或组织离开其正常解剖位置，通过先天或后天形成的薄弱点、缺损或孔隙进入另一部位。常见的疝有脐疝，腹股沟直疝、斜疝、切口疝、手术复发疝、白线疝、股疝等。腹壁疝多由于咳嗽、喷嚏、用力过度、腹部肥胖、用力排便、妊娠、小儿过度啼哭、老年腹壁强度退行性变等原因引起腹内压增高，迫使腹腔内的游离脏器如：小肠、盲肠、大网膜、膀胱、卵巢、输卵管等脏器通过人体正常的或不正常的薄弱点或缺损、孔隙进入另一部位。

加味通心饮《得效》

〔配方〕瞿麦穗、木通（去皮节）、栀子（去壳）、黄芩、连翘、甘草、枳壳（去瓤）、川楝子（去核）各等份，灯芯草20茎，车前车5茎。

〔用法〕上述各药研为末。每服25克，水1盏半，灯心草、车前草同煎，空腹温服。

〔主治〕主治诸疝胀痛及小便不利。

荔香散《景岳全书》

〔配方〕荔枝核（炮微焦）、大茴香（炒）各等份。

〔用法〕上两药研为末。每服10～15克，好酒调下。

〔主治〕主治疝气痛极，小腹气痛。

验方

二香山甲蝎治疝气

〔方剂〕广木香、小茴香各15克，穿山甲（土炒）、全蝎（炒）各8克。

〔用法〕药共研细末，成人每服10克，用黄酒50毫升送服，或白开水冲服，每日2次，小儿3岁以内者每次用1克，3岁以上者每增加1岁加1克。

〔功效〕理气活血。主治疝气。

● 验 证

此方治疗疝气，屡显奇效。

槟榔佛手汤治疝气

〔方剂〕槟榔、佛手各18克，吴茱萸、香附、荔枝核、黄芪各15克，小茴香、橘核各12克，干姜10克，肉桂、甘草各6克。

〔用法〕每日1剂，水煎服。

〔功效〕疏肝理气，散寒止痛。主治疝气。

● 验 证

刘××，男，18岁。素患疝气，过劳则发，胀痛甚则肢厥而冷汗出，且睾丸胀痛，某医院诊为"腹股沟斜疝"，久治无效。按此方服药6剂，诸症消失而愈，追访10年，未见复发。

桂枝茯苓饮治疝气

〔方剂〕桂枝、茯苓、白术、猪苓、泽泻、小茴香各15克，吴茱萸9克。

〔用法〕每日1剂，水煎服，连服5～8剂。

〔功效〕温阳化气，暖肝散寒。主治疝气。

● 验 证

此方治疗疝气，屡用屡效。

大小茴香二核胶囊治疝气

〔方剂〕小茴香50克，橘红核、荔枝核各60克，大茴香30克，吴茱萸40克，青盐20克。

〔用法〕上药烘干研细粉过筛，装胶囊备用，每日服3次，每次服4～6粒，黄酒或温开水冲服。

〔加减〕下焦虚寒者加桂枝尖、炒山栀子、川乌头；疝气上冲、胸闷、手足厥冷者，加陈皮、附子。

〔功效〕温里散寒，暖肝理气。主治疝气。

● 验 证

此胶囊治疗疝气，屡显奇效。

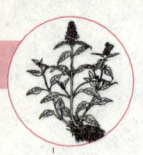

朴硝五桂丁香治疝气

〔方剂〕朴硝40克，五倍子8克，肉桂、丁香各4克。

〔用法〕将上药共研细末，用时取5～8克，加适量醋调制，根据脐疝大小做成饼状，贴于脐部，用胶布固定，不使药物泄漏，上加棉垫，再覆盖纸夹板，用胶布或绷带固定，隔3天换药1次。

〔功效〕温中散寒，消肿生肌，补命门之火及涩肠。主治小儿脐疝。

● 验 证

李××，男，3个月。患儿时常啼哭不休，脐部突起如鸡卵大，啼哭时脐疝呈球状，光亮欲穿，按之漉漉有声，余无阳性症。用本方药外敷3次，脐突平复，再敷2次巩固，脐凹如常，至今未复发。

中 篇
高效良方

二、内科方

第一节 内科知识

认识中医内科

中医内科古称"疾医"、"杂医"、"大方脉",是以中医理论阐述内科疾病的病因病机、证候特征、辨证论治及预防、康复、调摄规律的一门临床学科,又是学习和研究中医其他临床学科的基础,是中医学的一门主干学科,具有非常重要的学科地位。中医内科范畴主要包括外感病和内伤病两大类,外感病主要指《伤寒论》及《温病学》所说的伤寒、温病等热性病,它们主要由外感风、寒、暑、湿、燥、火六淫及疫疠之气所致,其辨证论治是以六经、卫气营血和三焦的生理、病理理论为指导。内伤病主要指《金匮要略》及后世内科专著所述的脏腑经络病、气血津液病等杂病,它们主要由七情、饮食、劳倦等内伤因素所致,其辨证论治是以脏腑、经络、气血津液的生理、病理理论为指导。

中医内科发展源流

《淮南子·修务训》中记载"当此之时,一日而遇七十毒",早在原始社会,人们便开始了原始的医药活动,随着医药活动的增加,进入奴隶社会,中医内科学开始萌芽。在殷代的甲骨文里已有"疾首"、"疾足"、"疟疾"、"蛊"等一些内科疾病的记载,殷商时期已发明汤液药酒治疗疾病。周朝对医学进行分科,有了疾医、疡医、食医、兽医分工不同的医师,其中的疾医可谓最早的内科医师。

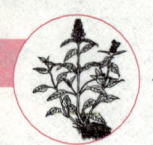

春秋战国时期,出现了《脉法》《五十二病方》(现名)《扁鹊内经》等医学著作,医学体系逐步形成。始于战国而成书于西汉的《黄帝内经》是这一时期的代表作,为中医内科学奠定了理论基础,较详细地从病因、病机、诊断、治疗等方面进行了论证,对后世中医内科理论与实践发展产生了深远影响。

汉代《伤寒杂病论》由张仲景总结前人经验,并结合自己的临床实践而著。创立了包括理法方药在内的辨证论治体系,为中医内科发展奠定了基础。

病因学、症状学、治疗学的充实和发展魏晋以来,内科疾病的病因学有较大发展,许多疾病的病因得到充实。隋代巢元方《诸病源候论》对不少疾病的病因观察与认识已经比较深入。南宋陈无择《三因及一病证方论》在病因上首分内因、外因、不内外因三类。金元时期学术争鸣,促进了内科学术的发展,对中风的病因认识已从既往的"内虚邪中"发展为以"内风"立论。

唐代孙思邈的《千金要方》使内科的治疗更加丰富多彩,对消渴病、易发疮痈也有所认识。明清时期,对内科学术发展影响较大的医家和著作有:薛己、王纶《明医杂著》、张介宾《景岳全书》、王肯堂《论治准绳》等等。《内科摘要》是首先用"内科"命名的著作,王纶在《明医杂著》中指出:外感法仲景,内伤法东垣,热病用完素,杂病用丹溪,反映当时内科的学术理论已成体系。

综上所述,中医内科学随着历史的演进和医学实践的发展而逐步形成并得到完善,成为今日中医最主要的组成部分,也必将在新的历史时期得到更大的发展。

中医内科证型分类

中医内科疾病范围很广,可分为外感病和内伤病两大类。一般来说,外感病主要指《伤寒论》及《温病学》所说的伤寒、温病等热性病,它们主要按六经、卫气营血和三焦的生理、病理指导辨证论治。内伤病包括《金匮要略》与后世内科专著记述的脏腑经络病和气血津液疾病等，它们主要是以脏腑、经络、气血津液的生理、病理指导辨证论治。

外感病与内伤病，两者既有区别又有联系，内伤病容易感受外邪，而外感病由邪气稽留或余邪未尽，迁延日久则可进一步造成内伤。随着学科分化与发展，中医内科学已分为热病、脑病、肺病、心病、脾胃病、肝胆病、肾病、老年病、肿瘤病等。

中医内科辨证论治

辨证论治是中医学防病治病的法宝之一，在内科方面有重要意义。

1. 气血病证

气病可分为气虚、气陷、气滞、气逆四种病症；血病可分为出血、血瘀、血虚，气血同病主要为气血双亏、气不摄血、气随血脱、气滞血瘀。

2. 湿、痰、饮病证

湿由内外之分，内湿主要为寒湿困脾、湿热中阻、脾虚湿阻三种。痰的产生与肺脾肾三脏关系密切，饮邪为病，常表现为痰饮、悬饮、溢饮、支饮四证。

3. 风寒燥火病证

风邪为病可分为内风、外风两类，内科主要讨论内风，临床常见有肝阳化风、热极生风、阴虚动风。寒邪为凡致病具有寒冷、凝结、收引特性的外邪。内燥是津液消耗的一种表现，主要有肺胃津伤和肝肾阴亏。内火是阴阳偏盛的表现，主要有心火炽盛、肝肾亢盛、肾虚火动。

4. 六经与卫气营血病证

六经病证是依据外感病的传变次序及表现特点进行分类归纳的，分为太阳病、阳明病、少阳病、太阴病、少阴病和厥阴病。卫气营血病证依外感热病传变规律，分为卫分证、气分证、营分证、血分证。

5. 脏腑病症

脏腑病症都源于气机升降失常，疾病的发生，无论外感，还是内伤，都

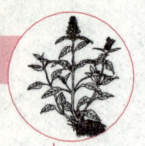

是邪气损伤正气，出现脏腑失调、气血不和、气机逆乱、阴阳失衡等种种症状，但其根本病机还是不离阴阳升降，即清阳之气不升或升发太过，浊阴之气失降或降下过度。

第二节 常见病治法方药

咳嗽

咳嗽是肺气急促上逆，奔迫于声门发出"咳"样声响，常伴咯痰的一种症状，古有咳谓无痰而有声，嗽谓无声而有痰之分，实际难以截然划分。咳嗽是肺系疾病的主要症状，由肺气不清，失于宣肃，肺气上逆所致。其他脏腑功能失调导致肺气上逆也可出现咳嗽。咳嗽日久，也能耗损气津，损害机体，剧咳还会造成不良后果。咳嗽的病因有外感、内伤；咳嗽的发作有急性咳嗽、慢性咳嗽。临证时应了解咳嗽的时间、节律、性质、声音、伴随症状以及加重的有关因素。中医将咳嗽分成外感咳嗽与内伤咳嗽两大类。由风寒燥热等外邪侵犯肺系引起的咳嗽，为外感咳嗽，主要表现为发病急，病程短，常常并发感冒。

名方

止嗽散《医学心悟》

〔配方〕荆芥、炒桔梗、蒸百部、蒸白前、蒸紫菀各9克，陈皮6克，炒甘草3克。

〔用法〕水煎服，每日1剂，2次服。

〔主治〕疏润止咳，宣利肺气。主治外感咳嗽，风邪犯肺。

桑杏汤《温病条辨》

〔配方〕桑叶、浙贝母、豆豉、栀皮、梨皮各6克，杏仁9克，沙参12克。

〔用法〕水煎服，每日1剂，分2次服。

〔主治〕润肺止咳，清宣温燥。主治咳嗽。症见咳嗽、胸闷、痰多、舌苔薄白或薄黄，脉弦细、弦数。

中篇
高效良方

紫麻凤凰衣《本草纲目》

〔配方〕麻黄3克，紫菀6克，凤凰衣14枚。

〔用法〕3味焙干，共研为末。每次6~9克，开水送服。

〔主治〕宣肺，化痰，止咳。适用于久咳气结。

锄云利肺汤 《岳美中医案》

〔配方〕马兜铃、牛蒡子、桔梗、枳壳、白薇各6克，化橘红4.5克，沙参、山药、杏仁、贝母各9克，甘草3克。

〔用法〕水煎服，每日1剂，日服3次。

〔主治〕益肺疏沦，豁痰止嗽。主治感冒后咳嗽。症见咯痰不爽，喉一痒，咳即作，早起尤甚，胸闷鼻塞，脉数舌红。

老鹳草治咳嗽

〔方剂〕老鹳草、碧桃干、佛耳草各15克，姜半夏、旋覆花（包煎）、全瓜蒌、防风各10克，五味子6克。

〔用法〕水煎服，每日晚饭后1剂。

〔功效〕化痰截喘，降逆纳气。主治慢性支气管哮喘、支气管哮喘。

● 验 证

陈某，男，64岁，退休干部。患有支气管哮喘30多年，每届秋冬必大发，曾用氨茶碱、皮质激素类药物治疗，但仅当时缓解，药停又喘。某日因天冷受寒，哮喘大发已有4天，每晚看急诊。后按此方服3剂后，支气管哮喘即有明显缓解。服至7剂，哮喘平止，X线检查显示"肺部感染消失"，其余症状也明显改善，又续服7剂巩固疗效。以后服用右归丸及人参蛤蚧散扶正固本，随访3年未见复发。

蒲公英甘桔汤治咳嗽

〔方剂〕青果、前胡、百部、杏仁、甘草、桔梗各10克，蒲公英、蚤休各15克，安南子4枚。

〔用法〕水煎服，每日1剂，分3次口服。

〔加减〕若见燥邪犯肺而口唇、鼻干燥者加沙参、桑叶、花粉；若潮热、盗汗、声嘶、痰带血丝、舌红少津、脉细数等阴虚肺热者，加麦冬、

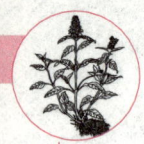

本草纲目 ——名方验方速查全书

生地、玉竹、知母；如木火刑金呛咳面红，咳引胁痛，口渴苔黄，加木蝴蝶、蛤粉、马兜铃。

〔功效〕清热止咳。主治上呼吸道感染咽痒干咳。

● 验 证

治疗50例中，男性14例，女性36例，年龄最小5岁，最大58岁。病程最短7天，最长180天。结果：痊愈43例，无效7例。总有效率为86%。

冬花贝母桔梗止咳汤

〔方剂〕炙冬花、炙僵蚕各8～12克，川贝母、炙罂粟壳各4～6克，桔梗6～8克，炙全蝎1～2克。

〔用法〕水煎服，每日1剂，分3次口服。

〔加减〕风寒咳嗽加杏仁、生姜；风热咳嗽加桑叶、连翘；风痰咳嗽加制南星、天竺黄；肺虚咳嗽加太子参、百合；肾虚咳嗽加仙茅、核桃肉；兼咯血，加白及、生地炭、藕节炭；兼便秘，加大黄、桑椹子；兼纳差，加内金、焦山楂。

〔功效〕解痉，化痰，止咳。主治上呼吸道感染和急慢性支气管炎引起的咳嗽。

● 验 证

治疗198例中，男性108例，女性90例；病程最长10余年，最短6日。结果：显效196例，无效2例，总有效率为98.9%。

姜汁蜂蜜治咳嗽

〔方剂〕生姜、蜂蜜各适量。

〔用法〕取生姜30～50克，捣烂取汁为一份，再取蜂蜜四份，即为1天成人量（儿童酌减）。按此比例混匀于碗中，再置锅内隔水蒸热约10分钟，早晚两次分服，连用2天。风寒或虚寒咳嗽，咯稀白痰或少痰，咽喉发痒，或咳嗽夜甚，无论新久咳，凡见上症者均可用之。

〔功效〕散寒补中，化痰止咳。主治咳嗽。

● 验 证

郑××，22岁。头痛鼻塞流清涕，咳嗽、咯少量白稀痰，咽痒数天。用上法，当晚睡前服1次，即见咳嗽顿减，夜寐安宁。次日再服1次，咳止痰消。

萝卜葱白治风寒咳嗽

〔方剂〕萝卜1个，葱白6根，生姜15克。

〔用法〕用水三碗先将萝卜煮熟，再放葱白、姜，煮剩一碗汤，连渣一次服。

〔功效〕宣肺解表，化痰止咳。治风寒咳嗽，痰多泡沫，伴畏寒、身倦酸痛等。

● 验 证

贾××，久咳不止，用多种药方，效果不佳，后服上方，连用5日全好。

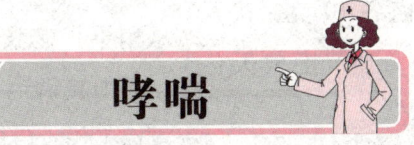

哮喘

哮喘是哮症与喘症的合称。哮，主要指呼吸气急而喉间有痰鸣声；喘，主要指呼吸急促。在临床上不如此细分，多统称为哮喘。哮喘发作与季节有密切关系，一般好发于秋冬两季，夏天缓解。发作时可见胸闷、气急、哮鸣、咳嗽、咳痰。哮证是一种发作和痰鸣气喘疾患，发作时喉中哮鸣有声、气促困难，甚则喘息难以平卧；喘症以呼吸困难，甚至张口抬肩，鼻翼煽动，不能平卧为特征。哮喘包括支气管哮喘、哮喘性支气管炎等。现代医学认为哮喘是因气管和支气管对各种刺激物的刺激不能适应，引起支气管平滑肌痉挛、黏膜肿胀、分泌物增加，从而导致支气管管腔狭窄。

名 方

射干麻黄汤《金匮要略》

〔配方〕射干、款冬花、紫菀、半夏各10克，五味子、麻黄各6克，细辛3克。

〔用法〕水煎，去渣取汁，分3次温服，每日1剂。

〔加减〕痰涌喘逆不得卧，加葶苈子泻肺涤痰；若痰稠胶固难出，哮喘持续难平，加猪牙皂、白芥子豁痰平喘。

〔主治〕温肺散寒，化痰平喘。主治寒哮证。症见呼吸急促、喉中哮鸣有声、胸膈满闷如塞、咳不甚、痰少咳吐不爽、苔白滑、脉弦紧或浮紧。

小青龙《伤寒论》

〔配方〕细辛3克，麻黄、芍药各9克，干姜、甘草、五味子各6克。

〔用法〕水煎温服，每日1剂。

〔主治〕化咳止喘，解表化饮。主治支气管哮喘。

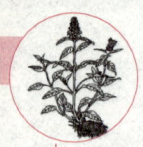

验方

茯苓枸杞子加味治老年哮喘

〔方剂〕熟地、丹皮、泽泻、淮山药、五味子、山萸肉各10克，茯苓20克，枸杞子、补骨脂、巴戟天各15克，胡桃肉12枚。

〔用法〕水煎服，每天1剂，于早晚饭后1个半小时后服200毫升。1个月为1疗程。

〔功效〕主治老年人哮喘。

〔加减〕偏肾阳虚者，加熟附子、肉桂各10克；偏肾阴虚者，加麦冬、石斛各30克；咳嗽痰多者，加川贝粉（冲服）4克，射干、桔梗、杏仁各10克。

● 验 证

王某，男，60岁，干部。患哮喘6年，肺气肿2年。每逢天寒而喘，咳嗽痰多，动则加重；口唇淡紫，面色白光白，虚汗津津，舌淡红、苔薄白，脉虚滑数。此为肾阳虚极，不能摄纳，肾气上奔，发为喘息。治以温补肾阳，固摄下元，纳气平喘。处方：熟附子、肉桂、熟地、丹皮、泽泻、淮山药、五味子、山萸肉、射干、桔梗、杏仁各10克，茯苓20克，枸杞子、补骨脂、巴戟天各15克，胡桃肉12枚，川贝粉（冲服）4克。煎成汤剂，每天1剂，于早晚饭后1个半小时服200毫升，连服10天，喘息稍平，继服20天，喘息大减。以此方加减调治2个疗程，呼吸自如，重返工作。后以此方制成药丸，服用3个月，随访两个冬春，至今未见复发。

麻黄杏地汤治哮喘

〔方剂〕麻黄10克，杏仁、地龙各20克，射干、全蝎、僵蚕、陈皮、桃仁各15克。

〔用法〕每日1剂，水煎2次，合并药液400毫升，分3次口服。

〔加减〕偏热者，加黄芩、川贝、葶苈子各10克；痰多者，加莱菔子、栝楼各10克；偏寒者，加桂枝、干姜、五味子各10克。

〔功效〕调理肺气，化痰止喘。主治支气管哮喘。

● 验 证

李××，54岁。哮喘反复发作3年，每逢秋冬之交感邪后发作。近因风寒外侵，咳嗽加剧，喘促，喉中痰鸣，痰白如泡沫状，咳吐不爽，舌淡苔白滑，脉浮紧。服上方7剂后哮喘平，咳痰减少，共治2周后诸症消失，随访2年未见复发。

小青龙汤治疗支气管哮喘

〔方剂〕炙麻黄15克，桂枝、五味子、干姜各9克，制半夏、白芍各30克，细辛6~9克，甘草9~15克。

〔用法〕每日1剂，水煎2次，分2次服。

〔功效〕宣肺平喘，止痰化咳。主治支气管哮喘。

● 验 证

骆××，女，32岁。患哮喘15年，常发作，入冬尤甚，受凉即发；胸闷气急，身寒肢冷，日轻暮重。处以上方，细辛用6克，甘草15克，加旋覆花（包煎）10克。水煎2次，合药液，睡前顿服。药后30分钟，喘渐平，自觉身热，平卧入睡。停用一切西药，继服1剂巩固疗效。

冬病夏治消喘膏治哮喘

〔方剂〕炙白芥子、延胡索各21克，细辛、甘遂各12克，共研细末，用生姜汁调制成膏。

〔用法〕在夏季三伏天贴于背部双侧肺腧、心腧、膈腧穴位4~6小时，每10天贴敷1次，每年贴3次。

〔功效〕用于缓解期喘息型支气管炎和支气管哮喘。

● 验 证

用此方治疗哮喘，经21年临床观察1074例，其中喘息型支气管炎785例，支气管哮喘289例，治愈率22.8%，总有效率85%。疗效随贴治年限的延长而逐渐提高，以连续贴治3个夏季组疗效最好。

五味子治支气管哮喘

〔方剂〕生五味子100克，75%的医用酒精适量。

〔用法〕生五味子研细末，过筛，加入75%的医用酒精适量，调成糊状。取鸽蛋大的药糊置于患者神阙穴（肚脐），覆盖塑料薄膜，以胶布固定。睡前敷，晨除去，20天为1个疗程。

〔功效〕主治肺虚喘咳、支气管哮喘。

● 验 证

胡某，男，21岁。患支气管哮喘5年。发作时胸闷气促，呼气延长，被迫坐起双手撑床，两肺哮鸣音，出现"三凹"症。曾以色苷酸二钠、噻哌酮替芬等治疗，均不能预防哮喘发作。改用上方治疗2个疗程，随访2年，未见发作。

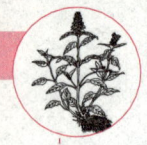

口腔溃疡

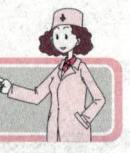

口腔溃疡又叫复发性口疮,是由于某些原因,如胃肠功能紊乱、维生素缺乏、精神因素等导致内分泌失调,或自主神经功能紊乱而产生的疾病。其主要临床表现为口腔黏膜出现绿豆或黄豆大小的浅在的小溃疡,患处有烧灼痛感。本病属中医学"口疮"范畴,中医认为,本病主要因情志过激,郁而化火,心火上炎;或久病火热灼伤阴津,从而发病。

口腔溃疡虽然不是大病,但是不能轻视。因为口腔内经久不愈的溃疡,由于经常受到咀嚼、说话的刺激,日久会有一定的概率发生癌变。所以如果经常罹患口腔溃疡的患者,就更加需要注意上述问题,切不可粗心大意,延误治疗时机。

名方

附子理中汤《和剂局方》

〔配方〕附片、炙甘草各6克,党参15克,茯苓12克,白术、干姜、五倍子、益智、山药各10克。

〔用法〕水煎,去渣取汁,分2次温服,每日1剂。

〔主治〕温阳扶脾,温化寒湿。主治复发性口疮阳虚邪滞口腔证。症见口腔溃疡数目少,此起彼伏,患处微痛,疮面色灰白,周围不红,伴形寒肢凉,大便溏,夜尿多,小便清长,舌质淡,脉沉弱无力。

石膏芦根汤(干祖望)

〔配方〕生石膏(先煎)、芦根各30克,知母、淡竹叶、紫苏梗、藿香、山楂各10克,黄柏、甘中黄(包煎)、消肿祛腐散各3克,马勃5克。

〔用法〕水煎服,每日1剂,分2次温服。

〔主治〕清热泻火,祛腐生新。主治口疮。

验方

熟地白芍饮养阴清热

〔方剂〕生、熟地各15克,白芍、黄芩、丹皮、玄参、桔梗、山药、地骨皮、女贞子各12克,天冬、麦冬、栀子、生甘草各10克。

〔用法〕水煎服,每日1剂,日服2次。

〔功效〕滋阴清热。主治口腔溃疡。

● 验 证

验之临床,坚持服用,可收良效。

萝卜藕汁

〔方剂〕萝卜5个,鲜藕500克。

〔用法〕将萝卜、鲜藕洗净,切碎,捣烂取汁。以汁漱口,每日数次,连用4天有效。

〔功效〕散瘀血,消积滞,除热毒。适用于口舌生疮,满口糜烂伴有灼痛、口臭、便秘等。

● 验 证

用此方治疗复发性口疮46例,其中显效36例,有效8例,无效2例。疗程最长者35天,最短者28天。显效者观察2年以上未见复发。

青砂散

〔方剂〕青黛、硼砂、人中白各30克,马勃、龙脑薄荷末、玄明粉各15克,孩儿茶30克,冰片6克。

〔用法〕上药共研极细末过细筛,装瓶备用,勿泄气。用冷盐开水含漱后,取药粉撒敷患处,每日3次,口腔内不易撒布之患处,可用芦管吹之。

〔功效〕清热解毒,生肌止痛。主治口腔溃疡。

● 验 证

治疗百余例,全部治愈。轻者1天,重者2~5天即愈。

番茄汁

〔方剂〕番茄数个。

〔用法〕番茄洗净,用沸水泡过剥皮,然后用洁净的纱布绞汁挤液。将番茄汁含在口内,使其接触疮面,每次数分钟,每日数次。

〔功效〕清热生津。用治口疮。

● 验 证

用此方治疗36例,结果痊愈6例,显效19例,好转7例,无效4例,总有效率为88.9%。

地黄麦冬治口腔溃疡

〔方剂〕干地黄、麦冬各15克,

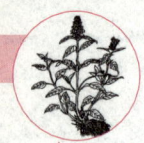

熟地黄、天冬各12克，黄芩、石斛各10克，茵陈、枇杷叶、甘草各9克，枳壳、黄连、桔梗各6克。

〔用法〕每日1剂，水煎，分2次服。

〔功效〕滋阴生津，清热解毒。主治偏热型口腔溃疡。

● 验 证

用此方治疗31例，其中治愈20例，有效11例。治愈病例用药最短3天，最长7天。

蒲公英汁

〔方剂〕蒲公英（鲜品）150克。

〔用法〕将上药煎浓汁，漱口兼口服，每日2次。

〔功效〕主治复发性口疮。

● 验 证

张某，女，45岁。口腔溃疡糜烂多年，舌面和口唇各有赤小豆样大小溃疡点多个，舌边及上腭黏膜有糜烂点多个，口臭。曾外擦青梅散、冰硼散，内服维生素B_2、维生素C均无效。嘱其采蒲公英鲜品，每次用125克煎浓汁，按上方服用。治疗5日即痊愈。1年后随访，未见复发。

附子茱萸饮治口腔溃疡

〔方剂〕熟附子5克，熟地3克，山茱萸、茯苓、五味子、牛膝、麦冬各15克，制大黄4克。

〔用法〕每日1剂，早、晚分2次含服。1周为1个疗程，治疗1~2个疗程。

〔功效〕养阴清热，化湿。主治复发性口腔溃疡。

〔加减〕依照阴虚火旺程度选加玄参、知母、黄柏；粪便秘结者制大黄量酌加。

● 验 证

鞠少斌等曾用此方治疗复发性口腔溃疡，效果甚佳。

感冒

感冒是以鼻塞，流涕，喷嚏，头痛，恶寒，发热，全身不适等主要临床表现的一种外感疾病。感冒又有伤风、冒风、伤寒、冒寒、重伤风等名称。

中医诊断感冒病因多因外感风邪，客于肺卫，肺失宣肃，营卫失和所致。中医学将感冒分为普通感冒和流行感冒两种，前者病邪轻浅，不造成流行；后者为感受时邪疫毒，病邪深重，具有传染性。

清解表热方《中医内科新论》

〔配方〕桑白皮、桑叶、菊花各9克，黄芩12克，山豆根、鱼腥草、生石膏（先煎）各30克，枇杷叶9克，芦根30克。

〔用法〕水煎服，每日1剂，日服2次。

〔加减〕咽痛加桔梗、牛蒡子各9克；咳嗽甚者加杏仁9克；无汗恶寒甚者加荆芥9克，薄荷3克（后下）；身痛明显者加羌活、苏叶各9克。

〔主治〕清解表热。主治风热感冒。症见发热重、恶寒轻、头胀痛、口渴、鼻塞流涕、咳嗽、嗓子痛，舌边尖红，苔白或微黄，脉浮数。

桑菊饮《温病条辨》

〔配方〕菊花、薄荷、甘草各3克，桑叶、桔梗、芦根、杏仁各6克，连翘5克。

〔用法〕水煎服，每日1剂，日服2次。

〔主治〕宣肺化痰，疏散风热。主治急性上呼吸道感染风热感冒夹痰证。症见身热不痰、咳嗽、口微渴、苔薄黄或腻、脉浮数。

麻黄汤《伤寒论》

〔配方〕麻黄、杏仁各9克，桂枝6克，炙甘草3克。

〔用法〕水煎服，每日1剂，分2次服。

〔主治〕宣肺平喘，发汗解表。主治外感风寒，恶寒发热症。症见头痛发热、口渴、鼻塞流涕、咳嗽，舌苔白或微黄，脉浮数。

藿香正气散《和剂局方》

〔配方〕藿香、厚朴、茯苓、紫苏梗、佩兰、大腹皮、白芷、豆黄卷各10克，陈皮、甘草各6克。

〔用法〕水煎服，每日1剂，分2次服。

〔主治〕芳香透表，清热化湿。主治流感春夏之交，风热夹湿症。症见发热、头痛而重、胀痛如裹、肢体困倦、胸闷泛恶、腹胀腹泻，苔腻，脉滑数或浮数。

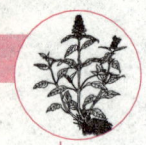

本草纲目
——名方验方速查全书

乌药顺气汤《和剂局方》

〔配方〕乌药、陈皮各12克,麻黄、川芎、白芷、桔梗、炒枳壳各6克,僵蚕、炮干姜、炙甘草各3克。

〔用法〕水煎服,每日1剂,日服2次。

〔主治〕辛温解表。主治风寒感冒。症见恶寒发热、无汗、头痛、四肢酸痛、鼻塞声重、鼻流清涕、喉痒、咳嗽、痰多清稀,脉浮紧,舌苔薄白。

银翘散《温病条辨》

〔配方〕牛蒡子、桔梗、薄荷各16克,金银花、连翘各30克,荆芥、竹叶各12克,甘草、淡豆豉各5克。

〔用法〕用鲜芦根煎服,每日1剂,分2次服。

〔主治〕清热解毒,疏散风热。主治流感风热犯卫症。症见发热无汗、头痛口渴、咽喉肿痛、舌尖红、苔薄白,脉浮数。

柴胡香薷治感冒

〔方剂〕柴胡、香薷、银花、连翘、厚朴、炒扁豆、淡竹叶、藿香各10克,黄芩、焦山栀各5克。

〔用法〕先用温水浸泡30分钟,水煎,水开后10分钟即可,每日1剂,分3~4次温服。

〔加减〕湿邪偏重,症见恶心呕吐明显者,加佩兰叶10克、白豆蔻5克;暑热偏重,高热口渴、心烦、尿短赤者,加生石膏、板蓝根各20克,知母10克;热盛动风,症见高热抽搐者,加紫雪散1支。

〔功效〕祛暑化湿,退热和中。主治夏季感冒。

● 验证

张某,男,5岁。因持续高热1天,抽搐昏厥2次住院,用青霉素、丁卡、地塞米松输液治疗,每次输液后体温降至正常,第2天又高热抽搐,如此反复1周。改用此处方治疗,5天后痊愈。

银翘合剂治感冒

〔方剂〕板蓝根、银花、连翘各30克,荆芥10克(后下)。

〔用法〕煎成50%浓液,每服30~60毫升,1日3次,儿童酌减。服药后多饮水。

〔加减〕咳嗽加生甘草、桔梗、杏仁各10克,咽喉肿痛加锦灯笼、山

中篇 高效良方

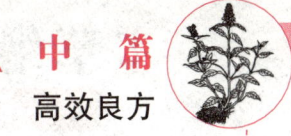

豆根各10克。

〔功效〕清热止咳。主治风热感冒、咽红喉痛、目赤发热或咳嗽痰黄等。

〔用法〕靳××，男，20岁，患者发热头痛，咽喉红痛，咳嗽痰黏黄，咯不爽。舌红苔薄黄，脉浮数。予上方加味，每服60毫升，1日3次。第2天退热，第4天咳嗽咽喉红痛均解而愈。

柴胡鸭跖草治感冒

〔方剂〕柴胡12克，鸭跖草25克，金银花15克，板蓝根20克，桔梗、桂枝各10克，生甘草6克。

〔用法〕每日1剂，将上药用水浸泡60分钟（以水淹没药面为度），用温火煮沸3次合并药液，分2次口服。

〔功效〕主治感冒。

〔用法〕用此方治疗感冒患者536例，均获治愈。其中服药2剂治愈者491例，3剂治愈者45例。

柴胡桂枝汤治感冒

〔方剂〕柴胡、桂枝各6克，黄芩9克，白芍8克，党参10克，半夏3克，生姜2片，甘草2克。

〔用法〕每日1剂，水煎服。

〔加减〕肢节疼痛偏重者，去党参，加生黄芪12克，防风6克；口干者，去半夏，加麦冬10克；咳痰黄黏者，去生姜、半夏，加竹茹、枳实各8克；体质较实者，不用参；体质弱者，加当归8克。

〔功效〕解急退热，温阳散寒。主治流行性感冒。

● 验 证

用此方治疗流感患者18例，均获得满意的疗效。

便秘

便秘是临床常见的复杂症状，而不是一种疾病，主要是指排便次数减少、粪便量减少、粪便干结、排便费力等。必须结合粪便的性状、平时排便习惯和排便有无困难，再作出有无便秘的判断。现代医学中的功能性便秘、肠道易激综合征、肠炎恢复期、直肠及肛门疾病、内分泌及代谢疾病的便秘，以及肌力减退所致的排便困难等均可参照本病辨证论治。

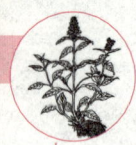

本草纲目
——名方验方速查全书

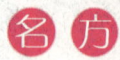

通便神方《华佗神医秘传》

〔配方〕熟地黄、玄参、当归各30克，川芎15克，火麻仁、大黄各3克，桃仁10枚，红花0.9克，蜂曲200毫升。

〔用法〕上诸药加，水煎，去渣温服。

〔主治〕滋阴润肠，行血通便，主治久病之后，大便闭结。

大便秘涩方《华佗神医秘传》

〔配方〕大黄90克，黄芩60克，炙甘草30克，栀子14枚。

〔用法〕水煎，分3次服。

〔主治〕清热泻火，通腑导，主治便秘。

舟车丸《景岳全书》

〔配方〕牵牛子120克，大黄60克，青皮、橘皮、芫花、大戟各30克，轻粉、木香各10克。

〔用法〕温开水送服。

〔主治〕疏利气机，逐水通便。主治便秘。症见大便燥结、努挣难下、头晕心悸、面色少华、口咽干燥，舌嫩红，苔花剥，脉弦细。

小承气汤《伤寒论》

〔配方〕大黄9克，厚朴、枳实各6克。

〔用法〕水煎服，每日1剂。

〔主治〕轻下结热，润燥通便。主治便秘阳明腑实症。症见大便秘结、粪便干硬成粒状、排出困难、伴面色苍白或潮红、或有眩晕、心悸口干、烦热不寐，舌质红而少津，或舌质淡而津干，脉多细或细软。

加味玄参桑椹饮治便秘

〔方剂〕厚朴8克，槟榔10克，草果6克，知母、黄芩各12克，白芍、玄参、石斛各15克，甘草5克，桑椹、花粉、麦冬各20克。

〔用法〕水煎服，每日1剂。

〔功效〕润肠通便。主治便秘。

● 验 证

齐××，女，36岁，大便干燥，需三四天才能大便一次。每当临厕，虽然用力排便，但觉干硬难下，实为痛苦。曾多方求治，其病仍不得解。

遂服上方16剂后，每天傍晚大便一次，呈条状软便。一年后随访，未曾复发。

菠菜治便秘

〔方剂〕菠菜250克，生姜25克，花椒油、精盐各2克，酱油、香油各5克，味精、醋各适量。

〔用法〕将菠菜择去黄叶，洗净切成段，鲜姜去皮切成丝。锅内加水，置火上烧沸，加入菠菜略焯，捞出沥净水，轻轻挤一下，装在盘内，抖散晾凉，再将姜丝、醋等调料一起加入，拌匀入味。随意食用。

〔功效〕养血通便。适用于便秘。

● 验 证

用此方治疗51例，有效率达100%。其中2天而愈者11例，3天而愈者20例，4天而愈者19例，5天而愈者1例。

白术生地治便秘

〔方剂〕生白术90克，生地60克，升麻3克。

〔用法〕每日1剂，水煎，分2次服。

〔功效〕主治便秘。

● 验 证

李某，38岁，工人。患便秘半年，用本方治疗，服药1剂，不到4小时，一阵肠鸣，矢气频传，大便豁然而下，又继服20剂获得痊愈。至今3年，未曾复发。

柴胡槐花治便秘

〔方剂〕柴胡、白芍、郁金各15克，枳实、草决明、茵陈、虎杖、槐花各30克，甘草6克。

〔用法〕将上药水煎，每日1剂，分2～3次内服。7日为1个疗程。

〔加减〕腹胀者，加厚朴、木香；腹痛者，加元胡；咽干口燥者，加玄参、麦冬。

〔功效〕主治便秘。

● 验 证

用此方治疗功能性便秘68例，其中显效（排便复常，痛苦症状明显减轻）28例，有效36例，无效4例，总有效率为94.12%。

核桃仁蜂蜜治便秘

〔方剂〕核桃仁250克，蜂蜜50克，植物油750克。

〔用法〕将核桃仁放入沸水中浸泡后取出，剥去外衣，洗净沥干。取锅上火，加入植物油烧热，下核桃仁炸酥，然后倒入漏勺内，沥去油，装入盘中。原锅洗净上火，加入蜂蜜熬浓，起锅浇在核桃仁上。当点心食

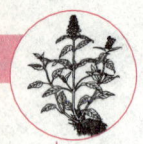

用，酥甜适口。

〔功效〕温补肺肾，润肠通便。适用于便秘。

● 验 证

用此方治疗便秘者68例，其中治愈51例，好转16例，有效率为98.5%。

芦荟清热丸治便秘

〔方剂〕芦荟6克。

〔用法〕将芦荟研细末，分装在6枚空心胶囊内。成人每次用温开水吞服2～3枚，日二次。小孩每服1枚，日2次。如无胶囊装药末，亦可用白糖温开水吞服，成人每次2～3克，小孩每次1克。

〔功效〕泻热通便。主治习惯性便秘，热结便秘。

● 验 证

孔××，男，60岁。患者因医痔疮住外科病房，术后不大便五六日，曾服泻下剂多次，继又灌肠2次，大便仍不通，舌质红、少津，脉涩。血枯津伤，致燥结便秘。用芦荟胶丸1剂。服胶丸2次，即下硬结大便甚多，药未尽剂而愈。

失眠

失眠是指无法入睡或无法保持睡眠状态，导致睡眠不足。又称入睡和维持睡眠障碍，为各种原因引起的入睡困难、睡眠深度或频度过短、早醒及睡眠时间不足或质量差等，是一种常见病。失眠往往会给患者带来极大的痛苦和心理负担，又会因为滥用失眠药物而损伤身体其他方方面面。但也有很多方法可以缓解和治疗失眠。中医属"不寐""不得眠""不得卧"范畴，认为情志所伤、劳逸失度、久病体虚、五志过极、饮食不节等导致阴阳失交、阳不入阴而形成不寐。与心、肝、脾、肾关系密切。

根据中国精神疾病分类及诊断标准的规定，每周至少发生3次以上并持续1个月或更多的时间，又并非脑器质性病、躯体疾病或精神疾病症状的一部分时即可诊断为失眠症。这种失眠症往往随着年龄的增长而增多。人的一生大约有1/3时间在睡眠中渡过，如果这1/3的时间休息不好，势必会影响那2/3时间的生活质量，因而睡眠是人类赖以生存的重要生理过程。

中篇 高效良方

名方

甘麦大枣汤《金匮要略》

[配方]大枣10枚,甘草10克,浮小麦30克。

[用法]水煎温服,每日1剂,分2次服。

[主治]和中缓急,养心安神。主治失眠症。

龙眼莲子汤《医方解集》

[配方]茯神9克,芡实10克,龙眼肉15克,莲子12克。

[用法]水煎服,每日1剂,分2次服。

[主治]养心安神,补益心脾。主治心脾两虚之失眠症。症见不易入睡、多梦易醒、心悸健忘、神疲食少、伴头晕目眩、四肢倦怠、腹胀便溏、大便不爽、舌淡、苔薄、脉细无力。

酸枣仁汤《金匮要略》

[配方]酸枣仁15克,茯苓、知母、川芎各6克,甘草3克。

[用法]水煎服,每日1剂,分2次服。

[主治]清热除烦,养心安神。主治肝虚火扰所致之虚烦不眠症。

验方

蝉蜕治失眠

[方剂]蝉蜕3克。

[用法]加水250克,武火煮沸,改用文火缓煎15分钟,取汁饮服。

[功效]散热定痉,抗惊镇静。主治失眠等症。

● 验 证

郝某,女,24岁。患神经衰弱数载,夜难入寐,寐则多梦易醒,甚至彻夜不眠。曾经中西药治疗,效果不佳。改用单味蝉蜕3克,按上方煎水饮用,患者当即安然入寐。依法巩固治疗半个月,旧症消失。随访3年,未见复发。

柴胡白芍治失眠

[方剂]柴胡、白芍、党参、白术、茯苓、陈皮、半夏各12克,鸡内金、麦冬、枳壳各10克,炙甘草6克。

[用法]水煎分3次服,每日1剂,30天1个疗程,病情较重者用药2~3个疗程。肝阳上亢者,酌加夜交

藤、珍珠母、生龙齿、生牡蛎；心血不足者，加当归、黄芪、阿胶、夜交藤、远志等；阴虚者，加知母、牡丹皮、五味子、鳖甲、生地黄等；阳虚者，加补骨脂、杜仲、牛膝、淫羊藿等；痰浊内停者，加竹茹、石菖蒲等；肝气郁滞者，加郁金、延胡索、川楝子、香附等；瘀血阻滞者，加川芎、赤芍、丹参等。

〔功效〕主治失眠。

● 验证

治疗76例，痊愈38例；显效22例；有效12例；无效4例。

生地二参饮治失眠

〔方剂〕生地、麦冬、代赭石、珍珠母各15克，沙参、玄参、银花各12克。

〔用法〕每日1剂，水煎，早晚分服。

〔功效〕补肝肾，平肝安神。主治失眠。

〔加减〕身体虚弱者，加党参、远志、枣仁；热盛者，加知母、石膏；有胃寒者，加茯苓、半夏各12克；头痛者，加荆芥、蔓荆芥子各12克。

● 验证

刘××，男，32岁。失眠2年，经多方医治无效，后按本方服药7天痊愈。

花生莲子粥治失眠

〔方剂〕花生仁50克，莲子20克，芡实30克，粟米100克。

〔用法〕把花生仁、莲子、芡实、粟米淘洗干净，一同下锅，加入适量清水，大火煮沸，改用小火煮成粥。

〔功效〕健脾养心，益肾抗衰。适用于失眠。

● 验证

用此方治疗失眠症32例，其中临床痊愈15例，显效8例，有效5例，无效4例，总有效率为87.5%。

大枣葱白饮治失眠

〔方剂〕大枣15个，葱白8根，白糖5克。

〔用法〕用水2碗熬煮成1碗，临睡前顿服。

〔功效〕补气安神。用治神经衰弱型失眠。

● 验证

肖某，男，43岁，长期失眠，在医学杂志上发现此方，后用之，治愈失眠症。

痢疾

痢疾是以痢下赤白脓血，腹痛，里急后重为临床特征腹泻。主要病因是外感时邪疫毒，内伤饮食不洁。病位在肠，与脾胃有密切关系。病机为湿热、疫毒、寒湿结于肠腑，气血壅滞，脂膜血络受损，化为脓血，大肠传导失司，发为痢疾。暴痢多实证，久痢多虚证。痢疾的治疗，以初痢宜通，久痢宜涩，热痢宜清，寒痢宜温，寒热虚实夹杂者宜通涩兼施、温清并用。对具传染性的细菌性痢疾和阿米巴痢疾，应重在预防，控制传染。

名方

冷痢方《华佗神医秘传》

〔配方〕黄连60克，炙甘草、炮附子、阿胶15克。

〔用法〕水煎，分2次温服。

〔主治〕冷痢。

热毒痢方《华佗神医秘传》

〔配方〕苦参、橘皮、独活、炙阿胶、蓝青、黄连、鬼箭羽、黄柏、甘草各适量。

〔用法〕上药捣末，蜜烊胶为丸如梧桐子大。开水下丸，每日3次。

〔主治〕热毒痢。

久痢方《华佗神医秘传》

〔配方〕地榆、鼠尾草各30克。

〔用法〕水煎，分2次温服。

〔主治〕小儿痢疾反复发作。

芍药汤《素问病机气宜保命集》

〔配方〕肉桂2克，芍药15克，当归、黄连、黄芩、槟榔各9克，大黄6克，木香、炙甘草各5克。

〔用法〕水煎服。每日1剂，日服2次。

〔主治〕湿热泻痢、腹痛便脓血、小便短赤、苔腻微黄。

赤石脂汤《肘后备急方》

〔配方〕赤石脂、干姜、附子各60克。

〔用法〕以上300毫升，煮取150毫升，去渣，待温分3服。禁忌：忌猪肉。

〔主治〕温中涩扬止痢。主治伤寒，下脓血。

本草纲目——名方验方速查全书

验方

红枣汤治久痢不止

〔方剂〕红糖60克,红枣5枚。

〔用法〕煎汤服。

〔功效〕益气补血。治痢有神效。

● 验 证

刘××,小儿,症见痢下赤白,红少白多,血色不鲜,伴有乳白色黏液,饮食如常,睡时露睛,舌苔白。上方连服2次而痢下赤白自止。

金银花黄连清热止痢

〔方剂〕黄连6~9克,木香1.5~3克,莱菔子9克,槟榔5克,焦山楂12克,金银花30克,焦粬10克,厚朴5克。

〔用法〕水煎服,每日2次。

〔功效〕清热导滞。主治赤白痢(细菌性痢疾)。

● 验 证

多年使用,治验甚多,疗效甚佳。

苋菜清热解毒治痢疾

〔方剂〕苋菜100克,大蒜1头,香油少许。

〔用法〕将苋菜洗净切段备用,大蒜去皮捣烂,铁锅倒入油后立即将苋菜放入,而后置于旺火上炒熟,撒上蒜泥。

〔功效〕清热解毒。对细菌性痢疾有辅助疗效。

● 验 证

刘××,女,18岁,患细菌性痢疾,用上方,两剂即愈。

二菜秦皮汤治痢疾

〔方剂〕委陵菜(白头翁)、铁苋菜、秦皮各30克。

〔用法〕每天1剂,煎2遍和匀,日3次分服。

〔功效〕清热止血。主治急慢性细菌性痢疾,下痢大便带脓血;黏液,里急后重者。

〔加减〕发热、大便脓血较多、苔黄腻、脉数者加黄连10克。

● 验 证

刘××,男,25岁。就诊日期:1980年6月15日。患者病起2日,下痢脓血便日5~6次,每次量不多,腹痛里急后重,予本方治疗,连服3剂后热退痢减,每天大便1~2次无浓血,诸症均减,再予原方3剂以净余焰。

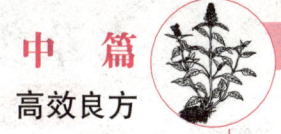

中 篇
高效良方

头痛

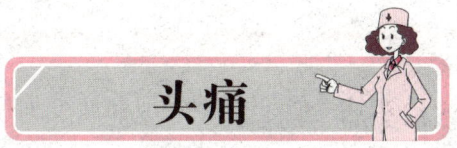

头痛是临床常见的症状，通常将局限于头颅上半部，包括眉弓、耳轮上缘和枕外隆突连线以上部位的疼痛统称头痛。头痛病因繁多，神经痛、颅内感染、颅内占位病变、脑血管疾病、颅外头面部疾病、以及全身疾病如急性感染、中毒等均可导致头痛。发病年龄在青年、中年和老年人群中都有。引起头痛的病因众多，大致可分为原发性和继发性两类。前者不能归因于某一确切病因，也可称为特发性头痛，常见的如偏头痛、紧张型头痛；后者病因可涉及各种颅内病变如脑血管疾病、颅内感染、颅脑外伤，全身性疾病如发热、内环境紊乱以及滥用精神活性药物等。

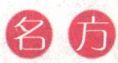

石膏丸《太平圣惠方》

〔配方〕石膏90克，甘菊花、防风各60克，附子、枳壳、郁李仁各30克。

〔用法〕将上药研为细末，做成梧桐子大小的丸子，于睡前服下。

〔主治〕清热化痰，主治痰厥头痛。

头痛散（王烈泉）

〔配方〕葛根、川芎各15克，天麻、细辛、白芷、三七各10克，白芍20克。

〔用法〕上药低温烘干，粉碎成细末，过细目筛。日服3次，每次3克，温开水冲服。孕妇慎用。

〔主治〕治疗各种慢性头痛、偏头痛，如现代医学之血管性头痛、神经性头痛等。

时气头痛不止方《太平圣惠方》

〔配方〕冬瓜1个。

〔用法〕冬瓜捣烂，涂于疼痛处。

〔主治〕利水、化浑浊，时气头痛不止。

偏头痛方《太平圣惠方》

〔配方〕苦葫芦子（苦瓠子）8克，郁金1颗。

〔用法〕捣罗为末，用栀子裹药3克，用清水浸泡，滴向患处，得黄水出瘥。

〔主治〕化浊开窍，主治偏头痛。

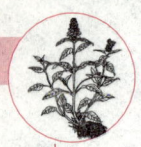

菖蒲丹参饮治头痛

〔方剂〕石菖蒲、郁金、竹茹、枳实、半夏、陈皮、茯苓、川芎、地龙各10克，当归15克，丹参30克，柴胡6克。

〔用法〕每日1剂，水煎，分2次服。

〔功效〕疏肝解郁，醒脑开窍。主治偏头痛。

〔加减〕若心烦、急躁易怒者加炒栀子15克；夜卧不宁者加炒酸枣仁30克，炙远志6克；口苦、胁痛者加龙胆草、川楝子各10克。

● 验 证

此方治疗偏头痛，屡用屡效。

党参蝉蜕治头痛

〔方剂〕党参、赤芍各15克，黄芪、葛根各30克，白术、川芎、当归各10克，全蝎5克，蝉蜕3克。

〔用法〕每日1剂，水煎，分2次服。

〔功效〕健脾益气，活血化淤。主治偏头痛。

〔加减〕面红目赤、眩晕者加天麻10克，钩藤15克，石决明30克；腰酸、耳鸣者加枸杞、首乌、牛膝各10克；前额痛者加白芷12克；巅顶痛者加藁本12克；后枕部疼痛者加羌活10克。

● 验 证

此方治疗血淤型偏头痛，效果很好。

全蝎末外敷治头痛

〔方剂〕全蝎适量。

〔用法〕全蝎研细末，每次取少许置于太阳穴，以胶布封固，每天换药1次。

〔功效〕治偏头痛有奇效。清热止痛，主治偏头痛。

● 验 证

刘××，女，50岁，干部，右侧偏头痛5天，胀痛剧烈，呼叫不已，彻夜不眠，伴烦躁易怒、恶心欲吐、大便时干、小便黄赤、舌红苔薄黄，脉弦细数。用全蝎末外敷太阳穴，用药1小时后疼痛明显减轻。第二天换药1次，痛未再作。随访余年，未见复发。

马前子治眶上神经性头痛

〔方剂〕生马前子0.9克，蝉衣9克，黄酒120毫升。

〔用法〕将生马前子放在麻油灯上烘透至炭黑色，不能存性，捏之成灰为度，与蝉衣共研细末。用时，以黄酒冲服，每日1剂。

〔功效〕散寒止痛。主治眶上神经性头痛。

● 验 证

用上药治疗眶上神经性头痛（俗称眉棱骨痛）患者31例，其中，服1剂治愈者11例；服2剂治愈者20例。

芎芍细辛汤治偏头痛

〔方剂〕川芎、白芍各15克，柴胡、延胡索、丹参各12克，细辛6克。

〔用法〕每日1剂，水煎，分2次服。

〔加减〕热重、口渴欲饮、舌红少津者加用生地、丹皮、栀子各9克，紫草6克；月经期发作者加当归10克，香附6克；恶心欲吐、舌苔厚腻者加紫苏梗、陈皮、白术各9克；烦躁少眠者加酸枣仁9克。

〔功效〕疏肝理气，活血止痛。主治偏头痛。

● 验 证

此方配合星状神经阻滞治疗偏头痛。患者反映效果很好。

肺炎

肺炎是指终末气道、肺泡和肺间质的炎症。可由细菌、病毒、真菌、寄生虫等致病微生物，以及放射线、吸入性异物等理化因素引起。临床主要症状为发热、咳嗽、咳痰、痰中带血，可伴胸痛或呼吸困难等。幼儿性肺炎，症状常不明显，可有轻微咳嗽。细菌性肺炎采用抗生素治疗，7~10天多可治愈。病毒性肺炎的病情稍轻，抗生素治疗无效。

当机体免疫功能降低时，容易患肺炎。患肺炎后机体消耗甚大，应多饮水，吃高能量、高蛋白、易消化或半流质食物。可适当多吃些水果，补充维生素，这样有利于增加机体的抗病能力和早日康复。

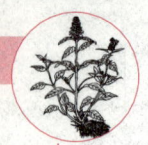

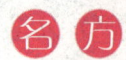

散卫清气汤（汪履秋）

〔配方〕金银花15克，连翘、薄荷、杏仁各10克，石膏30克，桔梗5克，甘草3克。

〔用法〕水煎服，每日1剂。

〔加减〕若表征较重，可加荆芥、桑叶各10克；里热炽盛时，用知母、黄芩各10克，金荞麦15克等加强清热之品；如咳嗽痰多则加桑白皮、栝楼皮各10克，浙贝母15克，半夏10克，以清热化痰。

〔主治〕散卫清气，解毒化痰。适用于肺炎早、中期的卫气同病证。症见壮热、微恶寒或不恶寒、汗出不畅、咳嗽、咳痰白黏夹黄、或伴胸痛，舌红苔黄，脉滑数。

肺炎合剂《名医治验良方》郑惠伯

〔配方〕麻黄6克，杏仁10克，生石膏40克（先煎），虎杖15克，金银花20克，大青叶、柴胡、黄芩、青蒿、贯众、野菊花各15克，鱼腥草20克，草河车12克，地龙、僵蚕各10克，甘草6克。

〔用法〕水煎服，每日1剂，日服2次。或制成合剂备用。以上为成人一日量，小儿酌减。

〔主治〕清热解毒，宣肺平喘。主治肺炎、急性支气管炎（辨证属肺热喘咳者）。

清肺化痰汤（张沛虬）

〔配方〕净麻黄6克，杏仁10克，败酱草、蚤休、大青叶各30克，黄芩24克，荞麦根、鱼腥草各30克，甘草5克，桔梗6克。

〔用法〕每日1剂，水煎，日分2次温服；病情较重，可日服2剂，日分4次温服。

〔主治〕肺炎（痰热阻肺，邪毒结胸型）。

麦冬汤《金匮要略》

〔配方〕太子参30克，沙参、麦冬各15克，苦杏仁12克，川贝母、大枣各10克，甘草6克。

〔用法〕水煎，每日1剂，分3次服。

〔主治〕咳嗽气喘，咽喉不利，咯痰不爽，或口干咽燥，手足心热；舌红少苔。

验方

复方金银贝母汤治肺炎

〔方剂〕鱼腥草、金银花各30克，桔梗6克，黄芩、桃仁、象贝母各10克，冬瓜仁、生苡仁各15克，黄连5克，甘草4克。

〔用法〕水煎，每日1剂，分早、晚服。病重者1日服2剂。高热时给予静脉补液。

〔加减〕高热不退加大青叶、生石膏各30克；大便秘结者加生大黄10克。

〔功效〕清热解毒，泻肺化痰。主治肺炎。

● 验证

治疗83例，年龄13～76岁，多数病程不少于1周，胸部X光检查，肺炎病变小片炎症43例，大片炎症40例。结果：痊愈71例，占85.6%；无效12例，占14.4%。

鱼腥草丹参治肺炎

〔方剂〕鱼腥草、金银花、侧柏叶各30克，丹参30～60克，三七10克，黄芩、连翘各15克，生石膏60～300克，浙贝、杏仁、北五味子、甘草、大黄各10～15克。

〔用法〕每日1剂，水煎服。

〔功效〕清热解毒，活血化瘀。主治大叶性肺炎。

● 验证

用此方治疗大叶性肺炎17例，痊愈12例，好转3例，无效2例，总有效率为88.2%，平均体温恢复时间为2～6天，胸痛消失3～5天，血痰消失3～7天，肺部啰音在7天内消失者占70%。

加味陈皮茯苓清热解毒汤

〔方剂〕枳实、竹茹、半夏、茯苓各10克，陈皮12克，生姜、大枣、甘草各6克。

〔用法〕水煎，每日2剂，分4次温服，3日后改为每日1剂，分2次温服。

〔加减〕胸痛、咯吐脓血痰者加郁金10克，金银花、蒲公英、败酱草、白茅根各30克；口渴者加麦冬、沙参各30克；便秘者加栝楼仁、郁李仁各10克。

〔功效〕清热解毒，行气化湿。主治金黄色葡萄球菌肺炎。

● 验证

治疗100例，男48例，女52例。

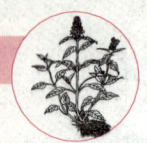

治愈85例，好转12例，无效3例，总有效率97%。

大贝母四虫饮治肺炎

[方剂]全蝎、地龙、僵蚕、蝉蜕、陈皮、半夏、杏仁各10克，百部、大贝母各20克，紫菀、丹参各15克。

[用法]水煎服，每日1剂，10日为1疗程。

[加减]偏热者加黄芩、葶苈子；偏寒者加炙麻黄、细辛；痰湿明显者加白芥子、蛤粉；肺气虚者加太子参、五味子；肾虚明显者加熟地、五味子。

[功效]活血解痉，止咳平喘。主治间质性肺炎。

● 验 证

治疗123例，经1~3个疗程，痊愈80例，好转33例，无效10例，总有效率91.9%。

板蓝根鱼腥草治肺炎

[方剂]板蓝根、鱼腥草各20克，马兰草、淡竹叶各15克，生甘草10克。

[用法]每日1剂，水煎3次后合并药液，分2~3次口服。

[加减]若伴发热、头痛、鼻塞者，加薄荷、荆芥各10克；若咳嗽剧烈者，加前胡、川贝母各10克；若咳脓痰者，加莱菔子、冬瓜子各15克。

[功效]主治大叶性肺炎。

● 验 证

用此方治疗大叶性肺炎患者62例，其中治愈56例，显效6例。

肝炎

肝炎是肝脏炎症的统称。通常是指由多种致病因素，如病毒、细菌、寄生虫、化学毒物、药物、酒精、自身免疫因素等使肝脏细胞受到破坏，肝脏的功能受到损害，引起身体一系列不适症状，以及肝功能指标的异常。由于引发肝炎的病因不同，虽然有类似的临床表现，但是在病原学、血清学、损伤机制、临床经过及预后、肝外损害、诊断及治疗等方面往往有明显的不同。需要注意的是，通常我们生活中所说的肝炎，多数指的是由甲型、乙型、丙型等肝炎病毒引起的病毒性肝炎。

中 篇
高效良方

柴胡解毒汤（刘渡舟）

〔配方〕柴胡、黄芩各10克，茵陈蒿、土茯苓、凤尾草各12克，草河车6克。

〔用法〕水煎服，每日1剂。

〔主治〕疏肝清热，解毒利湿。主治急性肝炎或慢性肝炎活动期，表现为谷丙转氨酶显著升高。症见口苦、心烦、胁痛、厌油食少、身倦乏力、小便短赤、大便不爽，苔白腻，脉弦者。

三石汤《温病条辨》

〔配方〕飞滑石、寒水石、杏仁、银花各9克（花露更妙），金汁30毫升（冲），白通草、竹茹各6克（炒），生石膏15克。

〔用法〕清水1升，煎成400毫升，分2次温服。

〔主治〕清热利湿，解毒。主治迁延性肝炎、慢性肝炎合并黄疸或小便黄赤，舌苔黄腻，转氨酶持续高限不降。

茵陈三黄三仙汤

〔方剂〕茵陈、田基黄各30克，黄芩10克，生大黄6~10克，焦三仙、陈皮、茯苓、车前子、泽泻各10克，生甘草6克。

〔用法〕水煎服，每日1剂。

〔加减〕肝功能基本恢复正常时茵陈及三黄剂量减半，加党参、丹参、炒白术各10克。

〔功效〕清湿热，排病毒，利胆退黄，助脾健运。主治急性黄疸型肝炎。

● 验　证

经500余例临床观察，有效率100%，治愈率99.6%（临床症状消失、肝功能恢复正常），平均疗程21天。

五子汤

〔方剂〕川楝子18克，女贞子20克，枸杞子15克，菟丝子、蛇床子各12克。

〔用法〕将以上诸药置于锅中，水煎服，每天1剂，30天为1个疗程。

〔功效〕清热补虚。主治慢性肝炎。

● 验　证

范某，男，18岁，投五子汤加郁金、茵陈。每天1剂，水煎分服。另

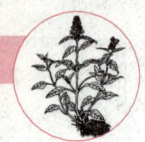

用鸡内金6克，炙鳖甲10克研末冲服。上方药进20剂，症状消失，肝功能检查正常。再以上方改2天服1剂，再进10剂巩固疗效。后多次检查肝功能未见异常。

三草治急性病毒性肝炎

〔方剂〕白花蛇舌草30克，金钱草20克，益母草10克。

〔用法〕上药加水600毫升，浓煎去渣取汁400毫升，加糖适量，每天3次，每次服100毫升，连服2周为一疗程。儿童剂量减半。

〔功效〕利疸退黄，散结消肿。主治急性病毒性肝炎。

● 验证

共治93例，治疗1个疗程后检查，治愈90例，显效3例，总有效率达100%。

肝硬化

肝硬化是临床常见的慢性进行性肝病，由一种或多种病因长期或反复作用形成的弥漫性肝损害。在我国大多数为肝炎后肝硬化，少部分为酒精性肝硬化和血吸虫性肝硬化。病理组织学上有广泛的肝细胞坏死、残存肝细胞结节性再生、结缔组织增生与纤维隔形成，导致肝小叶结构破坏和假小叶形成，肝脏逐渐变形、变硬而发展为肝硬化。早期由于肝脏代偿功能较强可无明显症状，后期则以肝功能损害和门脉高压为主要表现，并有多系统受累，晚期常出现上消化道出血、肝性脑病、继发感染、脾功能亢进、腹水、癌变等并发症。中医属"肝积"范畴，认为由久患肝病、饮食不节、嗜酒过度、情感忧郁等多种原因致使肝络瘀滞不通，刚体失却柔和，疏泄失职。

下瘀血汤《金匮要略》

〔配方〕生大黄6～9克，土元（地鳖）3～9克，桃仁、丹参、鳖甲、炮山甲各9克，黄芪9～30克，白术15～60克，党参9～15克。

〔用法〕每日1剂，文火水煎，分

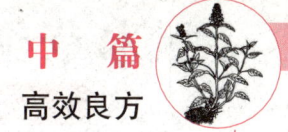

2次服。

〔主治〕活血化淤，软肝散结，益气健脾。主治症瘕、积聚、胁痛、臌胀（早期肝硬化，轻度腹水）。

复肝丸（朱良春）

〔配方〕紫河车、红参须、炙地鳖虫、炮甲片、参三七、片姜黄、广郁金、生鸡内金各60克。

〔用法〕上药共研细末，水泛为丸。每服3克，每日服3次，食后开水送下，或以汤药送服。1个月为1疗程。

〔加减〕肝郁脾虚，配合逍遥散、异功散、当归补血汤加减；脾肾阳虚，配合景岳右归丸、当归补血汤加减。

〔主治〕益气活血，化淤消症。主治早期肝硬化。症见肝脾肿大，或仅肝肿大、胁痛定点不移，伴见脘闷腹胀、消瘦乏力、面色晦滞、红丝血缕，或朱砂掌、舌暗红，或有淤斑，脉弦涩或弦细等。

茵陈蒿汤《伤寒论》

〔配方〕茵陈15克，栀子、大黄各10克。

〔用法〕水煎，取汁，分3次温服，每日1剂。

〔加减〕热毒较盛，黄疸鲜明，加龙胆草、半边莲；小便赤涩不利，加马鞭草；热迫血溢，吐血、便血，加水牛角、生地黄、地榆。

〔主治〕清热利湿。主治肝硬化湿热蕴结症。症见腹胀满、胁胀痛、口苦纳少、嗳气不舒、小便短少而色黄、大便溏薄，苔黄腻，脉弦。

党参柴胡汤治肝硬化

〔方剂〕白花蛇舌草、怀山药、党参各30克，鸡内金、柴胡、甘草各10克，白芍15克，女贞子20克。

〔用法〕水煎服，每日1剂，日服2次。

〔功效〕扶正祛邪，软缩肝脾，治肝保肝。主治肝硬化。

〔加减〕如邪热偏盛，加蒲公英、金银花、半边莲；血症明显，加参三七、仙鹤草；脾虚腹胀泄泻，加白术、茯苓；畏寒、舌质淡，脉沉细，加附子、肉桂；有腹水征，去甘草，加十枣汤。

● 验 证

多年使用，疗效可靠。

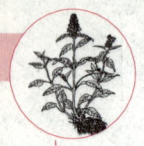

本草纲目
——名方验方速查全书

黄芪桂枝治肝硬化

〔方剂〕汉防己20克，黄芪30克，桂枝10克，炒白术15克，半边莲20克，甘草6克，生姜3片，大枣10枚。

〔用法〕每日1剂，水煎服，10日为1疗程。

〔加减〕气虚明显者加党参、黄精各15克；血淤者加穿山甲15克，地鳖虫10克；阴虚内热去桂枝，加太子参、鳖甲各15克；肾阴虚加附子、肉桂各6克。

〔功效〕疏肝健脾利水，活血化淤软坚。主治肝硬化腹水。

● 验 证

用本方治疗肝硬化腹水108例，结果显效53例，占49%；好转41例，占38%；无效14例，总有效率为87%。

茯苓汤活血护肝

〔方剂〕太子参、鳖甲（醋炙）各30克，白术、茯苓各15克，楮实子、菟丝子各12克，萆薢18克，丹参10克，甘草6克，土鳖虫3克。

〔用法〕土鳖虫烘干研成细末。水3碗，入鳖甲先煎半小时，纳诸药煎至1碗，冲服土鳖虫末，渣再煎服。日1剂。

〔功效〕健脾护肝补肾，活血化症软坚。主治肝硬化。

〔加减〕酒精性肝硬化加葛花；肝炎后肝硬化加黄皮树叶30克；门脉性肝硬化加炒山甲10克；牙龈出血加紫珠草或仙鹤草30克；阴虚无湿者去草，加山药15克，石斛12克。

● 验 证

临床确有良效，乃治疗肝硬化之良方。

黄芪丝瓜络软坚胶囊

〔方剂〕黄芪、丹参、丝瓜络、牡蛎各30克（先煎），当归、鳖甲各15克（先煎），穿山甲、柴胡各12克，小蓟30克，地龙6克。

〔用法〕经加工制成胶囊，每粒胶囊含生药0.4克，每次5粒，每日3次。疗程4个月。

〔功效〕疏肝健脾利水，活血化淤软坚。主治肝硬化。

● 验 证

用通络软坚胶囊治疗肝炎肝硬化365例，结果：显效181例（49.6%），有效167例（45.7%），无效17例（4.7%），总有效率为95.3%。

蛤牡柴胡饮治肝硬化

〔方剂〕蛤壳12克，生牡蛎、三

棱各30克，炮山甲、赤芍、柴胡各15克。

〔用法〕每日1剂，水煎，分2次服。

〔加减〕肝郁脾虚，以肝郁为主者加茯苓、白芍各15克，当归、白术、丹皮各12克，栀子10克，薄荷5克；以脾虚为主者加广木香、焦白术各12克，党参、炒山药各15克，砂仁5克；气滞血淤加香附、延胡索各15克，乌药10克；肝肾阴虚者加当归、生地各15克。

〔功效〕行气化淤，软坚散结。主治肝硬化。

● 验 证

曾用此方治疗肝硬化，收效良好。

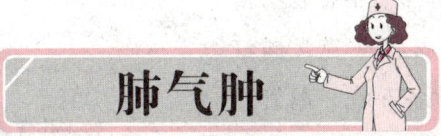

肺气肿

肺气肿是指终末细支气管远端的气道弹性减退、过度膨胀、充气和肺容积增大或同时伴有气道壁破坏的病理状态。阻塞性肺气肿的发病机制尚未完全清楚。一般认为与支气管阻塞以及蛋白酶—抗蛋白酶失衡有关。吸烟、感染和大气污染等引起细支气管炎症，管腔狭窄或阻塞。吸气时细支气管管腔扩张，空气进入肺泡；呼气时管腔缩小，空气滞留，肺泡内压不断增高，导致肺泡过度膨胀甚至破裂。

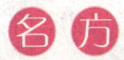

保肺汤《岳美中医案》

〔配方〕党参、麦冬、贝母各12克，山药、黄芪各18克，枳壳、桔梗、炙甘草、五味子（打碎）、百部各6克，葶苈子4.5克（炒），苏子、前胡、半夏、橘仁各9克，红枣4枚（去核）。

〔用法〕水煎服，每日1剂。

〔主治〕健脾益气，保肺平喘。主治肺气肿、肾气阴高虚证。症见喘促咳痰，每遇晚秋发之，夜重昼轻，舌苔白，脉虚细。

小青龙汤《伤寒论》

〔配方〕桂枝、白芍、干姜各12克，麻黄、半夏、浙贝母各10克，细辛3克，五味子15克，甘草9克。

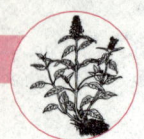

〔用法〕水煎，去渣取汁，分3次温服，每日1剂。

〔主治〕温肺散寒，解表化饮。主治肺气肿外寒内饮证。症见喘息咳嗽、痰多稀薄、恶寒发热、背冷无汗、渴不多饮或渴喜热饮、面色青晦、苔白滑、脉弦紧。痰鸣，咳喘不得息，加葶苈子、大枣；烦躁面赤，呛咳而咳黄痰，加生石膏、芦根。

验方

鹅梨汤治肺气肿

〔方剂〕杏仁、苏子、栝楼仁、清半夏、茯苓、桑白皮各9克，橘红4.5克，当归、麻黄各6克，鹅管石12克，梨汁1杯冲入（或以梨膏15克代之）。

〔用法〕每日1剂，水煎，分2次服。

〔功效〕理气宽胸，泻肺平喘。主治肺气肿。

 验 证

治疗肺气肿60例，症状缓解52例，症状明显改善7例，无效1例，总有效率为98%。1年内未复发者15例，半年以上未复发者35例，其余9例半年内曾有不同程度的复发，但发作程度较治前明显减轻。

红参半夏治肺气肿

〔方剂〕红参、清半夏、冬虫夏草各9克，麦冬、核桃肉各12克，五味子、厚朴各4.5克，炙甘草、炒苏子各3克，杏仁、桂枝各6克，生姜2片。

〔用法〕每日1剂，水煎服。

〔功效〕补气敛肺，降气纳气。主治肺气肿。

〔加减〕肺有淤血，唇色紫甘者，去厚朴，加莪术9克，黄酒12克；夹外感者，加苏叶9克，陈皮6克。

 验 证

陈××，男，75岁。患者具有支气管哮喘史20多年。现喘烦懑，不能平卧，痰多质稀、色白有沫，苔白，脉微细。X线示肺气肿。用本方2剂后，喘逆减半，已能平卧。继服5剂，喘平痰少，脉象有力。后调治15余天，临床治愈。

三子药参汤治肺气肿

〔方剂〕苏子、莱菔子各10克，白芥子9克，山药60克，人参30克。

〔用法〕每日1剂，水煎服，日服2次。

〔功效〕此方扶正祛邪，降气化痰，适用于痰涎壅盛所致的肺气肿。

● 验 证

用此方治疗肺气肿患者30例（均经病史、X线胸片和肺功能检查后确诊慢性支气管炎合并肺气肿）。结果临床控制4例，显效17例，好转8例，无效1例，总有效率为96.7%，显效以上为70%。

麻苏饮治轻度肺气肿

〔方剂〕蜜麻黄、白芥子、葶苈子（布包）、清半夏、蜜款冬各6克，光杏仁、蜜橘红各5克，炙甘草3克，紫苏子、结茯苓各10克。

〔用法〕水煎服，每日1剂。

〔功效〕宣肺平喘，止咳祛痰。主治支气管哮喘或轻度肺气肿。

● 验 证

项××，女，34岁，患者素有哮喘症，多年来经常发作。服上方十剂，诸症悉平。

太子参鹅管石治肺气肿

〔方剂〕五爪龙、太子参各30克，白术、云茯苓各15克，甘草5克，苏子、莱菔子、白芥子各10克，鹅管石30克（先煎）。

〔用法〕每日1剂，水煎服，日服2～3次。

〔功效〕培土生金，降气降痰。主治肺气肿、哮喘之缓解期、慢性支气管炎。

● 验 证

李××，男，70岁，患肺气肿多年，服上方后痊愈。

肺结核

结核病是由结核分枝杆菌引起的慢性传染病，可侵及许多脏器，以肺部结核感染最为常见。排菌者为其重要的传染源。人体感染结核菌后不一定发病，当抵抗力降低或细胞介导的变态反应增高时，才可能引起临床发病。若能及时诊断，并予合理治疗，大多可获临床痊愈。

中医属"肺痨"范畴，为内伤体虚、气血不足、阴精耗损的基础上感染"痨虫"所致。病位在肺，与脾、肾有关，其基本病机是阴虚内热。肺结核患

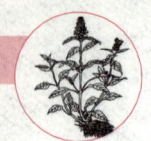

者通常来说摄入足量的钙、磷，有利于促进病灶的愈合。生活中可多食用乳制品和海产品，如牛奶、新鲜的无糖酸奶、海带、海虾等；也可常喝骨头汤，熬汤时加少许醋，可以加速钙的溶解。

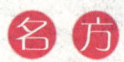

和解宣化汤《程门雪医案》

〔配方〕银柴胡（水炒）、远志各3克，炙鳖甲、甜杏仁、象贝母、炒谷芽、炒麦芽各9克，竹沥、半夏、紫菀各6克，黄芩（酒炒）、知母（酒炒）、橘红各4.5克，生薏苡仁12克。

〔用法〕水煎服，每日1剂，日服2次。

〔加减〕咳嗽重加款冬花6克，炙枇杷叶9克。

〔主治〕和解宣化，凉营退热。主治阴虚潮热、缠绵不愈、或肺痨发热、口苦、咳嗽有痰、胃纳不香等。

蒲辅周治肺结核经验方

〔配方〕生龙骨、生牡蛎、生鸡内金、生白及各60克，生百部、生三七、地榆炭、藕节炭各30克。

〔用法〕共研细末，平分60包，每日3次，每次1包吞服，20日为1个疗程。

〔主治〕收敛止血，化淤活血。主治肺结核咯血。

参蛤散（朱良春）

〔配方〕红参、北沙参、川贝母、五味子、白及各24克，蛤蚧1对，紫河车30克，米炒麦冬、柚子皮各18克。

〔用法〕上药研细末，和匀。用蜂蜜调服，每服2克，每日服3次。

〔主治〕润肺止咳，滋肾填精，纳气止喘。适用于肺痨日久、气阴两虚、肃降摄纳失司的咳喘气急者。

蚯蚓冰糖汤

〔方剂〕活蚯蚓（地龙）20条，冰糖30克。

〔用法〕将蚯蚓洗去表面泥土，加少许清水和数滴食用植物油，让其吐出腹中泥土，用清水洗净，便能入药。将上药加凉开水一小碗，以武火炖至蚯蚓僵化、冰糖溶解。弃除蚯蚓，取汤汁空腹饮服，每日2次，连服1周。

〔功效〕清热止喘，平肝通络。主治肺结核，症见咯血。

● 验 证

吴某，男，42岁。患肺结核5年，每次咯血30~100毫升。症见脉虚细而数、舌质红、苔薄白。症属气阴两虚，损及肺络。服用以上处方，每日分2次服。连服1周，咯血即止。追访半年，未见复发。

柴胡远志汤

〔方剂〕银柴胡（水炒）、远志各3克，炙鳖甲、甜杏仁、象贝母、炒谷芽、炒麦芽各9克，竹沥、半夏、紫菀各6克，黄芩（酒炒）、知母（酒炒）、橘红各4.5克，生薏苡仁12克。

〔用法〕将以上诸药共置于锅中，水煎服，每日1剂，日服2次。

〔功效〕和解宣化，凉营退热。主治阴虚潮热、缠绵不愈，或肺痨发热、口苦、咳嗽有痰、胃纳不香等。

● 验 证

用此方治疗患者18例，其中显效8例，有效9例，无效1例，总有效率为94.4%。

中 篇
高效良方

四汁丸

〔方剂〕生藕汁、大梨汁、白萝卜汁、鲜姜汁、蜂蜜、香油、飞箩面各120克，川贝18克。

〔用法〕先把川贝研成细末，和以上诸药共置瓷盆内，以竹箸搅匀，再置大瓷碗或沙锅内，笼中蒸熟，每丸如红枣大。每服3丸，小儿减半。

〔功效〕散瘀止血，养阴清热，化痰润肺。主治肺痨之喘咳、吐痰吐血等。

● 验 证

用上药治疗肺结核患者15例，一般在服药后1~3天体温降至正常，随之咳嗽、胸痛好转。

百合黄芪治肺结核

〔方剂〕百合、玄参、川贝、桔梗、麦冬、白芍、当归、百部、银柴胡、胡黄连、仙鹤草、生熟地各10克，炙鳖甲15克，黄芪20克，甘草6克。

〔用法〕每日1剂，水煎服。

〔功效〕滋肺阴，止血。主治肺结核咯血。

● 验 证

袁××，男，20岁。患肺结核咳嗽，痰中带血，夜间盗汗，脉细数，

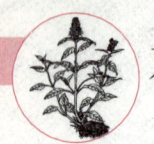

苔薄白。X线检查见右肺浸润型结核灶。服本方药10剂，痰中已无血。嘱常服六味地黄丸，经过1年，诸症消失。X线复查，结核病灶已钙化。

大蓟根煎剂治肺结核

〔方剂〕干大蓟根100克，猪瘦肉30~60克（或猪肺30克）。

〔用法〕水煎，每日1剂，分早、晚连服3个月为1个疗程。有效而未愈者可继续服第2个疗程，2个疗程未愈者停药。服药期间停用西药抗结核药。

〔功效〕清热化痰，养阴润肺。主治肺结核。

● 验　证

陈××，男，57岁。胸片证实为右上浸润型肺结核，服药两个疗程即痊愈，随访1年未再复发。

吸蒜气治肺结核

〔方剂〕紫皮大蒜2~3头。

〔用法〕蒜去皮，捣烂。置瓶中插两管接入鼻内，呼气用口，吸气用鼻。每日2次，每次30~60分钟，连用3个月。

〔功效〕止咳祛痰，宣窍通闭。主治肺结核。

● 验　证

用此法治疗20例重症肺结核，痰菌、血沉、呼吸系统及全身症状都有所改善。

冠心病

冠心病是一种由冠状动脉器质性（动脉粥样硬化或动力性血管痉挛）狭窄或阻塞引起的心肌缺血缺氧（心绞痛）或心肌坏死（心肌梗塞）的心脏病，亦称缺血性心脏病。冠心病的发生与冠状动脉粥样硬化狭窄的程度和支数有密切关系，同时患有高血压、糖尿病等疾病，以及过度肥胖、不良生活习惯等是诱发该病的主要因素。

中医认为，冠心病的发生与七情内伤、肾气不足等均有关。在治疗上，冠心病可分为虚实两证，虚则补益气血、温通心阳、养心安神，实则活血化瘀、理气通络、化气行水。血液是携带氧气的，如心脏需氧增多或血流减少到一定程度，就会使心肌缺乏氧气，不能正常工作。本病相当于中医学"胸痹""胸痛""真心痛""厥心痛"等范畴。在治疗方面应根据"急则治其标，缓则治其本"的原则，疼痛期以通为主，活血化瘀，理气通阳。疼痛缓解后以调整脏腑气血，培补正气为主。

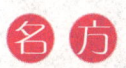

龙牡安神汤《肘后积余集》

〔配方〕生牡蛎、生龙骨、白蒺藜、枸杞子、生地各12克，石决明、桑寄生各30克，丹参20克，川郁金、乌药、杭菊花各9克，百合6克。

〔用法〕水煎服，每日1剂，日服2次。

〔加减〕心悸加茯神10克，朱砂1克（冲服）；心烦加栀子9克；失眠加首乌藤30克，朱砂1克（冲服）。

〔主治〕育阴潜阳，舒肝理气。主治冠心病（阴虚阳亢型）。症见头晕、心跳、失眠、胸中烦闷、心前区痛、血压高，脉弦细而数，舌质红。

栝楼薤白桂枝汤《金匮要略》

〔配方〕全栝楼30克，桂枝18克，炙甘草、枳壳、川厚朴、熟附块各10克，川、象贝母各6克，法半夏10克，党参18克，生牡蛎30克。

〔用法〕水煎服，取头汁400～600毫升，分2～3次服；如煎二汁，应与头汁混和后分服。

〔加减〕短气明显加人参；胸闷甚加沉香粉；痰多加天竺黄、菖蒲；有瘀血加川芎或桃仁；有热象加黄连或莲子心；停搏明显者加玳瑁、龙骨；睡眠不安加枣仁或琥珀。

〔主治〕温通阳气，开胸顺气，散结聚，化痰浊。主治痰气交结、胸阳痹阻、实多虚少型冠心病。症见心悸、胸闷、胸痛、头晕、神疲乏力、少气短气，苔腻脉弦，或有停搏，血压不高者。

定志丸《千金方》

〔配方〕太子参15克，茯苓、菖蒲、远志、麦门冬、川芎、丹参各10克，桂枝8克，炙甘草5克。

〔用法〕水煎服，每日1剂。

〔主治〕益心气，补心阳，养心阴，定心志。主治冠心病。

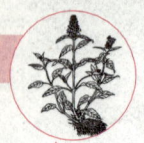

本草纲目
——名方验方速查全书

验方

墨囊治冠心病

〔方剂〕乌贼鱼腹中墨囊、食醋各适量。

〔用法〕将墨囊烘干研粉，用食醋冲服。每次1～1.5克，每日2次。

〔功效〕活血、通络、止痛，主治冠心病。

● 验 证

用此方治疗39例患者，随访半年，其中疗效显著者17例，有效者14例，无效者8例，总有效率为79.5%。

养心定志汤治冠心病

〔方剂〕太子参15克，茯神（茯苓）、菖蒲、远志、丹参、麦冬、川芎各10克，桂枝8克，炙甘草5克。

〔用法〕每日1剂，水煎服。

〔加减〕胸闷憋气，胸阳痹阻较甚者，加栝楼、薤白；心痛剧烈，痛引肩、背，气血瘀滞重者，加三七、金铃子；心烦易怒，心慌汗出，心肝失调者，加小麦、大枣；若高血压性心脏病，亦可用此方去龙骨，加决明子、川牛膝、杜仲；肺源性心脏病，可加银杏、天冬、生地、杏仁，去川芎等。

〔功效〕益心气，补心阳，养心阴，定心志。主治冠心病。

● 验 证

用此方治疗冠心病患者329例，其中显效201例，好转112例，无效16例，总有效率为95%。

当归玄参治冠心病

〔方剂〕当归、玄参、银花、丹参、甘草各30克。

〔用法〕每日1剂，水煎服。

〔加减〕冠心病：上方加毛冬青、太阳草，以扩张血管；若兼气虚者，加黄芪、生脉散以补益心气；若心血瘀阻甚者，加冠心二号以活血化瘀。病毒性心肌炎：上方加郁金、板蓝根、草河车以清热解毒活血。植物神经功能紊乱心律失常：上方配合甘麦大枣汤或百合知母汤，以养心安神，和中缓急。

〔功效〕活血化瘀，解痉止痛。主治冠心病，胸痹气短，心痛，脉结代，能治疗肝区刺痛及肾绞痛。

● 验 证

李某，女，65岁。患冠心病10余年，近日卒感胸闷，气短、心悸，脉结代，口腔溃疡，舌质光泽无苔。按此方服药6剂，脉结代好转，由三至一止，变为二十四至五止。继用上方，三诊脉已不结代，心律基本正常。观察1年半，病情无反复。

党参酸枣仁汤

〔方剂〕党参、酸枣仁各30克，黄芪18克，麦冬、桑寄生各12克，五味子6克，益母草20克。

〔用法〕将以上诸药置于锅中，水煎服，每日1剂。1个月为1个疗程，服用1~3个疗程。

〔功效〕益气安神，补益气血。主治冠心病。

● 验 证

用此方治疗者22例，痊愈者10例，好转者12例。

人参三七治冠心病

〔方剂〕人参90克，三七、水蛭、丹参各30克，石菖蒲、香附各60克，没药、血竭、鸡血藤、茯苓、远志、琥珀各15克。

〔用法〕上药共研细末，空腹服，

每次2克，每日3次。病情严重时可适当加大剂量，缩短服药间隔时间。1个月为1疗程。

〔功效〕益气活血，化瘀通滞。主治冠心病。

● 验 证

本方观察治疗34例，治愈9例，显效17例，有效7例，无效1例，总有效率为97.1%。

当归玄参

〔方剂〕当归、玄参、金银花、丹参、甘草各30克。

〔用法〕将以上诸药置于锅中，水煎服，每日1剂。

〔功效〕活血化瘀，解痉止痛。主治冠心病，症见胸痞气短、心痛、脉结代等，还能治疗肝区刺痛及肾绞痛。

● 验 证

王某，女，40岁。患冠心病5年，按此方服药6剂，心律基本正常，观察2年，病情无反复。

胃下垂

胃下垂是由于膈肌悬力不足，支撑内脏器官韧带松弛，或腹内压降低，腹肌松弛，导致站立时胃大弯抵达盆腔，胃小弯弧线最低点降到髂嵴联线以

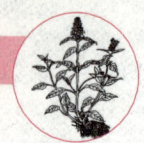

下。常伴有十二指肠球部位置的改变。正常人的胃在腹腔的左上方，直立时的最低点不应超过脐下2横指，其位置相对固定，对于维持胃的正常功能有一定作用。凡能造成膈肌位置下降的因素，如膈肌活动力降低，腹腔压力降低，腹肌收缩力减弱，胃膈韧带、胃肝韧带、胃脾韧带、胃结肠韧带过于松弛等，均可导致下垂。

理中吴萸汤（魏长春）

〔配方〕淡附子6克，西党参9克，炮姜炭、炙甘草各3克，吴茱萸1.5克，红枣4枚。

〔用法〕水煎服，每日1剂，分2次服。

〔主治〕温阳益气，补中生提。主治胃下垂。症见虚寒体质、形瘦、胃下垂、腹部隐痛、面色白光白、舌质淡红、脉迟。

补元复胃汤（刘士俊）

〔配方〕鸡内金、党参各12克，白术、茯苓各10克，砂仁、蔻仁、陈皮、枳壳、厚朴、麦芽、谷芽、神曲、甘草、山楂各6克，木香3克，山药15克，大枣6枚。

〔用法〕水煎服，每日1剂。

〔主治〕补中益气，健脾和胃。主治胃下垂（脾虚气陷型）。

黄芪首乌饮治胃下垂

〔方剂〕生黄芪25克，何首乌、全当归、鸡血藤各15克，柴胡20克，炒葛根、升麻、山萸肉、香附各12克，生甘草10克。

〔用法〕将上药水煎，每日1剂，分早、中、晚3次口服，半个月为1个疗程。

〔功效〕清热开胃。主治胃下垂。

● 验 证

用本方治疗胃下垂患者45例，经用药1～2个疗程后，其中治愈者40例，显效者3例，有效者2例。

升麻石榴治胃下垂

〔方剂〕升麻、石榴皮（鲜品）各适量。

〔用法〕升麻（研粉）适量，与石榴皮（以粘结成块为度）捣烂，制成

1枚直径1厘米的药球,置于患者神阙穴(肚脐),胶布固定。患者取水平卧位,将水温60℃的热水袋熨敷肚脐,每次半小时以上。每日3次,10天为1个疗程。

〔功效〕升阳,发表,透疹,解毒。主治胃下垂。

● 验 证

吴××,女,44岁。诊断为胃下垂。以上方治疗3个疗程后,主要症状消失。继续治疗3个疗程,诸症消失。随访3年,未见复发。

加味枳实生姜治胃下垂

〔方剂〕枳实、白术各15克,生姜10克。

〔用法〕煎150毫升,日3次,食前半小时服之。

〔功效〕主治胃下垂弛缓无力、排空时间延长、水饮停留、上腹胀满、动摇有声(震水音)。

〔加减〕消化不良者加生三仙各10克,同煎。

● 验 证

周××,女,33岁。患者上腹胀满,食后明显,食后更甚,乃予上方加生三仙煎服,服2周后胀满减轻,4周后食后无不适,胃纳增加,体力亦好转。

黄芪山药饮开胃补气

〔方剂〕炙黄芪30克,党参、白术、生山药、炙甘草各20克,炙升麻、柴胡、桔梗、肉豆蔻、陈皮各10克,大枣5枚。

〔用法〕每日1剂,水煎,分早、晚温服,30日为1疗程。

〔加减〕腹胀加紫苏梗;脘痛加延胡索;嗳酸加乌贼骨;溃疡加白及;纳差加谷麦芽;便秘加火麻仁;虚寒甚加肉桂。

〔功效〕补中益气,升阳举陷。主治胃下垂。

● 验 证

用此方治疗胃下垂,效果极佳。

猪肚莲子粥

〔方剂〕猪肚1具,莲子肉100克,糯米250克。

〔用法〕将猪肚刮去脂膜,清洗干净,纳入洗净的莲子、糯米,用线缝合,加水炖熟,捞出切碎,随意食用。每2日1剂,连服15日。

〔功效〕补气健脾,益胃养心。适用于胃下垂、慢性胃炎等。

● 验 证

用此方治疗胃下垂患者46例,均获治愈。其中用药1个疗程治愈者20

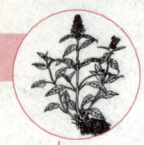

例，2个疗程治愈者23例，3个疗程治愈者3例。随访2年，均未见复发。

猪肚白胡椒补益脾胃

〔方剂〕猪肚250克，白胡椒15克。

〔用法〕猪肚洗净切片，同白胡椒共煮熟后分2~3次食用。

〔功效〕补益脾胃。主治胃下垂及胃寒疼痛。

● 验 证

刘××，男，29岁，经查患胃下垂，食用上方，痊愈。

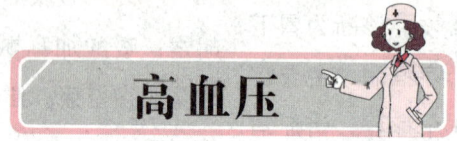

高血压

高血压或"动脉高血压"是一种动脉血压升高的慢性病症。血压的升高使心脏推动血液在血管内循环时的负担增大。血压有两种，收缩压和舒张压，分别为心脏跳动时肌肉收缩（systole）或舒张（diastole）时的测量值。正常静息血压范围为收缩压100~140毫米汞柱mmHg（最高读数）和舒张压60~90毫米汞柱mmHg（最低读数）。血压持续等于或高于140/90毫米汞柱mmHg时则为高血压。目前，医学上普遍认为，高血压与遗传、年龄、体重、血脂、饮酒、环境、职业等多种因素有关。近年来，随着生活水平的不断提高，物质条件的不断优越，高血压患者的数量正在逐步上升。患上了高血压，既不要过分紧张，胡乱服用药物，以免出现不良的药后反应，也不能完全轻视，以免贻误病情。

中医认为，引起血压升高的原因是情志抑郁，恚怒忧思，以致肝气郁结，化火伤阴；或饮食失节，饥饱失宜，脾胃受伤，痰浊内生；或年迈体衰，肝肾阴阳失调等。

名 方

阿胶鸡子黄汤《通俗伤寒论》

〔配方〕钩藤、陈阿胶各6克，生白芍、络石藤各9克，石决明15克，大生地、茯神各12克，清炙草3克，鸡子黄（先煎代水）2枚。

〔用法〕水煎服，每日1剂，分2次服。

〔主治〕滋阴养血，柔肝息风。主治高血压。症见眩晕头胀、失眠健忘、神疲懒言、气短声低、面白少华或萎黄，舌色淡，苔少或厚，脉细或虚大。

三草汤（刘渡舟）

〔配方〕夏枯草12克，龙胆草、甘草各6克，益母草、芍药各9克。

〔用法〕水煎服，每日1剂，日服2次。

〔主治〕清热，平肝，降压。主治肝火上炎型高血压病。

天麻钩藤饮《杂病证治新义》

〔配方〕石决明8克，川牛膝、钩藤各12克，夜交藤、桑寄生、朱茯神、益母草、天麻、杜仲、栀子、黄芩各9克。

〔用法〕水煎服，每日1剂，分2次服。

〔主治〕平肝息风，补益肝肾，清热活血。主治高血压。症见眩晕耳鸣、头胀痛、易怒失眠、多梦、或兼面红目赤、口苦便秘、尿赤、甚或眩晕欲仆、泛泛欲吐、头痛如掣、肢麻震颤、语言不利，舌红，苔黄，脉弦数。

半夏白术天麻汤《医学心悟》

〔配方〕天麻、橘红、茯苓各6克，制半夏9克，白术15克，甘草3克。

〔用法〕水煎服，每日1剂，分2次服。

〔主治〕燥湿化痰，平肝息风。主治高血压。症见眩晕、倦怠或头重如蒙、胸闷、或时吐痰涎，少食多寐，舌胖，苔浊腻或白厚而润，脉滑或弦或结代。或兼头痛目胀、心烦而悸、口苦尿赤，舌苔黄腻，脉弦滑而数。

生地黄汤治高血压

〔方剂〕生地黄30~45克，枸杞子9~18克，沙参9~15克，麦冬9~15克，川楝子4.5克。

〔用法〕水煎2次，每日1剂，分服。眩晕重者，加钩藤、石决明；腰酸痛、脉尺弱者，加桑寄生、杜仲；眼花干涩红赤者，加草决明、夏枯草、菊花；口干苦者，加黄芩、酒炒黄连、石斛；失眠重者，加合欢皮、

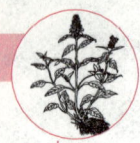

炒酸枣仁。

〔功效〕主治高血压，症见头晕目眩，耳鸣，烦躁失眠，口干口苦，舌红少苔或花剥，虚弦细数或浮大中空。

● 验 证

吴某，女，45岁，有高血压病史。就诊时头眩耳鸣，肢麻腰痛，口干，失眠，急躁易怒，脉虚弦，舌红少津，苔少，形体消瘦，血压196/108毫米汞柱。用此方加钩藤、石决明、合欢花，服8剂，眩晕减，眠安，口渐润。仍感腰痛，尺脉较弱，再加桑寄生、杜仲。服至15剂，腰痛止。上方加草决明为蜜丸，服数月收功。1年后随访，病情稳定，血压波动于170～160/100～90毫米汞柱之间。

七子汤治高血压

〔方剂〕决明子24克，枸杞子、菟丝子、沙苑子、桑椹子各12克，女贞子15克，金樱子9克。

〔用法〕水煎服，每日1剂。

〔功效〕滋补肝肾，降压熄风。主治高血压。

● 验 证

余××，女，51岁。患高血压已5年余。投以"七子汤"加用钩藤、白芍、桑寄生，服药6剂，症状明显好转，血压稍有下降。药已见效，守前方再进15剂服后诸症基本消失，血压基本稳定，原方加减，又服1个月，巩固疗效。停药后随访1年余，未见血压再升高。

芹菜汁

〔方剂〕芹菜（选用棵形粗大者）、蜂蜜各适量。

〔用法〕芹菜洗净，榨取汁液，以此汁加入等量的蜂蜜，加热搅匀。日服3次，每次饮40毫升。

〔功效〕平肝清热，祛风利湿。适用于高血压病之眩晕、头痛、面红目赤、血淋，对降低血清胆固醇有很好的疗效。

● 验 证

用此方治疗高血压患者48例，其中显效38例，好转8例，无效2例，总有效率为96%。

龙牡代赭石汤治高血压

〔方剂〕白芍、玄参、天冬、龙骨、牡蛎、龟板各15克，代赭石30克，牛膝30克，胆南星6克。

〔用法〕水煎取汁250毫升，每日分2～4次服完。昏迷或麻痹者发病48小时以内直肠肛滴，48小时后鼻饲。

〔加减〕头痛较重者加水牛角、石决明；神昏者加郁金；热甚加黄芩、山栀子；便秘加大黄、芒硝；抽搐加地龙、僵蚕。

〔功效〕滋阴潜阳，平肝熄风。主治高血压病。

● 验 证

治疗60例，有效54例，无效6例。

柴胡白芍饮

〔方剂〕郁金、党参、柴胡各12克，当归、白芍、茯苓各15克，白术、石菖蒲各20克，山楂30克。

〔用法〕水煎服，每日1剂，分2次服，20日为1个疗程。

〔功效〕疏肝健脾，化痰祛瘀。主治舒张期高血压。

● 验 证

58例患者中显效39例，有效15例，无效4例。总有效率为93.1%。

五皮汤

〔方剂〕桑白皮50克，大腹皮30克，赤茯苓皮15克，陈皮9克，生姜皮6克。

〔用法〕将以上诸药置于锅中，水煎服，每日1剂。

〔功效〕行气导滞，利水散浊。主治高血压。

● 验 证

用此方治疗50例高血压患者，显效38例，有效6例，好转2例，无效4例，总有效率为92%。

低血压

低血压主要是由于高级神经中枢调节血压功能紊乱所引起，以体循环动脉血压偏低为主要症状的一种疾病。成人如收缩压持续低于12千帕，并伴有不适证候时，一般即称为低血压。通常表现为头晕、气短、心慌、乏力、健忘、失眠、神疲易倦、注意力不集中等。女性可有月经量少，持续时间短的表现。低血压属于中医学中"眩晕"、"厥证"、"虚劳"等范畴，中医学认为，这种病与身体虚弱、气血不足有关，应以补肾益精、补益气血为主要治疗原则。

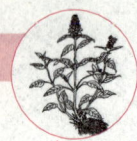

名方

党参芝麻糊《伤寒杂病论》

〔配方〕党参、黄芪各30克，黑芝麻50克，砂仁3克。

〔用法〕黑芝麻炒熟，磨炒备用。砂仁打碎备用。党参、黄芪二药加清水500毫升，煎为250毫升左右，后下砂仁，取汁冲服黑芝麻。每天1剂。坚持服用。

〔主治〕益气养血。主治低血压，气血亏虚型眩晕证。症见头晕目眩、神疲乏力、面色无华、唇甲色淡，舌淡，脉细弱。

参芪升压汤《临证会要》

〔配方〕黄芪、党参各15克，当归、白芍、天麻、阿胶各10克。

〔用法〕水煎服，每日1剂，均分2次，早、晚各1次。12日为1个疗程。

〔主治〕益气养心，补血升压。主治原发性低血压。

验方

桂枝甘草五味子

〔方剂〕肉桂、桂枝、甘草各15克，五味子25克。

〔用法〕每日1剂，水煎服。

〔功效〕升压。主治低血压。

● 验 证

用此方治疗低血压患者35例，其中显效26例，好转7例，无效2例，总有效率94.3%。

茯苓泽芪汤

〔方剂〕茯苓、白术、生姜、川芎各12克，桂枝、炙甘草各9克，黄芪15克，泽泻18克。

〔用法〕每日1剂，水煎服，早、晚各1次。

〔加减〕头痛者加川芎至30克；乏力者加人参15克；失眠者加酸枣仁20克；耳鸣者加菖蒲15克，当归15克。

〔功效〕健脾温中。主治低血压。

● 验 证

临床治疗54例，治愈28例，有效24例，无效2例，总有效率为96.3%。

参芪五味子

〔方剂〕黄芪、党参各30克，五味子20克，麦冬10克，北柴胡3克。

中 篇
高效良方

〔用法〕水煎服,每日1剂,日服2次,15剂为1疗程。

〔功效〕益气升压,安神定志,增强机体免疫力。主治原发性低血压。

〔加减〕心阳虚加桂枝10克,龙骨15克,甘草6克;气血两虚、加熟地、当归各15克;阴虚火旺加生地、玄参各10克,黄连3克。

● 验 证

治疗34例,服药1疗程后,痊愈31例,好转2例,无效1例。

制附片枸杞子汤

〔方剂〕肉桂、仙灵脾、枸杞子各9克,黄精、补骨脂各12克,制附片、熟地黄、山茱萸肉各10克。

〔用法〕将以上诸药置于锅中,水煎服,每日1剂,分2次服。

〔功效〕温肾填精。适用于肾精亏损所致的低血压。主治头晕耳鸣、健忘、腰酸腿软、神疲嗜睡、怯寒、手足不温、夜多小便、舌质淡胖、苔薄白、脉沉细。

● 验 证

用此方治疗低血压患者86例,随访1年,痊愈53例,好转22例,无效11例,总有效率为87.2%。

黄芪当归汤

〔方剂〕潞党参、炒白术、当归、鹿角胶(烊冲)、枸杞子、葛根、炙甘草、醋香附、桔梗、柴胡各10克,熟地、麦芽各30克,炙黄芪、炒枳壳、山萸肉各15克,陈皮、砂仁(后下)、升麻各6克,细辛3克,红枣5枚,生姜5片。

〔用法〕每日1剂,水煎3次,分3次服。30剂为1个疗程。

〔功效〕补元益精,疏肝升清。主治体质性低血压。

● 验 证

张某,女,54岁。眩晕旋作,伴头昏、乏力、心慌多年,近已影响劳动及家务活。面色白光白、精神不振、头晕头昏,活动加甚;耳鸣、心慌,全身乏力,腰膝酸软,脉细弱,苔薄白、舌质黯红。血压10.0/6.0千帕(75/45毫米汞柱),血常规检查基本正常,界限性脑电图,心电图示窦性心律,电轴不偏,心率60次/分,S-T段轻微改变。诊为体质性低血压。证属肾元不足,肝用疏泄不及,心脑血虚。按此方治疗3个月痊愈,随访1年,症未复发。

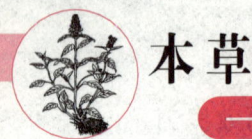

糖尿病

糖尿病是一组以高血糖为特征的代谢性疾病。高血糖则是由于胰岛素分泌缺陷或其生物作用受损，或两者兼有引起。糖尿病时长期存在的高血糖，导致各种组织，特别是眼、肾、心脏、血管、神经的慢性损害、功能障碍。糖尿病早期通常无明显症状，诊断主要依靠化验尿糖和空腹血糖及葡萄糖耐量试验。但随着病情的发展，"三多一少"的主要症状就会渐渐显现出来，即多尿、多饮、多食、疲乏消瘦，甚至并发急性感染、肺结核、动脉粥样硬化、末梢神经炎、趾端坏死等。

糖尿病属于中医上的"消渴病"，是由胰岛素相对分泌不足或胰岛血糖素不适当地分泌过多而引起的一种常见的全身慢性代谢性疾病。无论男女皆可发病，且病情迁延难愈。多因饮食不节、情志失调、劳欲过度等因素所致。

名方

消渴方《丹溪心法》

〔配方〕天花粉末、黄连末、藕汁、牛乳、生地黄汁各10克。

〔用法〕将天花粉末、黄连末和入藕汁、生地黄汁、牛乳，调匀服。

〔主治〕泻火生津，益血润燥。主治胃热炽盛型糖尿病。症见烦渴口干、多食易饥、体瘦便秘、皮肤干燥、舌质红，苔薄黄，脉弦细或细数。

温肾降糖汤（施今墨）

〔配方〕上肉桂24克（切碎蒸汁对入，不可火煎），鹿茸粉（另装胶囊，分2次随药送服）3克，黑附块18克，山萸肉、大山参各12克，巴戟天、补骨脂、覆盆子、金樱子、灵芝草、桑螵蛸各9克，野于术15克，怀山药、芡实米各30克。

〔用法〕文火煎服，每日1剂，日服2次。

〔主治〕壮火补虚，固脱填髓。主治糖尿病，确属虚寒者。见尿意频繁、小溲清长、朝夕不断、症似尿崩、有时尿呈淡青色、有时上浮一层如猪膏状物质、口不欲饮食、舌淡不红，苔薄白，六脉常见沉迟，尺脉尤甚。

中 篇
高效良方

桑螵蛸散《本草衍义》

〔配方〕远志、菖蒲各9克，桑螵蛸、人参各8克，龙骨、龟甲各15克。

〔用法〕水煎服，每日1剂，分2次服。

〔主治〕调补心肾，固精止遗。主治糖尿病。症见多饮多尿、尿液混浊、形体消瘦、倦怠无力。

治糖尿病效方（关幼波）

〔配方〕杭白芍、生黄芪各30克，仙灵脾15克，生甘草、乌梅、葛根各10克。

〔用法〕水煎服，每日1剂，日服2次。

〔主治〕补肾益气，生津敛阴。主治糖尿病。

菟丝子治糖尿病

〔方剂〕菟丝子适量。

〔用法〕将菟丝子择好用水洗净，酒浸3日，滤干乘润捣碎，焙干再研成细末，炼蜜为丸，如梧子大。饭前服5～10克，日服2～3次。或用胶囊灌服，米汤调下。

〔功效〕适用于糖尿病之上消饮水不止。

● 验 证

用此方治疗糖尿病患者59例，其中痊愈48例，显效5例，有效4例，无效2例，起效较快，无副作用。

黄芪葛根降糖饮

〔方剂〕生黄芪、生地各30～50克，葛根15～25克，玄参、生牡蛎各15～30克，麦门冬10～15克，苍术、党参各15克，五味子12克，云茯苓10克。

〔用法〕每日1剂，水煎服。

〔功效〕清热降糖。主治糖尿病。

● 验 证

刘××，女，50岁。患糖尿病3年余，口渴多饮，日饮3水瓶开水尚不能止渴，多食而善饥，小便频数、清长，大便干燥通畅，形体日消渐瘦，面色无华，心烦失眠，腰酸脚软，两目干涩，视力减退，随症加减服上方16剂后，睡眠转佳，渴饮、尿频、消谷善饥等现象大有好转，又服10剂诸症基本消失，惟口稍干。查空腹尿糖、空腹血糖有所改变，再予原方10剂以巩固疗效，翌年11月6日随访，定期尿检从未有阳性出现。

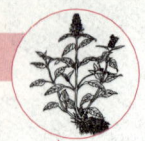

桑根地黄汤治糖尿病

〔方剂〕桑根白皮30克,生葛根、苍术、玄参各10克,知母12克,天花粉、怀山药、生地、熟地各15克。

〔用法〕每日1剂,水煎服,日服3次。

〔加减〕若便干、腹胀不适者,加生军或制军(即大黄);外阴反复痒者,加黄柏;视力下降,视物不清者,加沙苑子、草决明。

〔功效〕养阴生津,滋阴润燥,兼润肺,清胃,滋胃。主治糖尿病(消渴)。

●验 证

临床屡用,疗效斐然。

黄精首乌丸治糖尿病

〔方剂〕黄精20克,肉苁蓉、制首乌、金樱子、怀山药各15克,赤芍、山楂、五味子、佛手片各10克。

〔用法〕按中成药质量控制标准制成小丸。每次服6克,每天3次。

〔功效〕益气养阴,滋阴补脾。主治肾虚型糖尿病。

●验 证

治疗170例肾虚型糖尿病,获近期治愈49例,显效22例,有效77例,无效22例,总有效率为87.1%。

黑木耳扁豆治糖尿病

〔方剂〕黑木耳、扁豆各等份。

〔用法〕晒干,共研成面。每次9克,白水送服。

〔功效〕益气,清热,祛湿。主治糖尿病。

●验 证

黄××,男,55岁,患糖尿病2年,症见口渴腰酸,疲倦无力,汗出尿频,心悸善饥,经多方用药无明显好转的,后每天服上方,连用两月,尿糖转阴,血压正常。

高脂血

高脂血症是指血脂水平过高,可直接引起一些严重危害人体健康的疾病,如动脉粥样硬化、冠心病、胰腺炎等。血脂是血液中所含类脂质的总称。高脂血症可分为原发性和继发性两类。原发性与先天性和遗传有关,是由于单基因缺陷或多基因缺陷,使参与脂蛋白转运和代谢的受体、酶或

中篇 高效良方

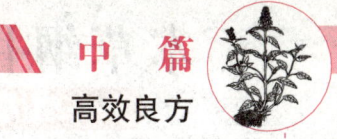

载脂蛋白异常所致，或由于环境因素（饮食、营养、药物）和通过未知的机制而致。继发性多发生于代谢性紊乱疾病（糖尿病、高血压、黏液性水肿、甲状腺功能低下、肥胖、肝肾疾病、肾上腺皮质功能亢进），或与其他因素年龄、性别、季节、饮酒、吸烟、饮食、体力活动、精神紧张、情绪活动等有关。

高脂血症是一种常见病症，在中老年人当中发病率高，它会引起动脉粥样硬化，乃至冠心病、脑血栓、脑出血等，危及生命。因此，高脂血症不仅是血脂高一点，其严重性绝对不能忽视。血脂过高的原因是进食含脂肪和胆固醇类食物过多，同时与遗传因素等有关系。

名方

益气化瘀通痹汤（武明钦方）

〔配方〕当归、麦冬、党参各15克，川芎、赤芍各12克，桂枝、降香、炮附子、五味子各10克，丹参25克，生苡仁、生黄芪各30克，三七粉2克（开水冲服）。

〔用法〕先将药物用冷水浸泡半小时，浸透后煎煮。首煎沸后用文煎50分钟，二煎沸后煎30分钟。煎好后2次煎液混匀，总量以350～500毫升为宜。每日服1剂，每剂分2次服完，睡前温服一半，余者第二日早饭后两小时温服。连服两剂停药1天，服药过程中停服任何中西药物。

〔加减〕该病虚实夹杂，虚为气虚，实为心肝血瘀。虚多湿邪阻遏，如舌润白腻者，可用高丽参加白蔻温化湿邪；血瘀必生热，如舌嫩暗红者，可佐入半边莲，赤芍改为生白芍以敛肝阴；兼有肝气不疏者，佐入炒香附、炒枳壳；郁热之邪凌心犯脑所致失眠者，佐入少量的黄连、肉桂，因方中有桂枝，仅加少量的黄连以清心脾之郁热。

〔主治〕心肝气阴两虚，气滞血瘀，症见心前区疼、头痛、口干、心烦易怒、脉弦劲、舌质红、苔薄白偏干。可用于心脑血管病变，如冠心病、脑血管硬化、高脂血症等。

逍遥散《和剂局方》

〔配方〕柴胡、白芍、白术、茯苓、当归、薄荷各10克，煨姜3片，炙甘草3克。

〔用法〕水煎，去渣取汁，分2～3

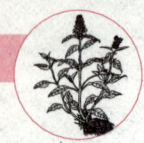

次温服,每日1剂。

〔主治〕疏肝解郁,健脾合胃。主治高脂蛋白血症肝郁脾虚症。症见精神抑郁或急躁易怒、健忘失眠、口干、不思饮食或纳谷不香,四肢无力,腹胀便溏。舌淡,苔白,脉弦细。

双降汤(朱良春方)

〔配方〕水蛭、甘草各3克,黄芪30克,丹参15克,当归、赤芍、川芎、泽泻、生山楂、广地龙、稀莶草各10克。

〔用法〕水煎服。每日1次,水蛭研极细末,分2次冲服。

〔主治〕益气通络,活血降脂,滋阴降火,行滞通脉,泻浊洁腑。

宁脂方(张镜人)

〔配方〕太子参、白术各9克,制半夏、陈皮各6克,泽泻、丹参、山楂各9克,玄明粉3克,荷叶15克。

〔用法〕水煎服,每日1剂,日服2~3次。

〔主治〕健脾化痰,消积导滞,活血化瘀,降脂减肥。主治高脂血症。

降脂汤(杨其廉方)

〔配方〕丹参、首乌、黄精、泽泻、山楂各15克。

〔用法〕水煎服,每日1剂,日服3次。

〔主治〕滋补肝肾,主治高血脂。

黄芪柴胡益气调脂饮

〔方剂〕黄芪30克,水蛭8克,柴胡15克,山楂12克,川芎9克。

〔用法〕每日1剂,分早、晚2次服。

〔功效〕益气活血,化瘀消痰。主治高脂血症。

● 验 证

本方治疗高脂血症50例,显效13例,有效19例,无效18例,总有效率64%。

五子参楂汤治高脂血症

〔方剂〕枸杞子、女贞子、菟丝子、车前子各10克,丹参20克,山楂15克,五味子12克。

〔用法〕每日1剂,水煎服,均分2次,早、晚各1次。

〔功效〕补痛益精,温阳化瘀。主治高脂血症,防治动脉硬化。

● 验 证

对100例肾虚患者进行临床观

察，五子参楂汤能减轻和消除肾虚症状，降脂作用明显，其有效率90%。

猪苓白术治高脂血

〔方剂〕制大黄10克，猪苓、泽泻、白术、茵陈各20克，何首乌、生薏苡仁、决明子、金樱子各25克，柴胡、郁金各15克，生甘草6克。

〔用法〕将上药加水600毫升，文火煎至300毫升，分早、晚2次口服，10天为1个疗程，一般连服2~3个疗程。

〔功效〕主治高脂血症。

● 验 证

用此方治疗高血脂症患者85例，其中显效63例，有效20例，无效2例。服用最少者1个疗程，最多者2个疗程。显效的63例，经随访2年，均未见复发。

金樱子治高脂血

〔方剂〕金樱子、决明子、制首乌、生薏苡仁各30克，茵陈、泽泻各24克，生山楂18克，柴胡、郁金各12克，酒大黄6克。

〔用法〕上药加水500毫升，用文火煎至250毫升，每日1剂，分2次服用，2周为1个疗程。

〔功效〕滋阴降火，行滞通脉。主治高脂血症。

● 验 证

用此方观察治疗30例高脂血症患者，经1~3个疗程治疗后，显效20例，占66.7%；有效9例，占30%；无效1例，占3.3%，总有效率为96.7%。

山楂泽泻枸杞治高脂血症

〔方剂〕枸杞子15克，制首乌、熟地黄各20克，黄精、生山楂、仙灵脾各30克，泽泻40克。

〔用法〕每日1剂，水煎2次，早、晚分服。也可研末炼蜜为丸，长期服用。每次10克。一日2次。

〔功效〕益肾填精，健脾渗湿。主治高脂血症。

● 验 证

张××，男，45岁，高血脂史一年，取上方20剂后，诸证悉除。

大黄散治高脂血症

〔方剂〕生大黄适量。

〔用法〕大黄研末，每次服3克，1日3次。连服2个月为1疗程。

〔功效〕降血脂。主治高脂血症。

● 验 证

刘××，男，49岁。诊断为冠心病和高脂血症。按上方连服生大黄粉2个月后，胆固醇降至178毫克/分升，甘油三酯降至98毫克/公升。

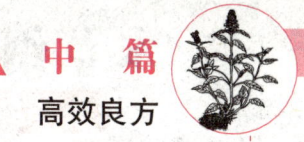

中 篇
高效良方

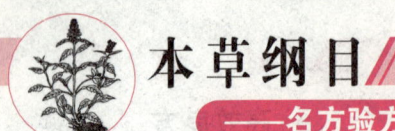

三、消化科方

第一节 消化科知识

消化系统的功能

消化系统的主要功能是在神经体液调节下各器官的相互配合，依靠消化道的物理（运动）作用和化学（分泌）作用，以及两者之间相互协调，将摄取的食物、水、维生素及微量元素等在胃肠道内经过一系列复杂的消化分解过程，成为小分子物质被肠道吸收，经肝脏加工处理变为人体必需物质，供全身组织能量和新陈代谢，未被吸收和无营养价值的残渣及构成粪便被排出体外，还能够清除一定的有毒物质及调节肠道微生态、调节液体平衡的能力，并参与机体的免疫功能，通过分泌多种激素调节本系统和全身的生理功能。

消化系统疾病的特点

消化系统疾病，也称为消化病学。其特点有三：1. 范围广，不仅是指食管、胃、肠（小肠和大肠）等空腔脏器，还包括肝、胆、胰等实质性脏器，以及腹膜网膜和胃肠道功能性疾病。2. 诊断困难，很难用一种简单的方法确认或排除某一疾病。3. 疾病原因复杂，既可局限于本系统，也可累及其他系统及全身，而全身性或其他系统的疾病和神经精神因素，也可引起消化系统的疾病和症状。因此，在学习消化系统疾病时，必须有临床医学的整体概念，要注意局部与整体、消化系统与其他系统疾病的关系。

中 篇
高效良方

第二节 常见病治法方药

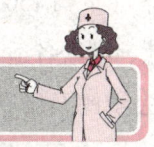

呕吐

呕吐是以胃失和降，气逆于上所致的一种病证，可出现在许多疾病的过程中。临床辨证以虚实为纲。治疗以和胃降逆为原则，但须根据虚实不同情况分别处理。呕吐的病位主要在胃，但与肝脾有密切的关系。基本病机为胃失和降，胃气上逆。病理性质不外虚实两类，实证因外邪、食滞、痰饮、肝气等邪气犯胃，以致胃气壅塞，升降失调，气逆作呕；虚证为脾胃气阴亏虚，运化失常，不能和降。病理演变：初病多实，呕吐日久，损伤脾胃，脾胃虚弱，可由实转虚。亦有脾胃虚弱，复因饮食所伤，而出现虚实夹杂之证。

四君子汤《太平惠民和剂局方》

〔配方〕白扁豆（蒸熟，焙干）、藿香叶、炙甘草、黄芪各6克，人参茯苓（去皮，焙）、白术各12克。

〔用法〕上药共研为细末，每服3克，入盐点服，或水煎温服。

〔主治〕调和脾胃。

戊己丸《太平惠民和剂局方》

〔配方〕黄连、吴茱萸（炒）、白芍药各150克。

〔用法〕上药共研为细末，面糊为丸，梧桐子大，每服6克，日3次。

〔主治〕清泻肝火，缓急止痛。主治脾受湿气，泻痢不止，米谷迟化，脐腹刺痛，以及小儿疳积下痢。

呃逆方《华佗神医秘传》

〔配方〕黄连3克，紫苏叶2.4克。

〔用法〕水煎，温服。

〔主治〕辛开苦降，和胃降逆。

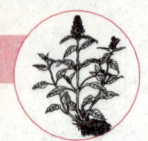

验方

鲫鱼砂仁汤治呕吐

〔方剂〕鲫鱼1条（重约150克），砂仁3克，生姜、葱、精盐各适量。

〔用法〕将鲫鱼去鳞鳃及肠杂，洗净，将砂仁放入鱼腹中，备用。将鱼放入砂锅，加水适量，用大火烧开，锅内汤烧开后放入生姜、葱和精盐，即成。

〔功效〕醒脾开胃，利湿止呕。适用于恶心呕吐、不思饮食，或病后食欲不振。

半夏陈皮治呕吐

〔方剂〕半夏、陈皮、猪苓、茯苓、泽泻各10克，白术、桂枝各6克。

〔用法〕每日1剂，水煎，分2次服。

〔功效〕利水渗湿，降逆止呕。主治呕吐。

● 验 证

用此方治疗本病30例，结果除1例加用西药治疗外，其余29例均在短期内临床治愈，最多服药8剂，最少服药2剂。

蜂蜜姜汁治呕吐

〔方剂〕蜂蜜2汤匙，鲜姜汁1汤匙。

〔用法〕上述2味加水1汤匙调匀，放锅内蒸热。稍温，顿服。

〔功效〕和胃止呕。用治反胃呕吐。

● 验 证

用此方治疗呕吐患者50例，其中服用2天而愈的21例，3～4天而愈的28例，5天而愈的1例。

豆腐白汤治呕吐

〔方剂〕豆腐300克，盐适量，味精少许。

〔用法〕水开后下料，煮20分钟。食饮。

〔功效〕凉胃，止呕。用治饭后腹胀不舒、口苦发黏、舌苔厚、食无味或反酸嗳气，以及水土不服而引起的恶心呕吐等。

● 验 证

用此方治疗患者39例，其中效果显著者28例，有效者10例，无效1例，总有效率为97.4%。

芦根绿豆粥治呕吐

〔方剂〕绿豆、芦根各100克，生姜10克，紫苏叶15克。

〔用法〕先煎芦根、姜、苏叶，去渣取汁，入绿豆煮作粥。任意食用。

〔功效〕止呕利尿。用于湿热呕吐、热病烦渴、小便赤涩,并解鱼蟹中毒。

● 验 证

用此方治疗患者29例,除2例无效外,其余27例均在短期治愈,总有效率为93.1%。

醋矾糊治呕吐

〔方剂〕陈醋、明矾、面粉各适量。

〔用法〕上3味共调成糊状。用时敷于两足心涌泉穴,用纱布包扎固定,一般半小时后可发生止呕作用。

〔功效〕消积解毒,清热散瘀。用治呕吐不止、泄泻。

● 验 证

黄某,女,半岁,呕吐频繁,饮水即吐,泄泻每天达20次,眼眶下陷,皮肤皱起,脱水明显,经用上方2个小时后,吐止,继用参麦散加和胃之剂而愈。

胃炎

胃炎是胃黏膜炎性疾病,分为急性、慢性两大类。急性胃炎主要是指因食物中毒、化学品或药物刺激、腐蚀、严重感染等引起的胃黏膜急性病变,主要诱因有烈酒、浓茶、咖啡、辛辣食物、药物、物理因素(粗糙食物)、细菌等,主要表现为发热、恶心、呕吐、腹泻、腹痛、脱水休克、脐周压痛等。中医认为是湿热下注,脾胃失调所致,分为两种:一种是食积泄泻,腹痛与泄泻交并阵发,粪便如糊状,有酸腐味,舌苔白,食欲不振;另一种是湿热泄泻,腹痛与泄泻交并,粪便像水,小便短少。色如浓茶,有口渴症状。

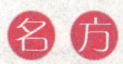

麦门冬汤《金匮要略》

〔配方〕丹参、太子参、麦门冬各15克,柴胡、甘草各6克,制半夏、炒栀子、丹皮各7.5克,青皮、生白芍各10克。

〔用法〕水煎,日1剂,分两次口服。

〔主治〕养阴益胃,清中消瘀。主治浅表性胃炎、返流性胃炎、萎缩性

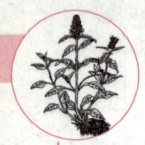

本草纲目
——名方验方速查全书

胃炎等病。症见胃脘痞塞、灼热似痛、似饥不欲食、口干不欲饮、五心烦热、纳呆食少、大便燥秘、舌红少津或光剥龟裂、脉细或数等。

黄连温胃汤《千金要方》

〔配方〕黄连4克，制半夏、竹茹、枳实、陈皮、茯苓各10克，甘草、生姜各6克。

〔用法〕水煎，去渣取汁，分3次温服，每日1剂。

〔主治〕清胃解毒，化淤止痛。主治食毒症。症见有食物中毒病史、胃脘拘急疼痛、恶心呕吐，甚或呕血、大便色黑、烦躁不安，或神识昏聩、舌质青紫、脉弦或结代。

枳术丸人参汤《金匮要略》

〔配方〕白术、黄芪、炒白芍、丹参、党参各15克，枳实、桂枝、炙甘草、生姜各10克，大枣5枚。

〔用法〕水煎，每日1剂，分2次服。

〔主治〕益气温中，导滞消痞。主治萎缩性胃炎、浅表性胃炎。症见胃脘痞满、空腹隐痛、得食稍缓、喜暖喜按、嗳气矢气、纳呆食少、口淡乏味、倦怠消瘦、便溏，舌淡脉弦等，中医辨症属于脾胃虚弱、气滞偏寒、升降失调之胃痞症。

保和丸《丹溪心法》

〔配方〕山楂、神曲、制半夏、茯苓、陈皮、连翘、麦芽、莱菔子各10克。

〔用法〕水煎，去渣取汁，分3次温服，每日1剂。

〔加减〕呕吐较著，加紫苏叶、黄连、枳实、竹茹；呕血，加白及、三七、蒲黄炭；大便秘结，加大黄、枳实、厚朴。

〔主治〕消食和中。主治胃炎食积症。症见胃脘胀满、疼痛拒按、嗳腐吐馊物，苔厚腻，脉弦滑。

马齿苋蒲公英治胃炎

〔方剂〕马齿苋30克，黄芩15克，蒲公英20克，藿香、川连各10克，木香、生甘草各6克。

〔用法〕将上药加水煎3次后合并药液，分2~3次口服，每日1剂。

〔功效〕清热和胃。主治急性胃肠炎。

● 验 证

用本方治疗急性胃肠炎患者87例，均获治愈。其中，服药2～3剂痊愈者32例；4～5剂痊愈者28例；6～7剂痊愈者20例；8～10剂痊愈者7例。

甘草半夏治急性胃炎

〔方剂〕甘草60克，干姜、黄芩各45克，半夏100克，黄连15克，大枣（去楂）30克。

〔用法〕取上药加水至2000毫升，浓煎至500毫升。每日1剂，分3次口服。

〔功效〕和胃益气，降逆止呕。主治急性胃炎。

● 验 证

本方治疗急性胃炎60例，服药1～5剂后全部痊愈。

良姜郁附汤治急性胃炎

〔方剂〕高良姜6～15克（酒炒），香附9～15（醋炒），郁金9～18克，青皮、砂仁各9克。

〔用法〕水煎服，每日1剂。

〔功效〕理气止痛，温中散寒。主治急性胃炎。

● 验 证

应用上方，临床上已治疗因饮食生冷而患急性胃炎的病人数百例，均获良好疗效。尤其是对于治疗青少年患者，效果尤佳，一般服药1～3剂即愈。

莲子粥

〔方剂〕莲子、糯米各50克，红糖1匙。

〔用法〕将莲子用开水泡胀，剥皮去心，入锅内加水煮30分钟后加粳米煮沸，慢火炖至米烂莲子酥，加入红糖，早餐服食。

〔功效〕温胃祛寒。适用于虚寒所致的慢性胃炎。

● 验 证

用本方治疗慢性胃肠炎患者32例。其中，治愈者12例，好转者18例，无效2例。

龙胆草蒲公英饮

〔方剂〕龙胆草3克，白花蛇舌草、蒲公英各15克，乌梅、甘草各6克，全当归、杭白芍各10克。

〔用法〕将以上诸药置于锅中，水煎服，每日1剂。

〔功效〕清热解毒，敛阴生津。主治幽门弯曲菌相关性胃炎。

● 验 证

用此方治疗31例患者，治疗三月后，缓解22例，好转7例，无效2例，总有效率为93.6%。

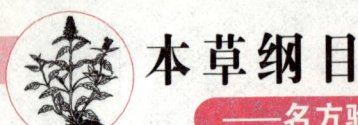

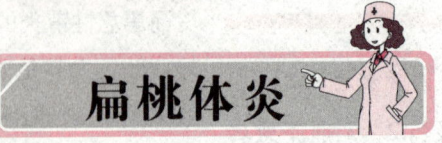

扁桃体炎

扁桃体炎分为急性扁桃体炎和慢性扁桃体炎。急性扁桃体炎是腭扁桃体的非特异性急性炎症，也可伴有一定程度的咽黏膜及其他淋巴组织的炎症，多因溶血性链球菌感染造成。临床分急性充血性扁桃体炎与急性化脓性扁桃体炎两类。急性扁桃体炎发作时，多有高热、面红、头痛、四肢酸痛、食欲不振，并以咽痛突出，吞咽时疼痛加剧，黏痰不易咳出。慢性扁桃体炎是因机体抵抗力下降及变态反应引起的腭扁桃体的慢性非特异性炎症。一般多由急性扁桃体炎反复发作演变而来。常感咽部不适、发痒、咽痛、扁桃体异常肥大，影响呼吸，睡眠时有鼾声，吞咽障碍，颌下淋巴结异常增大。扁桃体炎中医上称为"乳蛾""喉蛾"，中医认为外感风热毒邪是本病发生的主要原因。本病急性者多为风火热毒之证，慢性者多属阴亏燥热之候。治疗当以清火、滋阴、润燥为基本法则。

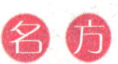

甘露消毒丹《温热经纬》

〔配方〕滑石20克，木通、射干、藿香各6克，茵陈、黄芩、石菖蒲、浙贝母、连翘、豆蔻、玄参、桔梗各10克，金银花15克。

〔用法〕水煎，去渣取汁，分2次温服，每日1剂。

〔主治〕清利湿热，解毒利咽。主治急性扁桃体炎湿热熏咽症。

金灯山豆根汤　张赞臣

〔配方〕挂金灯、山豆根、牛蒡子各9克，白桔梗、嫩射干各4.5克，生甘草3克。

〔用法〕上药加水600毫升，煎至300毫升，每日1剂，分2次服。

〔主治〕疏风化痰，清热解毒，消肿利咽。主治急性扁桃体炎。

咽喉消肿汤　程爵棠

〔配方〕金银花30克，山豆根12克，硼砂1.5克（研冲），生甘草9克。

〔用法〕水煎服，每日1剂，病重2剂，日服3～6次。

〔主治〕清热解毒，消肿利咽。主治急性扁桃体炎。

白桦叶双根饮清热解毒

〔方剂〕白桦叶、老鹳草各30克，柴胡、板蓝根、山豆根各20克，黄芩、黄连、野菊花、蒲公英各15克，甘草10克。

〔用法〕每日1剂，水煎取汁500毫升，分4次服。

〔功效〕清热解毒，利咽消肿止痛。主治急性扁桃体炎。

● 验 证

治疗30例，痊愈27例（90%），无效3例（10%）。

硼砂雄黄散治扁桃体炎

〔方剂〕硼砂15克，明雄黄、朱砂各3克，赤石脂6克（夏暑天用9克），儿茶、血竭花各1.5克，冰片0.4克，薄荷霜0.1克。

〔用法〕先将前6味研细，再加冰片、薄荷霜，共研极细面，装入瓶内备用。每日吹撒患处3～4次。

〔功效〕清热解毒，通络散结，消肿止痛，化腐生肌。用治咽、喉、扁桃体、齿龈等部位红肿疼痛（急性咽扁桃体炎等）。

● 验 证

用消肿止痛散治疗317例患者，其中急性咽喉炎160例，急性扁桃体炎107例，牙龈肿痛50例。疗程2～4天170例，5～6天119例，7～10天28例。治疗结果：痊愈240例，好转64例，无效13例，总有效率为95.9%。

金银花合剂治扁桃体炎

〔方剂〕金银花30克，山豆根12克，硼砂1.5克（研冲），生甘草9克。

〔用法〕水煎服，每日1剂，病重2剂，日服3～6次。

〔功效〕清热解毒，消肿利咽。主治（急性扁桃体）腺周围脓肿。

● 验 证

治疗急性乳蛾187例（其中扁桃体腺周围脓肿53例），结果痊愈151例，显效32例，无效4例，总有效率为97.9%。

射桔饮治扁桃体炎

〔方剂〕射干1克，马勃、象贝母、

连翘、僵蚕、山蚕根、甘草各6克，金银花、桔梗各10克（小儿剂量）。

〔用法〕水煎服，每日1剂，日服3次。

〔加减〕风热较重者，加牛蒡子、荆芥、薄荷；热毒较甚者，加野菊花、板蓝根；阴虚者，加玄参、麦冬、生地。

〔功效〕疏散风热，解毒消肿。主治急性扁桃体炎。

● 验 证

治疗30例，总有效率为96.67%。

清咽解毒汤治扁桃体炎

〔方剂〕生石膏、鲜苇根各30克，僵蚕、龙胆草各9克，薄荷5克，金银花20克，连翘、板蓝根各15克，知母10克，滑石12克，人工牛黄（冲）1克。

〔用法〕每日1剂，水煎服。

〔功效〕清肃上焦，泄热解毒。用治急性扁桃体炎，症见恶寒、发热、头痛、吞咽困难、口渴、口臭、便结，扁桃体明显红肿，表面有白脓点，颌下淋巴结肿大，脉象滑数。

● 验 证

李某，男，52岁。素患扁桃体炎，反复发作，已10余年。每隔1个月左右，即急性发作，冬春更剧。每发则高热、咽喉红肿疼痛、吞咽困难，医治多年，未能除根。现又犯5天，体温39.8℃，咽部红肿大，舌苔黄糙，脉数大。证属肺卫热邪素盛，易于外感，风热相搏，结于咽喉，而致红肿疼痛，艰于饮咽。治以辛凉解表，清热解毒。

银翘蒲公英治扁桃体炎

〔方剂〕金银花30克，蒲公英20克，黄芩、丹皮、牛蒡子、生地各10克，连翘、金灯笼各15克，菊花、麦冬、山豆根各12克，薄荷6克，甘草5克。

〔用法〕每日1剂，水煎，分3次服。

〔功效〕清热解毒，消肿利咽。主治急性扁桃体炎。

〔加减〕痰多加栝楼10克，贝母10克；痰黄加胖大海10克；化脓加穿山甲6克，白芷10克，皂角刺6克。

● 验 证

治疗110例，治愈74例(67.3%)，有效32例(29.1%)，无效4例(3.6%)。

中 篇
高效良方

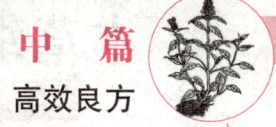

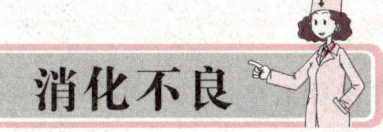

消化不良

消化不良是一种临床症候群，是由胃动力障碍所引起的疾病，也包括胃蠕动不好的胃轻瘫和食道反流病。消化不良主要分为功能性消化不良和器质性消化不良。其病在胃，涉及肝脾等脏器，疏肝理气，消食导滞等法治疗。

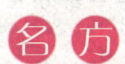

久泻断下汤（郭谦亨）

〔配方〕炙椿皮、土茯苓、炙粟壳各9克，川黄连、炒干姜各6克，石榴皮4~6克，防风、广木香、元胡各4克。

〔用法〕一般常法煎服，也可加大剂量改作散剂或丸剂。丸剂每服9克，散剂每服6克，日服2次，勿在铜铁器中煎、捣。

〔主治〕久泻久痢之湿热郁肠，虚实交错证（过敏性结肠炎、慢性非特异性结肠炎）。主治长期溏便中杂有脓液，或形似痢疾，先粘液脓血，后继下粪便，左下腹痛，或兼见里急后重时轻时重。燥湿开结，寒热并调，理气涩肠。

行气香苏散（郭国兴）

〔配方〕紫苏、白芷、陈皮、枳实、台乌药、木香、元胡、小茴香、草豆蔻各10克，六神曲、香附各12克，甘草5克，生姜3片。

〔用法〕水煎服。

〔主治〕气滞中寒，饮食生冷，外感寒邪，胃胀胃痛，寒疝腹痛，妇女痛经等，温通行气，和胃止痛。

活瘀消积汤（巴坤杰）

〔配方〕荆三棱（炒）、蓬莪术（炒）、青皮（炒）、枳壳（炒）、郁金、当归各10克，柴胡8克，赤芍12克，鳖甲（醋制）15克，牡蛎（生用先煎）20克。

〔用法〕将生牡蛎先煎20分钟后，投入全方药物，加水至淹覆药面，置火上煎煮，沸后20分钟，滤滓取汁，早晚各服1次，每日1剂。

〔主治〕痞积癥块，肝脾肿大或肝缩脾大，多种病因引起的肝硬变。证见脘腹胀满，两胁胀痛，腹大青筋，或有少量腹水，面色黧黑，或见蜘蛛痣、肝掌，唇青舌瘀或舌质暗红，脉细涩。养血活瘀，疏肝止痛，软化肝脾。

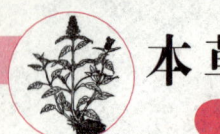

验方

白头翁治小儿消化不良

〔方剂〕白头翁6～10克，香附4～8克，砂仁1～2克，茯苓、苍术炭各5～8克，山楂炭6～12克，焦神曲8～12克，炙甘草1～4克。

〔用法〕将上药浓煎成200毫升，1天可分多次服用。

〔功效〕清肠助运，消导化滞。主治小儿消化不良。

● 验 证

王××，男，1岁5个月。患儿腹泻蛋花样便，1日20余次，已8天。予此方加减治之。服药2剂，泄泻即止，大便成形，肠鸣腹痛已除，纳食增加，精神转好，再以原方续投2剂而痊愈。

厚朴汤治小儿消化不良

〔方剂〕厚朴200克，鸡内金、陈皮各60克，建曲、槟榔、二芽（谷麦芽）、茯苓各100克。

〔用法〕以上各药，按质分炒，共研细末，装瓶备用。开水泡服，1岁以内，每次5克；1～3岁，每次10克；4～7岁，每次15克；7岁以上每次20克，每日2～3次。或本方取常量煎服，每日1剂，日服3次。

〔加减〕兼有风寒咳嗽者，加苏叶、姜半夏；兼风热者，加金银花、连翘；兼暑湿者，加藿香、佩兰；兼发热者，加地骨皮；口干甚者，加石斛；口臭，加生石膏。

〔功效〕行气消积，导滞和胃。主治消化不良，纳呆，嗳腐吞酸，腹胀肠鸣，大便干结或便溏不爽。

● 验 证

用本方加减治疗1000例，结果痊愈者914例，好转57例，无效29例。

苍术散治小儿消化不良

〔方剂〕焦苍术、砂仁各150克，炒车前子、白术、诃子各100克。

〔用法〕将上药共研为极细末，装入瓶内备用。用时，6个月以内每次服1.0～1.5克；6个月～1岁每次服1.5～2克；1～3岁每次服2～3克，均日服3次，用淡糖盐水送服。若脱水重伴有酸中毒者，则应配合补液。

〔主治〕行气消积，滋阴和胃。主治小儿消化不良症。

● 验 证

用本方治疗小儿消化不良135例，经用药2～6天，均获痊愈。

十二指肠溃疡

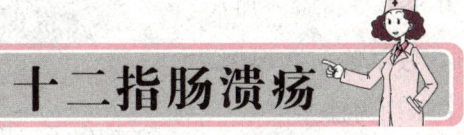

十二指肠溃疡的主要临床表现为上腹部疼痛，可为钝痛、灼痛、胀痛或剧痛，也可表现为仅在饥饿时隐痛不适。典型者表现为轻度或中度剑突下持续性疼痛，可被制酸剂或进食缓解。十二指肠溃疡是由多种原因引起的，发生在于十二指肠部位的局限性组织缺失，累及黏膜、黏膜下层和肌层的非特异性溃疡。其形成的机理是胃酸、胃蛋白酶的消化作用与十二指肠的抵御作用之间失去平衡，故属消化性溃疡范畴（消化性溃疡还包括胃溃疡）。本病是具有反复发作倾向的一种慢性消化道疾病。

因本病以慢性周期性发作并有节律性的上腹部疼痛为主要临床表现，故归属于中医"胃脘痛"、"肝胃气痛"等的范围。目前多数学者倾向于"胃脘痛"为本病的中医对应病名。其并发症则与中医学中的"呕吐"、"血证"相同。

肝胃百合汤（董建华）

〔配方〕百合、丹参各15克，柴胡、黄芩、乌药、川楝、郁金各10克。

〔用法〕水煎服，每日1剂，分早晚2次服。

〔加减〕上腹痛有定处而拒按，舌质滞暗或见淤斑者加桃仁10克；腹痛而见黑便者加生蒲黄10～15克；便秘者加火麻仁或栝楼仁15～20克；口燥咽干，大便干结，舌红少津，脉弦数者加沙参、麦冬各15克，或加生地12克，栝楼15克；神疲气短者加太子参15克，白术12克。

〔主治〕疏肝理气，清胃活血。主治胃、十二指肠溃疡、慢性胃炎、十二指肠球炎及胃神经官能症等属肝胃不和、肝郁气滞血淤、肝胃郁热者。

小健中汤《伤寒论》

〔配方〕白芍12克，砂仁8克，党参、茯苓、刘寄奴各15克，白术、厚朴、甘松、乌贼骨、生姜、元胡各10克，炙甘草、桂枝各6克，大枣3枚。

〔用法〕取冷水先将药物浸泡30分钟，用武火煎沸，再收文火煎30

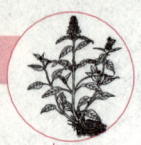

分钟,取汁约150毫升,再将渣加水二煎。每日1剂,分早晚两次温服,以饭后两小时左右服用为宜。

〔加减〕如溃疡出血,大便色黑如柏油样,加白及10克,三七粉3克(分2次冲服),黑地榆12克;如语言无力,形寒畏冷,四肢欠温,加黄芪15~30克,甚者加附子10~15克;如嗳气频作,加丁香5克,柿蒂15克;如食少、胀满,加焦山楂、神曲、麦芽各12克。

〔功效〕温中健脾,理气活血。适用于胃、十二指肠球部溃疡、糜烂性胃炎等病。症见胃脘隐痛、喜暖喜按、饿时痛甚、得食痛减、腹胀嗳气、手足欠温、身倦乏力、大便溏薄,舌质淡暗,舌苔薄白或白腻,舌体胖大,边见齿痕,脉沉细。

一贯煎《柳州医话》

〔配方〕沙参、麦冬、当归、生地黄、枸杞子、川楝子各10克。

〔用法〕水煎,分3次温服,每日1剂。

〔加减〕若疼痛明显,加白芍、甘草;脘胀、嗳气,加紫苏梗、佛手、香橼皮;烧心反胃,加蒲公英、紫苏叶、黄连、竹茹、橘皮、枇杷叶;大便色黑,加三七、白及、地榆、蒲黄炭;刺痛固定,加五灵脂、生蒲黄、延胡索、九香虫。

〔主治〕滋阴益胃。主治胃阴亏虚症。症见胃脘隐隐灼痛、空腹时尤著,似饥不欲食、口干不欲饮、纳差干呕、手足心热、大便干结,舌红少津有裂纹,少苔或花剥苔,脉细数。

土豆蜂蜜治十二指肠溃疡

〔方剂〕鲜土豆50克,蜂蜜适量。

〔用法〕将鲜土豆洗净连皮切碎捣烂,用消毒纱布绞汁,加入蜂蜜搅匀。每日早晨空腹饮用,日服1剂。

〔功效〕健脾和胃,养血生肌。适用于胃、十二指肠溃疡。

● 验 证

用此方治疗患者52例,随访1年,疗效显著者36例,有效者12例,无效4例,总有效率为92.3%。

延胡索白芍散

〔方剂〕白芍12克,蒲公英20

克,延胡索、川楝子、生甘草、海螵蛸、制香附、沉香曲各9克,乌药6克。

〔用法〕水煎服,每日1剂。或将上药研末为散,开水吞服。

〔功效〕缓解脘腹疼痛。主治急、慢性胃炎,胃、十二指肠溃疡。

● 验　证

罗某,男,35岁,患十二指肠球部溃疡,服上方3剂后,痛即缓解,再服5剂巩固。

螵蛸贝母治胃溃疡

〔方剂〕海螵蛸(去皮)80克,浙贝母60克,延胡索、白及各50克,血竭、没药各20克,三七、炙甘草各25克,生黄芪60克。

〔用法〕上药共研为细末。每次4克,每日3次。饭前服。

〔功效〕祛瘀活血,和中补气。主治胃溃疡。

● 验　证

用此方治疗胃溃疡,效果极佳。

冬青白芷汤

〔方剂〕冬青30克,川楝子、白芷各15克。

〔用法〕每日1剂,水煎,分2次服。30天为1疗程,1疗程未愈而有效者可继服第2疗程,2个疗程未愈者停药。

〔功效〕消肿排脓,燥湿止痛。主治胃、十二指肠溃疡。

● 验　证

用此方治疗70例,治愈60例,占85.9%;好转6例,占8.6%;无效4例,占5.5%。

三七白芍散

〔方剂〕三七粉、乌贼骨、川贝、白及、黄连、甘草各30克,砂仁15克,延胡索、川楝肉、佛手各30克,广木香18克,生白芍45克。

〔用法〕上药共研极细末,备用。每日早、中、晚饭后各吞服3克,连续服用3个月至半年。

〔功效〕柔肝和胃,调气活血,制酸止痛,止血生肌。主治胃溃疡、十二指肠溃疡病(肝胃不和)、胃脘痛、泛酸、呕吐、黑便、呕血等症。

● 验　证

屡用屡验,效果甚佳。

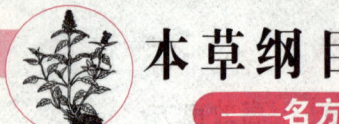

尿路感染

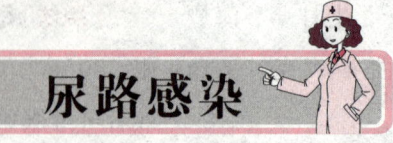

尿路感染是尿路上皮对细菌侵入导致的炎症反应，通常伴随有菌尿和脓尿。尿路感染分为上尿路感染和下尿路感染，上尿路感染指的是肾盂肾炎，下尿路感染包括尿道炎和膀胱炎。有些肾盂肾炎和急性膀胱炎临床表现极相似，不易鉴别，临床上统称为尿路感染。尿路感染好发于已婚育龄妇女。

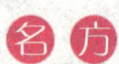

加味正八散（印会河）

〔配方〕木通、车前子（包）、萹蓄、大黄、甘草梢、瞿麦、栀子、五味子各9克，黄柏、滑石（包）15克，柴胡30克。

〔用法〕水煎服，每日1剂，日服2次。

〔加减〕痛甚者加琥珀末3克（另吞）。

〔主治〕利水通淋。主治泌尿系感染，属湿热者。症见小便时阴中涩痛，或见寒热，尿黄赤而频，舌红苔黄，脉数。

益肾温化汤（任继学）

〔配方〕海金沙20克，牛膝25克，虎杖、荔枝核、盐茴香、肉桂、威灵仙、萹蓄、瞿麦各15克，蒲公英50克，仙茅10克。

〔用法〕水煎服，每日1剂，日服3次。

〔加减〕尿血者，重用牛膝；尿痛者，加雷丸、甘草梢；尿浊湿甚者，加土茯苓、泽泻；病本消渴者，重用螺蛳、熟地、山药；症状消失，而尿化验仍异常者，当久服延龄长春丹以巩固疗效。

〔主治〕温肾化气，渗湿解毒。主治尿路感染（慢性淋症）。症见淋症日久、小便频急、小腹坠胀、腰酸乏力、尿有余沥、颜面青黄而暗、舌质淡红、舌体胖大、苔薄白或少、脉多沉弦无力或沉虚。

地榆汤（朱良春）

〔配方〕生地榆、生槐角、半枝莲、白花蛇舌草、大青叶各30克，白槿花、飞滑石各15克，生甘草6克。

〔用法〕水煎服，每日1剂，日服2次。

〔主治〕清热解毒，利湿通淋。主治急性泌尿系感染。

桑寄生治尿路感染

〔方剂〕桑寄生30克，怀牛膝6克，萹蓄、泽泻各12克，川续断、杜仲、菟丝子、萆薢、茯苓、车前草各15克。

〔用法〕每日1剂，水煎，分2次服。

〔功效〕补益肾气，清热利湿。主治慢性尿路感染。

● 验 证

佟××，患慢性尿路感染久治不愈，服上方后获痊愈。

生地益母草滋阴通淋

〔方剂〕当归、柴胡、麦冬各10克，枸杞、黄柏各12克，生地、沙参、苦参、白茅根各15克，益母草20克。

〔用法〕每日1剂，水煎早、晚分服。

〔功效〕清热利湿，滋阴通淋。主治尿路感染。

● 验 证

治疗50例，治愈33例，显效12例，有效5例，总有效率100%。

瞿贝半夏三草汤清热解毒

〔方剂〕乳香、半夏各10克，生地12克，浙贝母、金银花各15克，石韦20克，云苓、鱼腥草、瞿麦、败酱草、车前草各30克。

〔用法〕水煎，每日1剂，10日为1个疗程。

〔功效〕清热利湿，解毒化瘀。主治慢性尿路感染。

● 验 证

治疗80例，痊愈30例，显效21例，有效23例，无效6例，总有效率92.5%。

荔枝草大黄汤

〔方剂〕荔枝草30克，车前草、蒲公英各15克，白茅根20克，瞿麦10克，熟大黄5~10克，甘草梢3克。

〔用法〕每日1剂，水煎，分2次服。

〔功效〕清热通淋，凉血解毒。主治尿路感染。

● 验 证

屡用屡效。

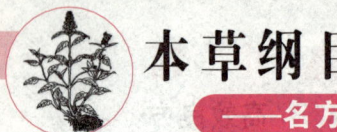

肾炎

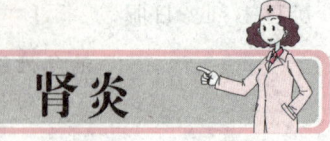

肾炎，是一种与感染有关的免疫反应性疾病，临床上分为急性肾炎和慢性肾炎。肾脏的生理功能主要是排泄代谢产物及调节水、电解质和酸碱平衡，维持机体内环境稳定。肾炎是以肾组织结构发生炎性改变为基本特征，引起不同程度肾功能减退的一组肾脏疾病，可由多种病因引起。肾炎是一种免疫性疾病是肾免疫介导的炎性反应，是不同的抗原微生物感染人体后，产生不同的抗体，结合成不同的免疫复合物，沉积在肾脏的不同部位造成的病理损伤，形成不同的肾炎类型。

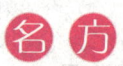

健肾方《证治准绳》

〔配方〕黄芪20克，仙灵脾10克，丹参15克。

〔用法〕分2~3次服，每日1剂。

〔主治〕活血化瘀，健脾补肾。主治肾病综合征。症见体倦神疲、腰痛、尿少等。

胃苓汤《丹溪心法》

〔配方〕苍术、厚朴、白术、桂枝、猪苓、大腹皮各10克，茯苓、泽泻、车前子（包）、薏苡仁各15克，陈皮6克。

〔用法〕水煎服，每日1剂，分3次服。

〔加减〕便溏水肿明显，加山药10克，仙茅15克；胸闷纳呆，苔白腻，水肿明显，改大腹皮15克，加生姜皮10克。

〔主治〕燥湿健脾，化气利水。主治肾病综合征水湿困脾证。症见头面肌肤水肿、按之凹陷不起、肢重困倦、脘腹胀闷、苔白腻、脉濡缓。

益肾汤《中医内科新论》

〔配方〕当归、赤芍、丹参各15克，川芎、桃仁、红花各9克，蒲公英、紫地丁、山豆根、土茯苓、白茅根各30克。

〔用法〕水煎服，每日1剂，日服2次。

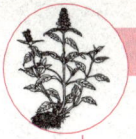

〔加减〕贫血加党参、黄芪各15克；高血压，加夏枯草15克。

〔主治〕活血（祛风）解毒。主治急肾炎。

宣肺利汤《邹云翔医案》

〔配方〕净麻黄1.5~3克，生石膏、冬瓜子各15克，冬瓜皮30克，葶苈子、旋复花（包）、白芥子、光杏仁各9克，苍术、白术各4.5克，生甘草3克。

〔用法〕水煎服，每日1剂。日服。

〔主治〕宣肺利水。主治急性肾炎。症见发热无汗、咳嗽痰多、口渴欲饮，舌苔薄黄，脉细微数。

金樱菟丝子

〔方剂〕金樱子、菟丝子、女贞子、枸杞子、车前子、丹参各20克，党参、蒲公英、赤小豆各30克，萆薢15克。

〔用法〕水煎服，每日1剂。

〔功效〕补肾益精，健脾固摄，活血化瘀，利水退肿，清热解毒。主治慢性肾炎。

●验 证

赵某，女，23岁，患慢性肾炎已3年，服上方3个月，症状完全消失，继服上方1个月，巩固疗效。

金银花板蓝根治急性肾炎

〔方剂〕金银花30克，板蓝根18克，连翘15克，牛蒡子、蝉蜕、山豆根各9克，玄参20克，升麻、桔梗、黄芪各12克，甘草6克。

〔用法〕每日1剂，水煎，早晚分2次温服，连服14天为1疗程。

〔功效〕疏散风热，清热解毒。主治急性肾小球肾炎。症见：眼睑及双下肢水肿，咽部充血，扁桃体肿大，小便量减少，混浊，苔薄黄，脉滑。

●验 证

刘某，男，19岁。因脸面及双下肢水肿3天而就诊。病前半月明显咽痛。查BP22/14千帕，眼睑及双下肢水肿，咽部轻度充血，扁桃体Ⅰ度肿大，舌红，苔薄黄，脉滑。尿常规：蛋白"++"，潜血"++"，血常规：UBC10.6×109/升，尿素氮7.2毫摩/升，血肌酐82.1毫摩/升，胆固醇 3.2 毫摩/升，血清总蛋白 70 克/升，白蛋白 46 克/升，球蛋白 24 克/升，血清补体 C3 稍低。经服上方 14 天后，即 16/9 千帕，尿检正常，又用药半月，每周复查尿 2 次均正常，停药 1 个月仍无复发。

消风散

[方剂] 防风、荆芥各 8 克，生石膏、茺蔚子、苦参、大力子各 10 克，知母、生白术、当归各 6 克，蝉蜕 5 克，木通 4 克。

[用法] 每日 1 剂，水煎服。

[功效] 治急性肾炎。

● 验 证

周某，男，9 岁。半月前患化脓性皮肤病愈后，近 1 周来，发热畏寒，咳嗽，颜面水肿。尿检：蛋白微量，红细胞（+），白细胞少许，颗粒管型（+），脉浮细。证属风热稽于肺卫，水道通调失职，治从疏风泄热法，方选消风散加减。予上方药 5 剂后自觉症状消失，尿检蛋白痕迹，红细胞少许，颗粒管型 1～2。继服原方 7 剂，尿检正常。1 个月后追访，尿检如常。

银花茯苓方

[方剂] 银花、连翘、滑石粉、大腹皮、桔梗、白桑皮各 10 克，芦根、茯苓皮、冬瓜皮各 12 克，木通、车前子、泽泻各 9 克，甘草 3 克。

[用法] 水煎服，每日 1 剂。

[功效] 清热解毒，利尿消肿。

● 验 证

本方为山西中医研究所许玉仙的临床效方，应用多次，屡用屡效。

肾病综合征

肾病综合征（简称肾病）是由于肾小球基底膜通透性增高，导致血浆大量蛋白从尿中丢失而引起的一种临床综合征。主要特征是：大量蛋白尿、低蛋白血症、严重水肿和高胆固醇血症。中医属"肾水"、"水肿"、"皮水"等范畴，由多种原因损及肾脏，致水湿停聚，气化不行，精微外泄所致。其病因分内、外两类，外因有风、湿、热、毒、劳伤等；内因是肺、脾、肾脏亏虚。其病位在肾、脾。病性有虚有实，实证多见于湿、热之证，虚证多见于肝、脾、肾及气阴不足。

大黄汤《圣济总录》

〔配方〕大黄、前胡、半夏、人参各22.5克，黄芩、赤茯苓、木香、槟榔各15克。

〔用法〕上药研为粗末。每服15克，加水150毫升，生姜5片，同煎至120毫升，去渣温服。

〔主治〕清热泻火，行气利湿，中焦热实闭塞，关格不通，吐逆喘急。

开门散《辨证录》

〔配方〕白芍、白术、当归各15克，茯苓、柴胡、牛膝、车前子、炒山栀子、天花粉各9克，陈皮、紫苏叶各3克。

〔用法〕水煎，每日1剂，缓缓饮服。

〔主治〕行气活血，清热利湿。症见气逆拂抑，二便不利。

益气养阴汤

〔方剂〕炙甘草、黄芪各15克，党参、生地、麦冬、茯苓各12克，桂枝、白芍、郁金、佛手各10克，生姜6克，大枣5枚。

〔用法〕水煎服，每日1剂，分3次服。

〔加减〕水肿，加茯苓、泽泻、车前子，重用益母草；尿蛋白多者，加蝉蜕、石韦、金樱子、芡实；血压高者，加夏枯草、怀牛膝、白菊花、钩藤；血尿，加旱莲草、仙鹤草；合并感染，加金银花、连翘、黄芩；激素副作用较重者减激素量，加黄柏、知母、仙灵脾。

〔功效〕益气养阴、脾肾双补，主治肾病综合征。

● 验 证

治疗小儿肾病综合征50例，其中单纯性肾病者35例，肾炎性肾病15例；50例中，轻度水肿27例，中度9例，重度6例，无水肿8例；尿

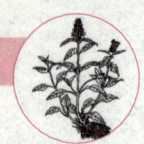

蛋白定性（＋＋～＋＋＋）44例，（＋＋）6例、血尿7例。

黄芪当归治肾病综合征

〔方剂〕黄芪30克，当归、贝母各15克，枳壳、防风、苦参各10克。

〔用法〕每日1剂，水煎分2次服，15日为1疗程。

〔功效〕清热利湿，滋阴补肾。主治肾病综合征。

● 验 证

共治疗肾病综合征蛋白尿58例，结果完全缓解31例，缓解3例。

炙芪术根汤

〔方剂〕炙黄芪、党参、土茯苓、茯苓、泽泻、白茅根各15克，车前、枸杞子、旱莲草、阳火叶各10克。

〔用法〕水煎服，每日1剂，日服3次。浮肿期临床低盐或无盐，利尿后逐渐增加食盐量，给高蛋白、高糖、高维生素饮食，必要时可用西药强地松对症处理。

〔加减〕尿蛋白高者，加蝉蜕、益母草；胆固醇高者，加仙茅、山楂；高血压，加山楂、牛膝、杜仲、牡蛎、龙骨、石决明；浮肿重者，加猪苓、大腹皮；尿中有颗粒管型，加连翘、白芍、瞿麦、扁蓄；食欲不振者，加佛手、焦三仙等。

〔功效〕温肾健脾、补气利水，主治小儿肾病综合征。

● 验 证

治疗84例。部分患儿有微热，常有外感史，全部有浮肿。51例有腹水，42例有阴囊水肿。显效（临床症状消失、尿蛋白阴性、血生化复常）34例；有效（临床症状消失、尿蛋白减少、血生化复常或接近正常）45例，无效5例（在死亡的5例中，3例死于尿毒症，2例死于合并感染菌痢）。

胆囊炎

胆囊炎可分为急性和慢性两种类型，常与胆石症合并存在。右上腹剧痛或绞痛，多见于结石或寄生虫嵌顿梗阻胆囊颈部所致的急性胆囊炎，疼痛常突然发作，十分剧烈，或呈绞痛样。胆囊管非梗阻性急性胆囊炎时，右上腹

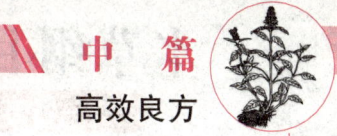

中篇
高效良方

疼痛一般不剧烈,多为持续性胀痛,随着胆囊炎症的进展,疼痛亦可加重,疼痛呈放射性,最常见的放射部位是右肩部和右肩胛骨下角等处。90%以上的胆囊炎继发于胆囊结石,少数胆囊炎无结石存在,称之为非结石性胆囊炎。单纯性胆囊炎治疗并不困难,预后良好,但如果发展为坏疽性胆囊炎或合并胆总管感染,特别是老年患者,则有一定的死亡危险。本病属中医"胁痛","疸胀","黄疸"等病范畴。

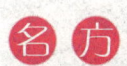

变通大柴胡汤(刘渡舟)

〔配方〕柴胡18克,大黄、白芍、枳实、黄芩、半夏、郁金各9克,生姜12克。

〔用法〕水煎服,每日1~2剂,日服2~4次。

〔主治〕疏肝利胆。主治急性胆囊炎(证属肝胆湿热者)。临床以胁痛、发热、厌油、恶心、便干,舌质红苔黄腻,脉弦滑为特征。

柴胡疏肝散《景岳全书》

〔配方〕柴胡、陈皮、白芍、川芎、枳壳、茯苓、青皮、郁金、延胡索各10克,香附12克,甘草6克。

〔用法〕水煎,去渣取汁,分3次温服,每日1剂。

〔加减〕大便干燥,加大黄、槟榔;腹胀,加厚朴、草豆蔻;口苦、心烦,加黄芩、栀子;嗳气、呕吐加代赭石、炒莱菔子;伴胆石,加鸡内金、金钱草、海金沙。

〔主治〕疏肝解郁,行气止痛。主治慢性胆囊炎、肝气郁滞证。症见上腹胀痛、连及胁肋或肩背、胸脘满闷、口苦厌油,苔薄白或腻,脉弦。

龙胆泻肝汤《兰室秘藏》

〔配方〕龙胆、栀子、柴胡、黄芩、生大黄、芒硝(冲服)、郁金、枳实、木通、泽泻各10克,茵陈15克,甘草6克。

〔用法〕水煎,去渣取汁,分3次温服,每日1剂。

〔主治〕清利湿热,通里攻下。主治急性胆囊炎肝胆湿热症。症见腹右上部剧痛、痛引肩背、恶心呕吐、口干口苦、发热畏寒、黄疸、腹上部拒按、尿短赤、大便干结。舌质红,苔黄腻,脉数。

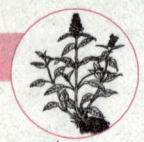

黄连桂枝治急性胆囊炎

〔方剂〕黄连、干姜、甘草、桂枝各5克，法半夏、党参各10克，大枣3枚。

〔用法〕每日1剂，水煎，分2次服。

〔加减〕若热甚者，去桂枝加黄芩；若呕吐者，加陈皮；若大便秘结者，加大黄、玄明粉；若有胆石者，加金钱草；若有黄疸者，加茵陈、黄柏。

〔功效〕主治急性胆囊炎。

●验 证

用此方加减治疗急性胆囊炎患者100余例，效果满意。

金钱草茵陈汤治胆囊炎

〔方剂〕金钱草5克，大黄粉25～50克，茵陈、黄芩各25克，木香、郁金各20克。

〔用法〕将上药水煎，分2次服，每日1剂。重者可每日服2剂。

〔加减〕若大便溏者，腹痛减轻后，大黄用量减为10克；若呕吐重者，加竹茹、半夏、代赭石；若腹痛剧烈者，加延胡索、蒲黄、五灵脂；若黄疸者，茵陈用量加至50克，再加滑石、山栀子。

〔功效〕清热利胆。主治急性胆囊炎。

●验 证

用上方治疗胆道感染患者41例，均获治愈。

白术白芍治慢性胆囊炎

〔方剂〕土炒白术12克，酒白芍、陈皮各10克，防风6克。

〔用法〕每日1剂，水煎服。

〔功效〕敛阴止痛，理气健脾。主治慢性胆囊炎。

●验 证

用此方治疗48例，痊愈38例，好转6例，无效4便，总有效率为91.7%。

茵陈金银花治急性胆囊炎

〔方剂〕茵陈、金银花各60克，蒲公英、连翘各40克，赤芍30克，柴胡、鸡内金、黄芩、大黄、姜半夏、生甘草各10克，猪胆汁2毫升。

〔用法〕每日1剂，水煎服。

〔功效〕清热解毒，利湿消肿。主治急性胆囊炎。

●验 证

治疗172例，临床治愈103例，显效（症状体征消失，1年无复发）

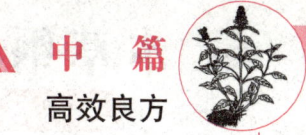

中篇 高效良方

29例，好转（症状体征控制，半年无复发）29例，无效11例，总有效率为93.3%。

大黄治急性胆囊炎

〔方剂〕大黄40~60克。

〔用法〕将上药加水煎2~3分钟后，取滤液200~250毫升，每2~3小时服1次，每日服4~6次，直至腹痛减轻；再减量为每日服3~4剂。本方为1剂量。

〔功效〕主治急性胆囊炎。

● 验　证

用此方治疗急性胆囊炎患者45例，经用药6~8剂，均获治愈。

胆石症

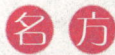

胆石症是指胆囊或肝内外胆管任何部位发生结石的一种疾病。胆石形成与代谢紊乱、胆汁郁滞引起胆汁成分异常和胆道系统感染有关。胆石按成分可分为纯固醇、胆色素钙盐及混合性三类，我国以胆色素结石最多见。可呈单个、多个或泥沙样。常伴有胆囊炎及胆管炎，二者互为因果。平时无症状，病发时突然发生剧烈难忍的右上腹阵发性绞痛，称为胆绞痛。有时可伴有黄疸和发热。中医认为，本病由肝胆气滞、湿热淤积所致。采用以清热利湿、行气止痛、利胆排石的中草药为主的中西医结合治疗，如屡有发作，须用手术治疗。

名方

排石汤《太平惠民和剂局方》

〔配方〕太子参、白芍各15克，金钱草30克，郁金草12克，柴胡9克，失笑散（蒲黄6克，五灵脂6克），甘草3克。

〔用法〕水煎服，每日1剂，日服2次。

〔主治〕利胆排石，益脾止痛。

膈下逐淤汤《医林改错》

〔配方〕五灵脂5克，赤芍15克，

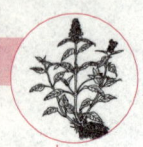

川芎、牡丹皮、乌药、延胡索、桃仁、枳壳各10克，红花8克，香附、甘草各6克。

〔用法〕水煎，去渣取汁，分3次温服，每日1剂。

〔加减〕可加鸡内金、海金沙利胆排石。

〔主治〕行气化淤，利胆排石。主治胆石病肝胆淤滞症。症见右上腹疼痛、痛有定处、状如针刺或刀割，舌质紫暗或有淤点，脉弦涩。

疏肝利胆汤 李培生方

〔配方〕柴胡、鸡内金、炒金铃子、白芍、炒枳实、车前子各10克，黄芩、川郁金各8克，海金砂、金钱草、赤茯苓各15克。

〔用法〕水煎服，每日1剂，日服2次。

〔主治〕疏肝利胆，清热除湿，理气和营，止痛散结。

利胆解郁汤（任继学）

〔配方〕柴胡15克，茵陈50克，马齿苋、金银花、川楝子、元胡各15克。

〔用法〕上药用适量清水浸泡半小时，然后煎服，每日1剂，头、二煎早、晚饭后半小时分服。

〔主治〕清热利湿，利胆解郁。主治慢性胆胀病。症见右胁下作痛及压痛、经常向右肩背放射、纳呆、口苦、腹胀、恶心欲呕、反复发作，舌质红苔薄黄，脉弦滑而数者，或有黄疸病史，胆囊炎见上述症候可以用之。

胆石通冷和平方

〔配方〕郁金、木香、黄芩各15克，茵陈26克，川楝子9克，虎杖30克，玉米须20克。

〔用法〕将木香打成粗粉，提取有效成分。另将余药经整理后混合煎汁，共煎2次，每次务使水面高出药材，经煮沸20分钟（指沸后时间），过滤。滤液合并静置沉淀24小时，再吸取上清液浓缩至一定量，加入蔗糖煎沸使溶解，过滤。滤液与木香提取液混匀，分装于100毫升，每次饭前15分钟服33毫升，每日3次，30天为1疗程，停药1周后进入下1疗程。

〔主治〕疏肝解郁，清热利湿，调畅气机。

加味五金汤（俞慎初）

〔配方〕金钱草30克，玉米须、海金沙各15克，鸡内金、金铃子、川郁金各10克。

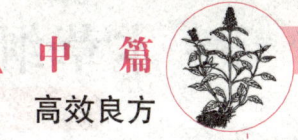

中篇
高效良方

〔用法〕水煎服，每日1剂，日服2次。

〔主治〕清热利胆，化结排石。主治胆石症。

验方

五金玉米须治胆石症

〔方剂〕金钱草30克，鸡内金、金铃子、川郁金各10克，海金沙、玉米须各15克。

〔用法〕日1剂，水煎分服。

〔加减〕肝胆结石加枳壳6克，朴硝6克；大便不通加玄明粉12克（后入）；尿路结石加石韦12克，猫须草12克；有绞痛者加元胡10克，生甘草3克，以缓解疼痛。

〔功效〕清热利胆，化结排石。主治肝胆结石、尿路结石，以及肝炎、胆囊炎、肾炎、肾盂肾炎、膀胱炎等。

●验证

林××，男，60余岁，4年来患胆囊结石症，经常右胁部胀痛，多在清晨四、五点左右。服上方60余剂，诸症皆消。

三金大黄汤治胆石症

〔方剂〕金荞麦、石韦各30克，鸡内金20克，生大黄6克（后下），郁金、胡桃、桑寄生各15克。

〔用法〕每日1剂，水煎分早、晚2次口服，2个月为1疗程。

〔功效〕疏肝理气，利胆排石。主治胆石症。

●验证

本方治疗胆石症36例，临床痊愈20例，占55.6%；显效12例，占33.3%；无效4例，占11.1%，总有效率为88.9%。

柴胡茵陈金钱草治胆石症

〔方剂〕柴胡、广郁金、枳壳、木香（后下）、炒山栀子、茵陈各10克，生大黄6克（后下），金钱草30克，焦山楂15克。

〔用法〕每日1剂，每剂按常规煎煮3次，共取药汁600毫升，和匀，分3份，于早、中、晚饭前20分钟顿服。连服35天。

〔功效〕疏肝利胆，清热利湿，理气排石。主治胆石症。

●验证

治疗64例，临床疗效：显效28例，有效36例，有效率达100%。

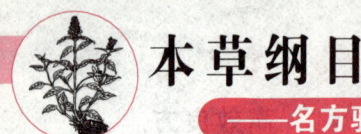

肝炎

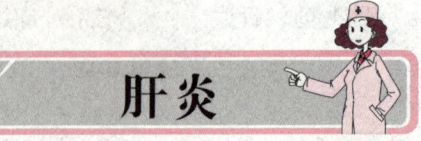

肝炎是肝脏炎症的统称。通常是指由多种致病因素如病毒、细菌、寄生虫、化学毒物、药物、酒精、自身免疫因素等使肝脏细胞受到破坏,肝脏的功能受到损害,引起身体一系列不适症状,以及肝功能指标的异常。常见症状有恶心、食欲差、厌恶油腻、脘腹胀闷、大便时溏时秘、易疲劳、发热、虚汗、睡眠差、肝区不适或疼痛、隐痛、肝功能异常、肝肿大、乏力等等。传染性肝炎又叫病毒性肝炎,多由肝炎病毒引起。现在已知肝炎至少可有甲、乙、丙、丁等多种。该病预后危险,且极易传播,故确诊后应对病人分床分食进行隔离为好。治疗以中西医结合为佳。

名方

三石汤《温病条辨》

〔配方〕生石膏、寒水石、滑石各30克。

〔用法〕合入加味一贯煎、加味异功散、加味黄精汤方中同煎,煎服法亦同上。

〔主治〕清热利湿,解毒。主治迁延性肝炎、慢性肝炎合并黄疸或小便黄赤,舌苔黄腻,转氨酶持续高限不降。

舒肝解毒汤(赵清理)

〔配方〕金银花、蒲公英、白芍、柴胡、茯苓、板蓝根、败酱草各15克,茵陈30克,当归、川楝子各12克,甘草6克,生姜10克,红枣5枚。

〔用法〕水煎服,每日1剂,日服2次。

〔主治〕疏肝健脾,清热解毒。主治急、慢性乙型肝炎,或右胁肋疼痛隐隐,或两胁胀痛不舒。

柴胡解毒汤(刘渡舟)

〔配方〕柴胡、黄芩各10克,茵陈蒿、土茯苓、凤尾草各12克,草河车6克。

〔用法〕水煎服,日1剂。

〔主治〕疏肝清热,解毒利湿。主治急性肝炎或慢性肝炎活动期,表现为谷丙转氨酶显著升高。症见口苦、心烦、胁痛、厌油食少、身倦乏力、小便短赤、大便不爽,苔白腻,脉弦者。

五子汤治疗慢性肝炎

〔方剂〕川楝子18克,女贞子20克,枸杞子15克,菟丝子、蛇床子各12克。

〔用法〕水煎服,每天1剂,30天为1疗程。

〔功效〕清热补虚。主治慢性肝炎。

● 验 证

范××,男,18岁,投五子汤加郁金、茵陈。每天1剂,水煎分服。另用鸡内金6克,炙鳖甲10克研末冲服。上方药进20剂,症状消失,肝功能检查正常。再以上方改2天服1剂,再进10剂巩固疗效。后多次检查肝功能未见异常。

茵陈三黄三仙汤利胆退黄

〔方剂〕茵陈、田基黄各30克,生大黄6~10克,焦三仙、陈皮、茯苓、车前子、黄芩、泽泻各10克,生甘草6克。

〔用法〕水煎服,每日1剂。

〔加减〕肝功能基本恢复正常时茵陈及三黄剂量减半,加党参、丹参、炒白术各10克。

〔功效〕清湿热,排病毒,利胆退黄,助脾健运。主治急性黄疸型肝炎。

● 验 证

经500余例临床观察,有效率100%,治愈率99.6%(临床症状消失、肝功能恢复正常),平均疗程21天。

三草治急性病毒性肝炎

〔方剂〕白花蛇舌草30克,金钱草20克,益母草10克。

〔用法〕上药加水600毫升,浓煎去渣取汁400毫升,加糖适量,每天3次,每次服100毫升,连服2周为一疗程。儿童剂量减半。

〔功效〕利疸退黄,散结消肿。主治急性病毒性肝炎。

● 验 证

共治93例,治疗1个疗程后检查,治愈90例,显效3例,总有效率达100%。

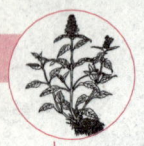

米醋猪骨汤治病毒性肝炎

〔方剂〕米醋1000克，鲜猪骨500克，红糖120克，白糖120克。

〔用法〕置锅内以醋共煮（不加水），沸后30分钟取出过滤。每次成人30～40毫升，小儿10～15毫升，每日3次，饭后服，1个月为一疗程。

〔功效〕清热，祛湿。用治急慢性病毒性肝炎。对有高热者不适用。

● 验 证

经临床应用，治疗15例，显效12例，好转3例，总有效率100%。

芫菁子治黄疸型肝炎

〔方剂〕芫菁子。

〔用法〕将芫菁子晾干，研末。以开水调服，每次服10～15克。

〔功效〕清热，祛湿，润肠。主治黄疸、便秘。

● 验 证

钱××，女，37岁，患黄疸性肝炎，经服上方22剂愈。

贫血

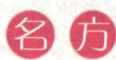

贫血症是由于身体无法制造足够的血红蛋白（一种将氧气输送到血红细胞和身体各个组织的蛋白质）造成的。当这种情况发生的时候，一个人会觉得乏力和感觉筋疲力尽、心情忧郁和易怒不安。其他症状还包括疲劳、头晕目眩、晕厥、冷漠、易怒不安、注意力集中能力不断下降和无法忍受的寒冷感觉。中医认为治疗贫血既要增加营养及补血，又要重视补气，因为气能生血。严重的必须从补肾着手，因为肾中精华能化生成血。

名 方

参苓白术散《和剂局方》

〔配方〕白术、陈皮、山药、人参、茯苓各1000克，桔梗、炒薏苡仁、砂仁、莲子肉各250克。

〔用法〕水煎服，每日1次。

〔主治〕健脾益气。主治贫血脾胃虚弱症。症见脾虚生湿、饮食减少、脘腹痞闷、肠鸣泄泻、体倦无力、形

中 篇
高效良方

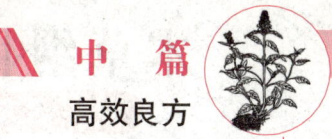

体消瘦、面色萎黄,舌苔白腻,脉虚缓。

归脾汤《济生方》

〔配方〕黄芪、白术、茯苓、龙眼肉各12克,当归9克,党参、陈皮各10克,甘草3克。

〔用法〕水煎,去渣取汁,分2~3次温服,每日1剂。

〔主治〕益气健脾,养心安神。主治巨幼细胞贫血心脾两虚症。症见心悸怔忡、少气懒言、食少纳呆、失眠多梦、眩晕健忘、神倦乏力、腹胀便

###

熟田三七粉治贫血

〔方剂〕田三七90克。

〔用法〕锅内置鸡油适量,后放入田三七炸至老黄色,存性,研末即成。每日3次,每次3克,冲服。

〔功效〕活淤生新。主治脾肾阳虚、再生障碍性贫血。

● 验 证

郭××,男,14岁,学生。患者面色如纸,眼神呆滞,头昏神倦,少气懒言,纳呆,牙龈时时出血,皮下时现紫癜,四肢不温,大便偏溏,脉象缓弱,舌苔薄,舌淡不荣。坚持服

溏,或皮下出血,妇女月经量少色淡、淋漓不尽等,面色萎黄,唇甲色淡,舌质淡嫩,脉细。

举元煎《景岳全书》

〔配方〕人参3~10克,升麻6~15克,白术10~15克,黄芪、红孩儿各15~30克,醋炒针砂30~60克,炙甘草6~10克。

〔用法〕水煎服(针砂加水先煎30~60分钟),每日1剂,日服2次。

〔主治〕益气生血,气血双补。主治缺铁性贫血、白细胞减少等。

上方3个月,精神及症状逐日好转,面色渐渐润泽,恢复初中学习,经随访2年一切良好。

黄芪当归治贫血

〔方剂〕炙黄芪、熟地、鸡血藤、淮山药、紫河车、针砂各30克(先煎),当归20克,潞党参15克,杭白芍、白云苓、炒白术、制香附、陈皮、生麦芽、济阿胶(烊冲)各10克,焙内金、甘草、砂仁(后下)各6克,煅绿矾0.3克(烊冲)。

〔用法〕每日1剂,水煎3次,分3次服。30剂为1个疗程。

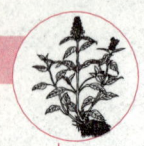

〔功效〕益气养血。主治缺铁性贫血。

● 验 证

唐某，女，29岁，农民。6年前，因流产出血过多，后每次月经量多，素感头昏心悸、少寐、乏力、食欲欠佳，屡按缺铁性贫血治疗，选服中药及力维隆糖浆等药，不见效果，迄今未孕。查：面色苍白，皮肤乏泽。化验：血红蛋白75.0克/升，红细胞$3.1×10^{12}$/升，血清铁7.84微摩/升，血清总铁结合力91.5微摩/升，骨髓未穿刺，肝功能正常，妇科会诊检查，轻度宫颈糜烂，余无特殊。诊为缺铁性贫血（中度）伴继发性不孕。按此方连服2个疗程。复查，血红蛋白、红细胞及血清铁、血清总铁结合力均正常。1年后，得知患者病愈，身已得孕。

黄芪太子参治贫血

〔方剂〕黄芪15~45克，太子参、土茯苓、板蓝根、熟地、白花蛇舌草各15~30克，白术、水蛭各10克，山药、菟丝子各20~30克，当归10~12克，杞果、丹参各10~15克，穿山甲5~10克，公英30克。

〔用法〕每日1剂，水煎服，儿童酌减。

〔加减〕如肝肾阴虚明显或低热者，酌加知母、黄柏、鳖甲、地骨皮、青蒿、天冬、玄参；脾肾阳虚者，酌加破故纸、巴戟天、淫羊藿、鹿角胶、肉桂；热毒炽盛者，酌加银花、连翘、黄连、栀子、水牛角；出血明显者，酌加旱莲草、三七、黑地榆、乌贼骨；湿热明显者，酌加茵陈、败酱草、龙胆草、栀子、滑石、大黄。

〔功效〕益气健脾，补肾填精，活血化瘀，清热解毒。主治再生障碍性贫血。

● 验 证

用此方治疗再生障碍性贫血患者59例，随访1年，治愈48例，有效10例，无效1例，总有效率为98.3%。

三黑大枣饼治贫血

〔方剂〕黑矾、炒黑豆、炒黑芝麻、大枣肉、馒头各120克。

〔用法〕将馒头上方开口去心，包入黑矾，火烤使其熔化为度，另将炒黑豆、黑芝麻研粉放入，用大枣肉拌匀诸药，压成饼状，晒干研末，均分80包，日服2次，每次1包。

〔功效〕主治缺铁性贫血。

● 验 证

用此方治疗各种原因引起的缺铁性贫血81例，效果显著者70例，好转者11例，一般服1料（80包）即可痊愈。

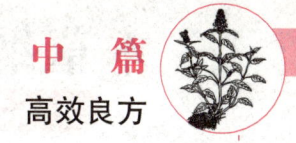

中 篇
高效良方

四、眼科方

第一节 眼科知识

眼科发展源流

中医眼科学是中医临床学科中不可缺少的一个重要组成部分。中医眼科，是中国宝贵文化遗产的一部分，是中国人民几千年来在与疾病作斗争的过程中，逐渐形成和发展起来的一门临床学科。它的形成和发展，是与社会的发展以及整个中医学的发展息息相关的。

中医眼科的萌芽时期远在上古，经历了中国历史上商、周、秦、汉诸代。如早在殷墟出土的甲骨文中，就有关于"目"、"疾目"等记载。至春秋时期，《诗经》和《书经》等又有目盲的记载。隋唐是中医眼科形成的奠基时期，在理论和临床两方面都有较大发展，这一时期，在许多医书中已有集中记载眼科病因证治的文献，主要的如《诸病源候论》《千金要方》《外台秘要》等。宋至远中医眼科进入独立发展时期，眼科理论与实践较前更加完善，眼科已从耳鼻喉科中分出成独立专科。明、清两代，是中医学发展的兴盛时期，眼科也不例外。有关眼科的医药著述方面，无论是数量，还是质量，都大大超过了以前各代。民国时期，祖国医学饱受摧残，中医眼科学得不到应有的发展，也由兴盛转向衰落。到中华人民共和国诞生以后，中医眼科才枯木逢春，得到迅速发展。由于西医眼科的传入和影响，为以后眼科的中西医结合创造了条件。

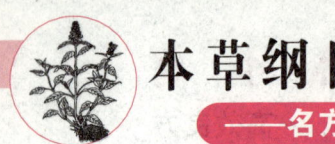

眼与经络、脏腑的关系

中医学认为，眼通过经络，与脏腑均有不同程度的联系。心主血脉，诸脉属目；心主藏神，目为心使；心与小肠相表里，小肠为受盛之官，通过主化物传输精微与眼功能发挥有一定联系。如果脏腑、经络的功能失调，可以反应于眼部，甚至引起眼的疾病。反之，眼部疾病也可通过经络影响相应的脏腑，以致引起全身性反应。眼与肝的关系最为密切。肝开窍于目，肝藏血，眼依赖肝血的濡养才能发挥视觉功能。所以《灵枢·脉度》说："肝气通于目，肝和则目能辨五色矣。"在病理情况下，肝病往往反应于目，如肝阴不足，则两目干涩；肝血不足，则夜盲或视物不清；肝经风热，则目赤痒痛；肝火上炎，则目赤肿痛；肝阳上亢，则头晕目眩；肝风内动，则两目斜视等。可见，目与肝在生理、病理上有密切的关系。

眼不仅与肝关系密切，与五脏六腑皆有关。《灵枢·大惑论》说："五脏六腑之精气，皆上注于目而为之精。精之窠为眼，骨之精为瞳子，筋之精为黑眼，血之精为络，其窠气之精为白眼，肌肉之精为约束，裹撷筋骨血气之精，而与脉并为系，上属于脑，后出于项中。"这里的骨、筋、血、气、肌肉，实际上指的是肾、肝、心、肺、脾。由此古人总结出了五轮学说，即胞睑为肉轮内应于脾，两眦为血轮内应于心，白睛为气轮内应于肺，黑睛为风轮内应于肝，瞳神为水轮内应于肾。可见眼与五脏和脑的关系都很密切。

眼病的病因病机

中医理论认为，眼病发生与六淫侵袭、疠气传染、七情过度变化刺激、饮食不节、劳倦、眼外伤、先天遗传、衰老等因素有直接或间接的关系，其总病机为正不胜邪，病理变化特点为阴阳失调，升降失常，具体病机为脏腑功能失调、气血功能失常，如肝阴不足，肝火上亢、肾虚目失所养、气虚下陷眼睑下垂、血热目赤等等。

中 篇
高效良方

第二节 常见病治法方药

沙眼

沙眼是由沙眼衣原体引起的一种慢性传染性结膜角膜炎，因其在睑结膜表面形成粗糙不平的外观，形似沙粒，故名沙眼。本病病变过程早期结膜有浸润，如乳头、滤泡增生，同时发生角膜血管翳；晚期由于受累的睑结膜发生瘢痕，以致眼睑内翻畸形，加重角膜的损害，可严重影响视力甚至造成失明。中医称本病为"椒疮"，基本病机为风湿热邪侵及眼睑，导致睑结膜血络瘀滞。

银翘散《温病条辨》

〔配方〕二花、连翘各15克，薄荷10克，甘草3克，荆芥穗、牛蒡子、防风各9克，桔梗、淡豆豉、淡竹叶各6克。加当归、赤芍等通络消滞退赤。

〔用法〕水煎服，每日1剂，日服2次。

〔主治〕疏风清热。用于发热头痛，口干咳嗽。

归芍红花散《审视瑶函》

〔配方〕当归、大黄、赤芍、红花、连翘、栀子、黄芩、甘草、白芷、防风各12克。

〔用法〕水煎服，每日1剂，日服2次。

〔加减〕若垂帘障或血翳包睛，加丹皮、生地、紫草等凉血散血之品；黑睛生翳，加石决明、草决明、谷精草等平肝明目退翳；或选用木贼、白蒺藜、白菊花、蝉蜕等祛风退翳明目之品。

〔主治〕凉血散瘀。血热壅滞。

除风清脾饮《审视瑶函》

〔配方〕黄芩、连翘、玄参、知母、元明粉、陈皮、生地各12克，大黄10克，荆芥、防风各9克，桔梗、黄连各6克。若湿邪较甚，加苦

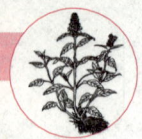

参、地肤子、苍术等，燥湿止痒；泪多，加菊花、蔓荆子、白蒺藜；睑内红赤较甚，加红花、当归、活血散瘀。

〔用法〕水煎服，每日1剂，日服2次。

〔主治〕清脾泻热，疏风散邪。用于脾胃湿热。

验 方

明目汤治沙眼

〔方剂〕生赤芍、黑玄参、白鲜皮各9克，广陈皮、淡竹叶各4.5克，生地黄12克，甘草3克。

〔用法〕每日1剂，水煎服。

〔功效〕清脾凉血。用治脾胃湿热所引起的沙眼、眼丹、针眼等症。风盛者，加荆芥、防风；热盛者，加黄连、山栀；湿盛者，加苍术、黄柏；瘀甚者，加红花、大黄。

● 验 证

孙某，女，39岁。两眼分泌物多，痒，流泪不适，结膜充血，两眼睑结膜血管模糊粗糙，角膜上方血管呈帘状进入角膜缘。舌红绛，苔薄，脉数，诊断为两眼椒疮赤膜（沙眼并感染）。证属血热瘀结，郁于肉轮。予以本方内服，外滴抗生素眼药水而愈。

夜凤汤治沙眼

〔方剂〕夜明砂、草决明、蝉蜕各9克，凤凰壳6克。

〔用法〕以米醋将药煎服，每天2次。

〔功效〕治一切新老沙眼痒甚。

● 验 证

用此方治疗沙眼29例，治愈21例，好转8例。一般用药7天而愈。

苦瓜霜治沙眼

〔方剂〕苦瓜1个（大而熟的），芒硝15克。

〔用法〕将苦瓜去子留瓤，装入芒硝，悬于通风处，数日后瓜外透霜，刮取备用。每用少许点眼，早、晚各点1次。

〔功效〕主治沙眼。

● 验 证

用此方治疗沙眼12例，治愈8例，好转3例，无效1例。

瓜玄汤治沙眼

〔方剂〕西瓜霜30克，霜桑叶、玄明粉各15克。

〔用法〕用2碗清水煎，水过滤澄清即成。将制成药汁放入面盆中，然后将头俯面盆上趁热先薰5～10分钟，趁温再洗3～5分钟。

〔功效〕祛风清热。主治沙眼。

● 验 证

用此方治疗沙眼患者11例，治愈7例，好转3例，无效1例。

九制止泪散治沙眼

〔方剂〕制甘石、蕤仁霜各9克，地力粉15克，青鱼胆4个，梅片7.5克，海螵蛸、制月石、珍珠各3克，麝香0.45克。

〔用法〕海螵蛸用童便浸7天，清水漂净，晒干去皮壳研粉。青鱼胆取出后晾干，不可见火，见火则失效。鱼胆越陈越好，点眼不痛。以上各药细研。用时点眼，每日3次，每次似粟米粒大小，点眼后闭眼数分钟。

〔功效〕通窍止泪，清热明目。用治沙眼、慢性结膜炎、泪腺分泌过多之流泪或迎风流泪等症。

● 验 证

用此方治疗沙眼患者30例，治愈19例，好转10例，无效1例，总有效率为96.7%。

青光眼

青光眼是指眼内压间断或持续升高的一种眼病，持续的高眼压可以给眼球各部分组织和视功能带来损害，如不及时治疗，视野可以全部丧失而至失明。青光眼是导致人类失明的三大致盲眼病之一。青光眼由于眼压增高而引起视盘（曾称视乳头）凹陷、视野缺损，最终可以导致失明的严重眼病。正常人的眼压为10～21mmHg（Schitz眼压计），超过24mmHg为病理现象。眼压增高可以导致视功能损害，视盘出现大而深的凹陷，视野可见青光眼性典型改变。眼压增高持续时间愈久，视功能损害愈严重。青光眼眼压增高的原因是房水循环的动态平衡受到了破坏。少数由于房水分泌过多，但多数还是房水流出发生了障碍，如前房角狭窄甚至关闭等。中医统称为"五风内障"，基本病机为情志抑郁、气机郁结、肝胆火炽、神水积滞等所致。

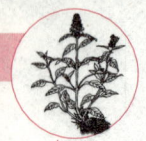

本草纲目
——名方验方速查全书

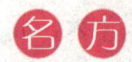

明目地黄丸《审视瑶函》

〔配方〕熟地黄15克，山茱萸、山药、泽泻、牡丹皮、茯苓、柴胡、防风、蔓荆子各10克。

〔用法〕水煎，分2次服，每日或隔日1剂。

〔主治〕滋补肝肾。主治原发性开角型青光眼肝肾阴虚症。

养阴平肝汤（韦文贵方）

〔配方〕炙鳖甲（先煎）、炙龟板（先煎）、石决明（先煎）各24克，桑叶、菊花、沙苑蒺藜（盐水炒）、制女贞子各10克，天麻3克，白芷、蝉蜕各5克，川芎6克。

〔用法〕水煎服，每日1剂，日服2次。

〔主治〕清热养阴，平肝息风，祛风止痛。主治急性充血性青光眼，慢性单纯性青光眼急性发作（宽角型），伴头痛、眼胀。

荆防饮治原发性青光眼

〔方剂〕荆芥、防风、葶苈子、牛膝、当归、半夏各10克，羌活、柴胡、丹参、黄芪各15克，制附子6克，石决明、牡蛎、珍珠母各30克，全蝎8克。

〔用法〕每日1剂，水煎，分早、晚2次口服。

〔功效〕平肝疏肝，活血利湿。主治原发性青光眼。

● 验证

本方治疗原发性青光眼50例中，治愈44例（88%），显效4例（8%），无效2例（4%），总有效率为96%。

归龙致新汤治青光眼

〔方剂〕当归、地龙、黑地榆各12克，黑栀子13克，红花10克，川芎、桃仁、鸡内金、僵蚕各6克。

〔用法〕每日1剂，水煎服。

〔加减〕自觉眼内块状物消失，视力有所改善，原方去鸡内金、黑地榆、黑栀子，加川羌活、龙胆草、生地、杞子各10克，牛膝15克，钩藤12克。4剂煎服后，瞳仁清晰，灯晕消失，仅眼前有薄雾漂过。原方加五味子、山萸肉各15克。5剂继服，药尽而愈，目明如常。

〔功效〕养血活血，化瘀通络，清热熄风。用治青风内障（原发性青光眼）。

● 验 证

牛某，男，70岁。左眼视物模糊，时有黑点或块状物遮挡视线，时大时小，视灯周围有红晕，时感眼蒙薄雾，甚则头目胀痛。左眼瞳孔散大，巩膜微赤；心烦口苦，性急易怒；舌红，苔微黄，脉弦细数。右眼失明10余年。诊为青光眼，急则治其标，以此方5剂煎服。

当归泽泻汤治青光眼

〔方剂〕全当归15克，生熟地、泽泻、土茯苓、猪苓各12克，牛膝、赤芍、生石决明、生牡蛎、桂枝各10克，生甘草6克。

〔用法〕每日1剂，水煎，分2～3次口服。10剂为1个疗程。

〔加减〕若头痛者，加蔓荆子、白芷各10克；若失眠者，加柏子仁、酸枣仁各10克；若大便秘结者，加生大黄（后下）、芒硝（冲服）各8克；若腹胀、食欲减退者，加鸡内金、广木香、陈皮、白术各10克。

〔功效〕主治青光眼。

● 验 证

用此方治疗青光眼患者65例，经用药1～3个疗程后，其中痊愈50例，显效6例，无效9例。

木贼草菊花汤治青光眼

〔方剂〕木贼草12克，菊花30克，牡蛎、石决明各15克，夜明砂10克。

〔用法〕先把药用水浸泡30分钟，再放火上煎30分钟，每剂煎2次，将2次煎出的药液混合。每日1剂，早、晚分服。

〔功效〕清肝明目。主治青光眼、高血压。

● 验 证

胡××，女，74岁。8个月前开始头痛、眼痛，某院诊为青光眼。服中西药物疗效不佳。症见唇红燥，舌边尖红，苔白，脉弦数。右眼已失明，连服上方6剂，诸症均减。又服36剂，头痛、目痛消失。

柴胡葛根治青光眼

〔方剂〕柴胡、葛根、车前子各200克，龙胆草、赤芍各150克，钩藤100克，甘草50克。

〔用法〕取葛根粉碎，过100目筛，备用。

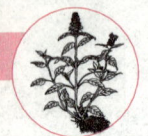

〔加减〕另取柴胡、龙胆草、赤芍、车前子（包煎）、钩藤（后下）、甘草加水共煎3次，每次1小时，过滤，合并滤液，放置过夜。倾取上清液浓缩成浸膏，与葛根粉混匀，60℃干燥，装0号胶囊，每粒重0.26克，即得。

〔功效〕疏肝解郁，清肝泻火，活血利水。主治青光眼。

● **验　证**

用此方治疗青光眼患者74例，其中治愈45例，显效12例，好转6例，无效11例，总有效率为85.1%。

白内障

白内障是常见眼病和主要致盲原因之一，按发病原因常分为老年性、先天性、外伤性、并发性和代谢障碍性等类型，其中老年性白内障是最常见的白内障。初期视物模糊，眼前有黑点或黑影，视力逐渐下降，最后可发展为视力仅有光感。近年研究说明，遗传、紫外线、全身疾患、外伤等因素均可引发该病。中医认为，本病多因年老体弱，肝肾两亏，精血不足，或脾失健运，精不上荣所致。另外，部分因肝经郁热及湿浊上蒸也可致病。中医将白内障称为"如银内障"、"圆翳内障"。病因常为年老体衰，气血不足，肝肾亏虚，精气不能滋润荣养于目而生障翳。

熟地首乌汤（陆南山）

〔配方〕熟地15克，制首乌、黄精、枸杞子各9克，玄参12克，灵磁石30克（先煎）。

〔用法〕水煎服，每日1剂，日服2次。

〔主治〕补肝肾，益精血，明眼目。主治老年性白内障。

九子地黄汤（蒲辅周）

〔配方〕熟地黄60克，山茱萸、山药、茯苓、泽泻、牡丹皮、五味子、枸杞子、沙苑子、决明子、青葙子、茺蔚子、菟丝子、覆盆子、车前子各15克，醋制龟甲（另研细）、灵磁石（火煅醋淬3次，另研细）各30克，沉香粉3克。

〔用法〕前15味共研为细末，加后3味，诸经炼蜜为丸。早、晚各服9克，淡盐汤送下。

〔主治〕滋阴补肾，清肝明目。主治内眼病及白内障。

补中益气汤《内外科伤辨惑》

〔配方〕党参、黄芪、当归、白术、茯苓、枸杞子各10克，柴胡6克，炙甘草、陈皮各3克。

〔用法〕水煎，去渣取汁，分2～3次温服，每日1剂。

〔主治〕健脾益气。主治先天性白内障水轮气虚症。症见晶状体混浊、视物模糊、或视久眼睑喜垂闭、面白神疲、食少、乏力，舌质淡胖，脉缓弱。

珍珠末方

〔方剂〕珍珠末1克。

〔用法〕口服珍珠末每次1克，每日3次，2周为1个疗程。视力提高再服2周，以后改为每次1克，每日1次，维持半年。

〔功效〕主治老年性白内障。

● 验 证

张某，男，65岁。双眼渐进性视物模糊1年，视力右0.4，左0.5，用1%新福林散瞳检查，双眼晶体赤道部轮辐混浊伸向瞳孔区，眼底双眼视网膜小动脉轻度硬化，无其他异常。给予珍珠末1克，每日服3次。2周后查视力右0.7，左0.8。继续再服2周后，视力右1.0，左1.0。以后改为1克，每日1次。追踪半年，视力仍维持1.0。

二石枸杞汤治白内障

〔方剂〕石决明、磁石、生地、枸杞各15克，茯苓、麦冬各12克，菊花、玄参、楮实子、泽泻、车前子（包煎）、生甘草各10克。

〔用法〕每日1剂，水煎，分早、晚2次口服。

〔加减〕偏实症者，加黄芩、栀子，去楮实子；偏虚症者，改生地为熟地，改生甘草为炙甘草，去菊花，加山药、菟丝子；便溏者，去泽泻、茯苓；心血虚者，加当归、黄芪。

〔功效〕平肝潜阳，清热解毒。主治外伤性白内障。

● 验 证

本方治疗外伤性白内障48例，显效15例（33.3%），有效30例（62.5%），无效2例（4.2%）。

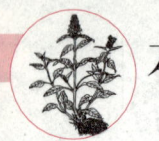

本草纲目
——名方验方速查全书

龙胆汤治老年性白内障

〔方剂〕龙胆草、车前子（包）、生地、当归、赤芍、泽泻各15克，黄芩、柴胡各12克，甘草10克。

〔用法〕每日1剂，水煎，分早、晚2次口服。

〔加减〕球结膜充血水肿明显，加荆芥10克，丹皮12克；刺激症状重者，重用龙胆草；有纤维素渗出物，加生牡蛎15克。

〔功效〕清肝泻火，活血凉血。老年性白内障术后炎性反应。

● 验　证

本方治疗老年性白内障术后炎性反应50例，痊愈18例（36%），显效21例（42%），有效9例（18%），无效2例（4%），总有效率96%。本方配合局部点滴0.25%氯霉素加地塞米松眼药水。

人参生地治老年性白内障

〔方剂〕人参、生地、茺蔚子各60克，石决明、桔梗、车前子、白芍各30克，细辛15克，大黄9克。

〔用法〕将上药共研成细末，等量蜜制成丸，每丸9克，早、晚各服1丸。3个月为1疗程。

〔加减〕血压偏高者，加大黄、钩藤；头晕者，加天麻、龟板；便秘者，加肉苁蓉；小便淋沥者，加泽泻、丹皮；眼干者，加枸杞子、石斛。

〔功效〕疏风泻热，益阴潜阳。主治老年性白内障。

● 验　证

治疗老年性白内障21例，一般1个疗程视力开始恢复，4~5个疗程视力可达1.0~1.2。

结膜炎

结膜炎是结膜组织在外界和机体自身因素的作用而发生的炎性反应的统称。根据结膜炎的病情及病程，可分为急性、亚急性和慢性三类；根据病因又可分为细菌性、病毒性、衣原体性、真菌性和变态反应性等；根据结膜的病变特点，可分为急性滤泡性结膜炎、慢性滤泡性结膜炎、膜性及假膜性结膜炎等。

中医所称的"暴风客热""天行赤眼""白涩症""目痒""赤丝虬脉"等均属于结膜炎范畴,基本病机为风热邪毒侵目所致。

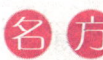

银菊明目汤《治验百病良方》

〔配方〕银花、菊花、防风、荆芥、生地黄、赤芍、板蓝根、黄连、刺蒺藜、木贼草、蝉衣各10克,薄荷6克,生甘草5克。

〔用法〕水煎服。将上药煎好后,趁热熏蒸双眼,至药凉后即饮。每日1剂,日服2次。熏蒸时,宜将口鼻露于蒸外。否则,药味难忍,不能持久,影响疗效。

〔加减〕若兼有头痛者,可去木贼草,加蔓荆子10克;若充血严重、血瘀表现为主者,加红花6克;若眼睑浮肿严重、小便不利者,加木通10克;若大便秘结者,加大黄10克,去黄连,若缺黄连可改用黄芩等量。

〔主治〕疏风清热,凉血解毒,主治急性结膜炎。

〔说明〕方用银花、菊花、板蓝根、黄连清热解毒;荆芥、防风、刺蒺藜、蝉衣、木贼草、薄荷疏风散热,消肿明目;生地、赤芍清热凉血;甘草解毒,调和诸药。诸药合用,共奏疏风清热,凉血解毒之功。

羚羊角散宋·陈师文《太平惠民和剂局方》

〔配方〕羚羊角、黄芩、升麻、炙甘草、车前子各300克,山栀、龙胆草各150克,决明子600克。

〔用法〕上药共研细末。每服3克,日服3次,开水冲服。也可改用饮片水煎服,各药用量按常规剂量酌定。

〔加减〕若胞睑红肿,加石膏、桑白皮、赤芍、丹皮;单核细胞增多症,加大青叶、板蓝根;发热淋巴结肿大,加夏枯草。

〔主治〕清热解毒,泻肝明目,主治发热、口渴、目赤肿痛、隐涩羞明、舌红苔黄、脉弦数。可用于传染性单核细胞增多症、急性传染性结膜炎等病症。

〔说明〕方用黄芩、山栀清热解毒;羚羊角、决明子清肝明目;车前子清热利水;升麻升清养目,一降一升,调畅气机;炙甘草补中益气,调和诸药。合而用之,共奏清热解毒,清肝明目之功。

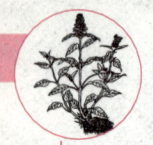

本草纲目
——名方验方速查全书

牛黄上清丸 《全国中药成药处方集》

〔配方〕黄连、桔梗、白芷、川芎、赤芍、荆芥穗各24克，生石膏、大黄各120克，黄芩、当归、生栀子、连翘（去心）各75克，薄荷45克，莲子芯、菊花各60克，黄柏、甘草各15克。

〔用法〕上药共研细末，每900克细粉兑朱砂末、雄黄末各18克，牛黄3克，冰片15克，研细和匀，炼蜜为丸，每丸重6克。每服1丸，日服2次，开水送服。

〔主治〕清火散风，通便解热。身热头痛、目赤、咽喉肿痛、口舌生疮、牙龈肿痛、头面生疮、大便燥结、口渴等症。可用于急性结膜炎、急性咽炎、扁桃体炎、齿龈炎、齿龈脓肿、口腔溃疡、舌炎以及头面疖肿等病症。

消风养血汤 明·吴崑《医方考》

〔配方〕荆芥、蔓荆子、菊花、麻黄、防风、桃仁、红花、川芎各1.5克，当归、白芍、草决明、石决明、甘草各3克。

〔用法〕水煎服。每日1剂，日服2次。

〔主治〕祛风疏散，养血行瘀，清肝明目。风热上扰、目赤肿痛、眦多羞明、红肿较甚、兼有恶寒发热、头痛等症。可用于急性结膜炎、睑缘炎等病症。

〔说明〕方用菊花、石决明、草决明清肝明目；合以荆芥、防风、蔓荆子、麻黄疏散风邪；当归、白芍、桃仁、红花、川芎养血活血；甘草调和诸药。诸药合用，共奏祛风疏散，养血行瘀，清肝明目之功。

疏风清热汤

〔方剂〕白菊花、连翘各12克，板蓝根18克，大青叶15克，桑叶、金银花、黄芩、白茅根各9克，夏枯草、防风各6克，全蝎4.5克。

〔用法〕水煎服。每日1剂，首煎内服；第二煎用纱布滤过，用其液洗眼。日洗3~5次。

〔加减〕若头痛鼻塞者，加桔梗、荆芥各6克；便秘口渴者，加大黄6克，玄明粉4.5克；结膜出血者，加赤芍6克，丹皮3克。

〔功效〕疏风清热。急性流行性出血性结膜炎。

● 验 证

用本方治疗急性流行性出血性结膜炎101例，多数在1～2天内充血明显减轻，3～4天治愈。其中绝大部分病例在用药后1～2天即充血消退，症状消失，平均治疗天数为2.81天。较氯霉素对照组，时间缩短了4.89天。

秦皮清热液治结膜炎

〔方剂〕秦皮250克。

〔用法〕上药加水500毫升，分煎2次，合2次药液再熬成250毫升，用滤纸过滤。将滤液灌注空眼药瓶内，每支10毫升，滴眼。

〔功效〕清热活血。主治结膜炎。

● 验 证

饶××，男，成人。两目白睛红赤，眼珠、头额刺痛，迎风流泪，眼眵稠黏，口苦而干，小便黄短，纳差，睡眠不安，苔黄，脉弦数。以此法滴眼，辅以秦皮汤外洗而愈。

活血汤

〔方剂〕桃仁、生地各12克，红花、川芎各6克，当归、赤芍、柴胡、牛膝、桔梗、青葙子、密蒙花、决明子各9克。

〔用法〕水煎服。每日1剂，日服2次。

〔加减〕妇女经期，去桃仁；肝气郁结症状明显，加重柴胡或白芍9克，去赤芍；微热者，加丹皮、地骨皮。

〔功效〕活血化瘀，清肝明目。红眼病（急性结膜炎）。

● 验 证

用本方治疗红眼病患者（均有不同程度的沙眼病）10例，其中治愈者9例，好转1例。一般经服药2～6剂即获痊愈。

生地桑白皮治结膜炎

〔方剂〕生地10～30克，丹皮、黄芩、赤芍、木贼、连翘、桔梗各10克，蝉蜕6克，归尾15克，桑白皮30克，银花20克，白蒺藜12克。

〔用法〕先将药放入药锅中，用清水浸泡20分钟，再煎20～30分钟，取药液150毫升，加水再煎取药液150毫升，将2次煎出药液混合。每日1剂，早饭后30～60分钟和晚上临卧前各服1次。

〔加减〕若眼球疼痛难忍者，加玄胡6克；口干口苦者，加麦冬10克，

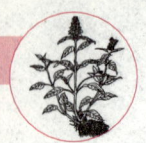

龙胆草10克；大便秘结者，加酒大黄3~6克；眼痒者，加白鲜皮20克。

〔功效〕清热止痛。主治结膜炎、泪囊炎。

● 验 证

用此方治疗89例，其中治愈58例，显效21例，有效8例，无效2例，总有效率为97.8%。

忍冬藤汤

〔方剂〕忍冬藤、板蓝根、蒲公英、野菊花、夏枯草各20克，谷精草、赤芍、桑皮、连翘、白蒺藜各15克，薄荷、生甘草各8克。

〔用法〕水煎服。每日1剂，日服3次。小儿剂量酌减。

〔加减〕若头痛、咽喉甚者，加白芷、蔓荆子、牛蒡子各10克；若结膜充血水肿甚者，加茯苓、猪苓、茺蔚子各10克；若结膜下出血者，加地榆、茜草、大蓟各10克；若角膜上皮剥脱者，加龙胆草、蝉蜕各10克；若大便秘结者，加生大黄（后下）、玄明粉（冲服）各6克。

〔功效〕清热解毒，疏风凉血。流行性出血性结膜炎。

● 验 证

用本方治疗流行性出血性结膜炎159例，其中，痊愈者157例，无效者2例。治愈率为98~74%。在痊愈的157例中，用药2天治愈者39例，3天治愈者48例，4天治愈者60例，5天治愈者10例。

角膜炎

角膜炎是一种严重的眼科疾病，是导致失明的主要原因之一。角膜炎的病因有多种，外伤、其他眼部或全身感染性疾病都可能导致角膜感染，而引起角膜感染的病原体可以是细菌、霉菌或病毒，个别病例是由过敏反应所引起，所以一定要区分病因，针对病因进行治疗。中医分别称"聚星障""银星独见""枣花翳""疑脂翳""混睛障"和"风轮赤豆"等。临床主要表现为黑睛混浊，畏光流泪，视力下降。基本病机为外感风热，或热毒上攻，蕴于黑睛。

名方

金黄汤 俞庆福

〔配方〕金果榄10克,黄精18克,密蒙花6克,谷精珠8克,凤仙花、菟丝子各9克,枸杞子13克,炙甘草5克。

〔用法〕每剂水煎2次,取汁300毫升,每日1剂,日服2次。第3次加入杭菊花9克,白蒺藜12克,水煎后熏洗患眼,每晚1次。

〔主治〕清肝补肾,明目退翳,主治单纯疱疹病毒性角膜炎。

青芷四物汤《千家妙方·下》

〔配方〕大青叶50克,白芷、当归、生地、川芎各15克,赤芍、白芍各20克。

〔用法〕水煎服,每日1剂,日服2次。

〔加减〕肝热症状显著者,加黄芩、金银花;畏光流泪、疼痛(角膜刺激症状)明显者,加防风、荆芥等祛风药;体质虚弱、正气不足者,加党参、黄芪;阴虚症状明显者,加元参、天冬;恢复期可加退翳明目药蝉蜕、丹参等。

〔主治〕清肝凉血,主治树枝状角膜炎。

红肿翳障方 韦文贵

〔配方〕生地15克,赤芍、密蒙花、赤石脂、夏枯草各10克,白芷、焦冬术、川芎各6克,石决明25克(先煎),细辛3克,黄芩10克,甘草5克。

〔用法〕水煎服,每日1剂,日服2次。

〔主治〕祛风清热,滋阴活血,退翳明目,主治角膜炎,角膜溃疡。

消毒饮(石守礼)

〔配方〕柴胡12克,夏枯草、赤芍、蒲公英、菊花各15克,钩藤30克(后入),蝉衣10克,甘草6克。

〔用法〕水煎服,每日1剂,日服2次。

〔加减〕口干咽燥或咽痛,加天花粉、麦冬;充血严重或角膜有新生血管,加丹皮;小便赤涩,加木通;大便燥结或前房积脓,加大黄、芒硝;当充血减退,可逐渐增加养阴退翳药,如当归、生地、白芍、玄参、木贼、白蒺藜等。

〔主治〕疏散风热,清热解毒。主治单纯疱疹病毒性角膜炎。

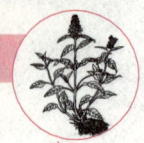

验方

寸冬草治疱疹性角膜炎

〔方剂〕寸冬、草决明各15克,生地、沙参、白及、白芍、胆草各12克,黄芩、菊花各9克。

〔用法〕每日1剂,水煎服。

〔功效〕养肺阴,清肝热。主治疱疹性角膜炎。

● 验 证

李××,女,30岁,右眼患疱疹性结膜炎3个月余,时好时坏,经各种疗法,久治不愈。治以是上方加减,共投18剂而愈,观察半年未见复发。

四黄液治细菌性角膜炎

〔方剂〕黄芪20克,黄连、黄芩各15克,黄柏、连翘、蒲公英、金银花、车前子各12克,猪苓、泽泻、甘草各9克。

〔用法〕将上述药物浸泡30分钟后,煎煮2次,合并过滤浓缩直至150毫升。取中药煎制剂50毫升,用喷雾器对准患眼,距离15~20厘米,睁眼雾化20分钟,每日1次,剩余药液口服。

〔功效〕清热解毒,渗湿利水。主治细菌性角膜炎。

● 验 证

治疗58例,痊愈47例(81%),好转9例(15.5%),无效2例(3.5%)。

板蓝根治病毒性角膜炎

〔方剂〕板蓝根、珍珠母各30克,草决明、青葙子、当归各15克,菊花、防风、龙胆草、山栀子、生地、生大黄各10克,蝉蜕6克。

〔用法〕每日1剂,水煎取500毫升,分早、晚2次服。药渣加水煎成1500毫升,滤去渣,稍凉后用,干净纱布蘸药液外敷双眼,每次约30分钟,每天外敷2次。

〔功效〕清肝,凉血,明目。主治病毒性角膜炎。

● 验 证

阎×,女,61岁。15天前觉双目磨痛,流泪伴视物模糊,眼科诊断为病毒性角膜炎,此方1剂后症状减轻,连用5剂后痊愈。

银翘荆防汤治角膜炎

〔方剂〕银花、板蓝根、蒲公英各20克,连翘、荆芥、防风、柴胡、黄芩、桔梗各10克,薄荷6克,甘草5克。

中篇
高效良方

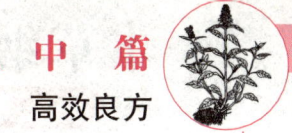

〔用法〕每日1剂,水煎服。

〔加减〕用本方加羌活10克。5剂症状减轻,减羌活加密蒙花、木贼各10克,蝉蜕6克。10剂后症状消失,荧光染色阴性,双眼视力均为1.5。

〔功效〕祛风解表,清热解毒。用治单纯疱疹性角膜炎浅表型,症见黑睛生翳如点状、黑芒状或连缀成片,视物模糊,白睛赤脉,畏光流泪,涩痛难睁,舌苔薄黄,脉浮数。

● 验 证

陈某,女,32岁。右眼畏光流泪、视物模糊5天。视力右眼1.0,左眼1.5。右眼结膜轻度充血,角膜2%荧光素染色可见密集点状着色。舌苔薄黄,脉弦。诊为浅层点状角膜炎。

消毒饮治角膜炎

〔方剂〕柴胡、薄荷(后下)、蝉蜕各10克,钩藤(后下)、板蓝根各30克,夏枯草、大青叶、黄芩、赤芍、公英、菊花各15克,甘草6克。

〔用法〕每日1剂,水煎服。

〔加减〕口干咽燥,或咽痛者,加天花粉、麦冬;结膜充血严重,或角膜有新生血管者,加丹皮;小便赤涩者,加木通;大便燥结,或前房积脓者,加大黄、芒硝。充血退后,可逐渐增加养阴退翳药,如当归、生地、白芍、玄参、白蒺藜、木贼。

〔功效〕疏散风热,清热解毒。用治单纯疱疹病毒性角膜炎。

● 验 证

治疗单纯疱疹病毒性角膜炎30例,起病从1个半月至2年不等,反复发作。服药最少者3剂,最多者73剂,经治后全部痊愈。药后观察时间3个月至2年,其中有3例复发,但用本方再次治疗后又告痊愈。

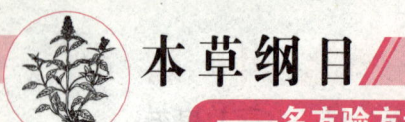

五、皮肤科方

第一节 皮肤科知识

皮肤科概述

皮肤位于人体的表面，是人体和外界环境直接接触的部分，是人体面积最大的器官。皮肤的厚度为0.5~4毫米，像一张纸一样，其中以眼睑上的皮肤最薄，以手掌、脚掌的皮肤最厚。各部位的皮肤特点不同，男性和女性的皮肤细腻、柔嫩程度也不一样。另外，皮肤的状况还与年龄、种族、地区、季节、职业及身体状况等有关系。

皮肤的作用及分类

皮肤分别为表皮层、真皮层、皮下组织、皮肤附属器。皮肤按其皮脂腺的分泌状况可分为：中性皮肤、干性皮肤、油性皮肤、混合性皮肤、问题性皮肤。皮肤具有多重生理功能，还参与各种物质代谢，并是一个重要的免疫器官，使机体保持一个稳定的内环境，更好的适应外环境的各种变化。皮肤的作用有：保护作用、分泌作用、感觉作用、调节体温、排泄作用、吸收功能以及新陈代谢作用。

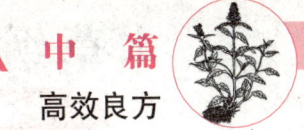

中篇 高效良方

第二节 常见病治法方药

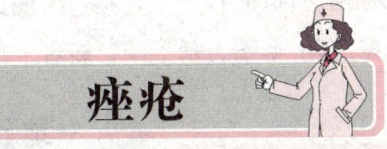

痤疮

痤疮是毛囊皮脂腺单位的一种慢性炎症性皮肤病,主要好发于青少年,对青少年的心理和社交影响很大,但青春期后往往能自然减轻或痊愈。临床表现以好发于面部的粉刺、丘疹、脓疱、结节等多形性皮损为特点。中医称本病为"粉刺",基本病机为素体阳热偏盛,加上青春期生机旺盛,营血日渐偏热,血热外壅,气血郁滞,蕴阻肌肤。

名方

肺风丸《东垣十书》

〔配方〕细辛、旋复花、羌活各30克,蚕蛾(去翅足)、苦参各60克。

〔用法〕上药研细末,用粳米软饭和丸,如梧桐子大,每服50丸,茶酒送下,不拘时,也可作汤,剂量酌减(细辛宜久煎)。

〔主治〕散风寒,化痰湿,通络散结。适用于风寒外袭、痰湿阻络、面生疙瘩、颜面发暗、瘙痒肿痛之粉刺症。

二陈汤《和剂局方》

〔配方〕陈皮、甘草各6克,茯苓12克,姜半夏、白术、党参、车前子各10克,山药、白花蛇舌草、丹参各15克。

〔用法〕水煎,去渣取汁,分2次温服,每日1剂。

〔主治〕化痰利湿健脾。主治痤疮痰湿凝结型。症见皮疹结成囊肿,或有纳呆,便溏,舌淡胖,苔薄,脉滑。

验方

白果仁治痤疮

〔方剂〕白果仁适量。

〔用法〕每晚临睡前用温水将患部洗净(勿用肥皂或香皂)。取除掉

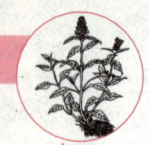

本草纲目
——名方验方速查全书

外壳的白果仁，切去一部分使之成为平面，用以频搽患部，边搽边削去用过的部分，以利药汁渗出。每晚用1～2枚白果仁搽遍患部即可。

〔功效〕主治痤疮（青春痘、酒刺、粉刺）。

● 验 证

用此方治疗痤疮患者120例，结果治愈116例，好转2例，无效2例，总有效率为98.3%。一般用药7～14天，痤疮即愈，面部不留疤痕，效果满意。

丹紫黄白汤治痤疮

〔方剂〕丹参20克，紫草10克，制大黄9克，白花蛇舌草20克，神曲15克。

〔用法〕每天1剂，煎2遍和匀，早、晚分服。

〔功效〕活血化淤，解毒消炎。主治痤疮。

〔加减〕脓疱严重者加野菊花15克，连翘15克，清热解毒，黄芪20克托里排脓；痒者加蝉衣祛风止痒；同时外涂冰片三黄散：冰片3克，川黄连10克，生大黄10克，硫黄10克，研极细末，香油调涂之，日2次。

● 验 证

熊××，男，18岁。面部痤疮2年余，伴发丘疹、脓疱、肿痛，此伏彼起、层出不穷，大便干燥，2～3日一解。予本方服用1周，丘疹、脓疱均减，大便通畅，2周后痤疮旧者渐消，新者未起，脓疱痊愈。

地公芍药汤治痤疮

〔方剂〕生地30克，公英15克，赤芍、丹皮、蚤休、昆布、夏枯草、海藻、炒莪术、炒三棱各9克。

〔用法〕每日1剂，水煎服。

〔功效〕凉血清热，消痰软坚。用治囊肿性痤疮。

● 验 证

李某，男，21岁。患者面部除密集之黑头粉刺外，散在脓疱、囊肿，部分成萎缩性疤痕，另见颌部多处疤痕疙瘩，皮脂溢出明显，颈部、前胸、后背亦见多处相同损害。脉象弦滑，舌质红绛。临床诊断为囊肿性痤疮。予以本方进行治疗，前后数诊，共服药21剂，痤疮之症渐趋轻微，囊肿转平，已不起脓疱。守原方继服1个月，囊肿性痤疮之症明显改善，面容大致趋平。

三黄苦参治痤疮

〔方剂〕黄芩、黄柏、苦参各15克，黄连5克，甲硝唑10片。

中篇 高效良方

[用法]将前4味药加水煎成150毫升,待药温降至40℃左右,倒进装有300克特级熟石膏粉的器皿内,将甲硝唑研末加入,搅拌成糊状,均匀地覆盖整个面部,5次为1疗程。

[功效]清热解毒。主治痤疮。

● 验 证

用此方治疗痤疮21例,其中治愈16例,好转4例,无效1例。

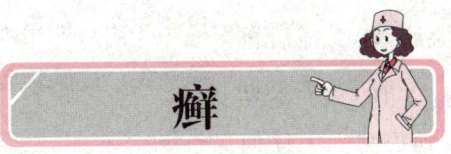

癣

癣是由浅部真菌感染而引起的皮肤病。临床上常见有头癣、体癣、股癣、手足癣和花斑癣等。头癣是发生于头部毛发及皮肤的真菌病。表现为头发无光泽,脆而易断,头皮有时发红,有脱屑或结痂。结黄痂致永久性秃发的是黄癣,脱白屑而不损害毛发生长的是白癣,均有传染性。本病主要致病菌是皮肤癣菌,主要包括毛癣菌属、小孢子菌属和表皮癣菌属,其共同特点是亲角质蛋白,侵犯人和动物的皮肤、毛发、甲板,引起感染。感染人类的真菌主要来自外界环境,感染途径可为接触、吸入或食入等。

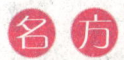

除湿胃苓汤《医宗金鉴》

[配方]苍术、白术、猪苓、白鲜皮、蜂房各15克,茯苓、龙胆草、生薏苡仁各20克,车前草、陈皮、茵陈各10克,生甘草6克。

[用法]水煎,去渣取汁,分2次温服,每日1剂。

[主治]健脾利湿。主治足癣脾湿型。症见皮损趾间渗液浸淫,奇痒难耐。

乌蛇驱风汤(朱仁康)加减

[配方]生甘草、蝉衣各6克,乌蛇、荆芥、防风、白芷、羌活、黄芩、金银花、连翘各10克,黄连8克。

[用法]水煎服,每日1剂,日服2次。

[主治]搜风别邪,清热解毒。主治扁平癣。凡属风邪久羁,郁久化热之症,舌质红,苔黄而腻者均可使用本方。

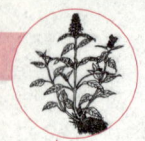

本草纲目
——名方验方速查全书

大蒜治金钱癣

〔方剂〕独头蒜（生）1枚。

〔用法〕独头蒜切片，直接搽患处，每天2~3次，每次搽5~10分钟。若湿癣（即有流脂者），搽后再用明矾粉外敷患部。一般5~7天见效，最多15天，直到痊愈。无任何副作用。

〔功效〕祛风杀虫。主治金钱癣。

● 验 证

王××，女，28岁，自诉3年前面额部皮肤潮红而瘙痒，逐渐形成钱币状癣块，边缘清晰，环周鲜红色小丘疹，上有少量鳞屑，冬春较重，入夏轻，经中西药外用无效。嘱其照法应用6次而愈。

乌贼骨硫磺治花斑癣

〔方剂〕密佗僧、乌贼骨各30克，硫磺、川椒各15克。

〔用法〕上药共研为极细末，过120目筛，装入瓶内备用，用时取生姜1块，斜行切断，经断面蘸药粉少许擦患处（无痛苦，对正常皮肤亦无损害），擦至汗斑变成淡红色时即可。每日早、晚各擦1次，擦后勿水洗，洗澡后擦用更好。

〔功效〕疏风活血。主治花斑癣。

● 验 证

金××，男，42岁，干部。患汗斑4年多，即用上方治疗5天后，瘙痒消失，皮肤恢复正常，随访4年无复发。

鸦胆百部液治癣

〔方剂〕鸦胆子20克（打碎），生百部30克，白酒、醋各250克。

〔用法〕上药为治疗一只患手的用量。将药及酒、醋共放入大口瓶内，密闭，浸泡10天后备用。将患手插入瓶中浸泡（浸泡过程要注意尽量减少药液的挥发），每次浸泡30~60分钟，每天浸泡2~3次。

〔功效〕主治手癣（鹅掌风）。

● 验 证

张某，男，48岁。患右手鹅掌风已15年，皮肤粗糙，厚如胼胝，入冬皲裂，遇冷水倍感痛楚，影响工作和休息，经多方中西药内服、外擦治疗无效。后按此方先后用药3剂，浸泡30次，患手临床治愈，随访1年，再未复发。

地骨皮甘草洗剂治手癣

〔方剂〕地骨皮30克，甘草15克。

〔用法〕将上药水煎外洗，每日1剂。

〔功效〕清热杀虫。主治手癣。

● 验 证

用上药治疗手癣患者15例，均获治愈。绝大多数患者用药1天症状减轻，最多用药5天。平均用2剂而获痊愈。

马钱子治癣

〔方剂〕马钱子适量。

〔用法〕将马钱子放入盛有芝麻油的锅中，炸至胀鼓，剖开呈黄色即可，过滤即得马钱子药油。将患癣的手足洗净，晾干。取马钱子药油涂搽于患处，边搽边搓边热烘。隔日1次。用药5次为1疗程。

〔功效〕散血热，消肿止痛。主治手足癣。

● 验 证

陈某，女，32岁。患手癣5年，初起为小疱，疱破后脱屑严重，瘙痒并疼痛。遂予以外搽马钱子药油并加热烘暖患部。隔日1次。2日后复诊，瘙痒明显减轻，燥裂处疼痛缓解。连续4次用药而治愈。随访1年，未见复发。

荨麻疹

荨麻疹俗称风团、风疹团、风疙瘩、风疹块，是一种常见的皮肤病。由各种因素致使皮肤黏膜血管发生暂时性炎性充血与大量液体渗出，造成局部水肿性损害。发生与消退都比较迅速，有剧痒。发作时，可伴有全身症状和内脏损害，如发烧、腹痛、腹泻或其他全身症状。本病属于祖国医学的"瘾证"范畴，可分为急性荨麻疹等，常在接触过敏原后发生。一般把起病急、病程在3个月以内者称为急性荨麻疹，风团反复发作超过3个月以上者称为慢性荨麻疹。

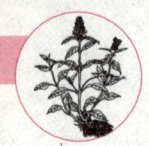

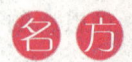

消风散《外科正宗》

〔配方〕生石膏30克,生地黄、白茅根、紫草、亚麻子、当归各15克,荆芥、防风、苦参、知母、生甘草各10克,蝉蜕6克。

〔用法〕水煎,分2次服,每日1剂。

〔主治〕清热凉血,消风止痒。主治荨麻疹血热型。症见先感皮肤灼热刺痒、搔抓后即随手起风团或者说条痕隆起、越抓越起,以夜间为重。发时心烦不宁、口干思饮,舌红,苔薄黄,脉弦数。

荆防方(赵炳南)

〔配方〕荆芥穗、防风、僵蚕、紫背浮萍、生甘草各6克,金银花12克,牛蒡子、牡丹皮、干生地黄、黄芩各9克,薄荷、蝉蜕各4.5克。

〔用法〕水煎,去渣取汁,分2次温服,每日1剂。

〔主治〕疏风解表,清热止痒。主治急性荨麻疹、血管神经性水肿。

多皮饮(赵炳南)

〔配方〕地骨皮、五加皮、大腹皮、粉丹皮、川槿皮各9克,桑白皮、白鲜皮、赤苓皮、冬瓜皮、扁豆皮各15克,干姜皮6克。

〔用法〕水煎服,每日1剂,日服2次。

〔加减〕若遇冷而复发者,则重用干姜皮;遇热而发作者,去干姜皮,加干生地15~30克。

〔主治〕健脾除湿,疏风和血。主治亚急性、慢性荨麻疹。

麻黄蝉衣汤(冉雪峰)

〔配方〕麻黄、蝉蜕各6克,槐花米、黄柏、乌梅、板蓝根、甘草、生大黄各9克。

〔用法〕水煎服,每日1剂,日服2次。一般2~3剂即荨麻疹消退。

〔加减〕出现全身反应,有发热恶寒者,加金银花15克,苏叶3克;大便干,大黄加至15克;出现气短、呼吸困难者,加杏仁9克,栝楼15克;大便溏者,首剂去大黄,加丹皮9克;恶心、呕吐、腰痛,加厚朴、枳实、建曲各9克;小便短赤者,加滑石粉9克,石斛12克,生大黄减至6克。

〔主治〕抗过敏,散风热,凉血祛风,清热解毒。主治荨麻疹。

艾叶酒治荨麻疹

〔方剂〕白酒100克，生艾叶10克。

〔用法〕上药共煎至50克左右，顿服，每天1次，连服3天。

〔功效〕清热散寒。主治荨麻疹。

● 验 证

李××，男，27岁，1987年3月4日诊。全身出淡红色大小不等的风团，剧痒，反复发作3个月。诊断为慢性荨麻疹。经上方治疗3天痊愈，随访1个月未见复发。

蝉衣防风汤治荨麻疹

〔方剂〕防风9克，蝉衣、僵蚕、丹皮各10克，炒黄芩、生地各15克。

〔用法〕每天1剂，煎2遍和匀，日2～3次分服。

〔功效〕清热凉血。主治荨麻疹凉血。

● 验 证

方××，女，25岁。皮疹时起时没，已经2周。疹起时高出皮肤，大小不一，色红而痒，时感躁热，口渴便结。舌红苔薄黄、脉数。予本方治疗。3剂后疹减大半，大便亦畅，5剂后皮疹及躁热均解。

荆防参香化湿解表汤

〔方剂〕荆芥、防风、刺蒺藜、黄芩、苦参、车前子、藿香、佩兰各10克，白鲜皮、白茅根各15克。

〔用法〕每日1剂，水煎2次，早、晚分服。

〔功效〕透热解表，化湿消疹。主治适用于外感湿热，兼受风邪，发于皮表者。

● 验 证

欧××，男，62岁。患荨麻疹服上方5剂，诸症皆愈。

赤豆枳术饮

〔方剂〕赤小豆、茯苓皮、冬瓜皮各12克，炒枳壳、炒白术、赤芍、蝉衣、防风各6克，荆芥3克。

〔用法〕将以上诸药置于锅中，水煎服，每日1剂。

〔功效〕清热化湿，疏风止痒。用治丘疹性荨麻疹。

● 验 证

用此方治疗丘疹性荨麻疹56例，痊愈53例，有效3例，痊愈率为94.6%。

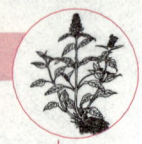

苍术茯苓清热解毒汤

[方剂] 苍术、黄芩、连翘、地肤子、茯苓、蝉蜕各10克，厚朴6~9克，陈皮6克，甘草5克，丹皮10~12克。

[用法] 水煎服，每日1剂，日服2次。

[加减] 痒甚，加蝉蜕、苦参、徐长卿各10克；脘腹痛甚，加炒枳壳、焦楂曲各10克；疹红赤或咽红赤，加金银花、地骨皮各10克。

[功效] 清热祛湿，运脾和中，散风活血。主治慢性胃肠型荨麻疹。

● 验 证

治疗15例，结果痊愈12例，好转2例，无效1例。治愈12例中，曾随访6例，有5例复发，再服原方痊愈。

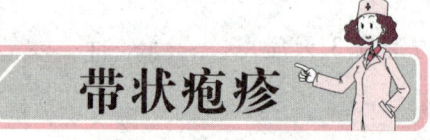

带状疱疹

带状疱疹是由水痘—带状疱疹病毒引起的急性感染性皮肤病。对此病毒无免疫力的儿童被感染后，发生水痘。人是水痘—带状疱疹病毒的惟一宿主，病毒经呼吸道黏膜进入血液形成病毒血症，发生水痘或呈隐性感染，以后病毒可长期潜伏在脊髓后根神经节或者颅神经感觉神经节内。当机体受到某种刺激（如创伤、疲劳、恶性肿瘤或病后虚弱等）导致机体抵抗力下降时，潜伏病毒被激活，沿感觉神经轴索下行到达该神经所支配区域的皮肤内复制产生水疱，同时受累神经发生炎症、坏死，产生神经痛。本病愈后可获得较持久的免疫，故一般不会再发。

紫花公英汤（董建华）

[配方] 金银花、连翘、车前子（包煎）、草薢、晚蚕砂（包煎）、紫花地丁、蒲公英、丹参、炒酸枣仁、瓦楞子各10克，生甘草3克。

[用法] 水煎，去渣取汁，分2次温服，每日1剂。

[功效] 清热化湿，解毒通络。主治带状疱疹湿毒外发，内蕴血分。症

见左胸胁灼痛、瘙痒、夜不成寐、皮损处充血糜烂、局部有疱疹、沿左胸胁呈带状分布、食少、精神不安、舌红、苔黄厚、脉弦数。

清热消毒饮（王季儒《肘后积余集》）

〔配方〕生石膏、紫花地丁、黄花地丁、金银花、忍冬藤、赤小豆各30克，大黄、黄连各6克，连翘、大青叶各15克，丹皮、蚕砂、山栀子、黄柏、知母各10克，乳香、没药、蝉蜕各5克，滑石12克。

〔用法〕水煎服，每日1剂，日服2次。

〔加减〕如溃烂流水，加白鲜皮30克；痒者，加苍耳子6克，地肤子30克；红赤较甚者，加桃仁、茜草各10克；如脉不洪大，去石膏。

〔主治〕清热解毒。主治带状疱疹（缠腰火丹）。

羚角钩藤汤《通俗伤寒论》

〔配方〕钩藤、滁菊花、生白芍、茯神各9克，羚角片5克，霜桑叶6克，鲜生地、竹茹各15克，川贝母12克，生甘草3克。

〔用法〕水煎服，每日1剂，分2次服。

〔主治〕凉肝息风，增液舒筋。主治带状疱疹。

败酱紫草祛湿解毒汤

〔方剂〕马齿苋、大青叶、紫草、败酱草各15克，黄连、酸枣仁各20克，煅牡蛎（先煎）30克。

〔用法〕水煎服，每日1剂，日服2次。

〔功效〕清热解毒，凉血祛湿，安神止痛。主治带状疱疹。

● 验 证

治疗100例，痊愈86例，其中4~7天治愈者53例，8~14天治愈者33例。显效10例，有效4例，总有效率达100%。

雄黄洗剂治带状疱疹

〔方剂〕雄黄、明矾各20克，大黄、黄柏、侧柏叶各30克，冰片5克。

〔用法〕除雄黄、冰片外，将其余药物加温水浸泡30分钟，然后文火煎30分钟，煎至200毫升左右滤出，加入雄黄、冰片粉末，充分混匀后，

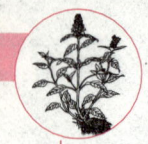

以不烫手为度。用纱布或脱脂棉沾药液洗患处，每天2～3次，每次30分钟。药液洗后保留，下次加温再用。5天1疗程。

〔功效〕清热解毒止痛。用治带状疱疹，症见发疹前，局部均感皮肤灼热及刺痛，不久皮痛处出现红斑，继则出现成簇水疱，局部剧烈疼痛。

● 验 证

用此方治疗带状疱疹30例，其中1～2个疗程痊愈者23例，3个疗程痊愈者6例。一般外洗后，次日疼痛明显减轻，夜能安眠；大部分冲洗后，2～3日皮疹停止发展，水疱大都干涸，皮损逐渐消失。

二草连翘汤治带状疱疹

〔方剂〕龙胆草、黄芩、栀子、丹皮、木通、生甘各草9克，连翘、生地各15克，泽泻6克，车前子12克。

〔用法〕每日1剂，水煎2次分服。

〔功效〕泻肝胆实火，清热利湿解毒。主治带状疱疹。

● 验 证

李××，女，23岁。五天前右侧下胸部开始疼痛，而后相继起红斑及水疱，一堆出现，从前胸漫延到后胸，剧烈疼痛，夜不成眠，口干思冷饮，大便秘结，3日未解，尿黄而少。投上方3剂后，局部水疱逐渐消退，疼痛减轻，大便已通，又继服3剂，局部疱疹已干燥结痂、脱屑，疼痛基本消失。再服3剂，大便通畅，其他症状消失，表面留有色素沉着，未再复发。

雄黄白矾膏治带状疱疹

〔方剂〕雄黄、白矾各10克，乳香、没药各5克，冰片少许，生石灰水、香油各50毫升。

〔用法〕将雄黄、白矾、乳香、没药共研极细末，入冰片末混匀。加入生石灰水和香油，搅拌均匀成膏状。外涂患处，无须包扎，每日2～3次。一般1次止痛，2～3次可愈。

〔功效〕清热燥湿，解毒止痛。主治带状疱疹，湿热毒邪蕴结肌肤者。

● 验 证

①王某，女，36岁。2天前右胁部皮肤灼热刺痛、瘙痒难忍。2天后其上出现数群成片丘疹、水疱，呈带状分布，基底绕以红晕，刺痛难忍，坐卧不安。伴低热、恶寒、乏力、食欲不振；舌红，苔黄，脉弦数。用雄黄白矾膏按上法涂之，1次后痛止，第2日皮损结痂，第3日痊愈。

三物擦剂治带状疱疹

〔方剂〕雄黄、明矾各10克，琥珀末3克。

〔用法〕将上药共研成细粉，用凉开水调如稀浆糊，以新羊毛刷蘸之擦患处，随干随擦。

〔功效〕清解邪毒。主治带状疱疹。

● 验 证

谷××，女，43岁。患带状疱疹，腰围及胸背部皮肤红赤灼热，疼痛难忍。嘱其用"三物擦剂"涂擦患处皮肤。用药1日疼痛消失，病获痊愈。

黄褐斑

黄褐斑也称肝斑，为面部的黄褐色色素沉着。多对称蝶形分布于颊部。多见于女性，血中雌激素水平高是主要原因，其发病与妊娠、长期口服避孕药、月经紊乱有关。属于中医的"面尘""黧黑斑"范畴。其基本病机为肝郁化热，气血失和或脾胃亏损，气血两虚，或肾阴不足，虚火上炎，致肌肤失养。

名方

熟地补阴汤（李振琼方）

〔配方〕牡丹皮、山萸肉、枸杞子、陈皮各9克，熟地18克，山药20克，茯苓、泽泻各15克，黄柏、菊花各12克。

〔用法〕水煎服，每日1剂，日服2次。

〔主治〕滋补肝肾。主治肝肾亏虚。

退斑汤（姜兆俊方）

〔配方〕白附子、甘草各6克，柴胡、香附、茯苓、川芎、白僵蚕、白术、白芷各9克，白藓皮15克，生地、熟地、当归各12克。

〔用法〕水煎服，每日1剂，日服3次。

〔主治〕疏肝解郁，养血健脾。情志抑郁，渐伤肝脾，肝郁化火，火燥淤滞。

阳虚黄褐斑方《美容护肤中医八法》

〔配方〕白附子、蔓荆子、细辛各

3克，仙茅、桃仁、红花各6克，制附片、淫羊藿、熟地各9克，冬瓜仁、生薏仁各30克，党参、茯苓各12克。

〔用法〕水煎服，每日1剂，日服3次。

〔主治〕补阳祛斑，黄褐斑秘方，主治肾阳不足。

验方

祛斑膏治黄褐斑

〔方剂〕天花粉、鸡蛋清各适量。

〔用法〕将天花粉研细，用鸡蛋清调匀成膏。用药前先用热水将脸洗净，并用热毛巾将面部捂热，将药膏于面斑上涂擦1层。每日午休和夜睡前各1次，起床后将药洗去，连用1~3个月。

〔功效〕祛斑，增白。用治面部黄褐斑。

● 验 证

用此方治疗面斑200例，治愈85例，显效55例，有效37例，无效23例，总有效率为88.5%。

柴胡当归饮治黄褐斑

〔方剂〕柴胡、当归、香附、山栀、凌霄花各100克，白芍、生地各120克，丹参、益母草各200克，丹皮150克，白芷60克。

〔用法〕上药共研细末，炼蜜为丸，10克1丸，1日3次，每次1丸。一般需服药3~6月。

〔功效〕清肝解郁，理气活血。主治面部黄褐斑。

● 验 证

张××，女，41岁。患者三年前春季患病，右颧部有条形黄褐色斑块，逐渐扩大到双侧颧部、颞部。予上方每日3丸。服药2个月，斑色无变化，但烦急、失眠、多梦等症状明显减轻。继服1个月，斑色由深变浅，范围变小，直至完全消退。为巩固疗效，又服药半个月以资巩固。

消斑汤治黄褐斑

〔方剂〕熟地18克，山药20克，茯苓、泽泻各15克，黄柏、菊花各12克，牡丹皮、山萸肉、枸杞子、陈皮各9克。

〔用法〕每日1剂，水煎服。

〔加减〕兼血虚者，加制首乌15克；兼血瘀者，加鸡血藤20克，红花12克；伴失眠者，加夜交藤30克，

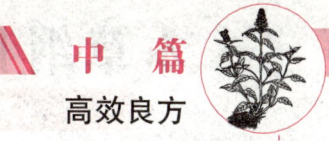

合欢花15克。

〔功效〕滋补肝肾，滋阴泻火。用治黄褐斑。

● 验 证

此方治疗黄褐斑98例，痊愈46例，显效31例，好转18例，无效3例，总有效率为96.9%。

二子云苓丸治黄褐斑

〔方剂〕菟丝子、女贞子、桑寄生各300克，生地、熟地、丹皮各150克，旱莲草、鸡血藤各200克，花粉、当归、云苓各120克。

〔用法〕上药共压细末，炼蜜为丸，每丸10克，1日3次，每次1丸。连服3~6月。

〔功效〕滋水涵木，养血润肤。主治面部黄褐斑。

● 验 证

屡用屡验。

当归冬瓜子治黄褐斑

〔方剂〕当归、生地、熟地、川芎、赤芍、白芍、白蒺藜、白僵蚕各10克，冬瓜子15克。

〔用法〕每日1剂，水煎服，日服2次。

〔功效〕滋阴养血，散结行滞。主治面黯（黄褐斑）。

● 验 证

此方由名老中医多年临床运用，效果颇佳。

白癜风

本病是一种原发性皮肤色素脱失症，易诊而难治。白癜风可始于不同年龄，全身各处皮肤均可发生，好发于易受摩擦及阳光照晒等暴露部位以及皱褶部位，掌蹠、粘膜及视网膜亦可累及。多对称分布，亦有不少病例白斑沿神经节段（或皮节）分布，有些新发白斑的边缘有一条稍隆起的炎症性暗红色轮，可持续数周之久。中医称本病为"白癜"、"白驳"、"白驳风"。祖国医学认为情志内伤可以造成肝气郁结、气机不畅，复受风邪搏于皮肤，致气血不和，血不能营养肌肤；日久肝气横逆而犯脾，出现肝脾不和，风湿遏于络脉；肝肾同源，肝亏肾虚，荣卫无畅达之机，皮毛腠理失养而致病。

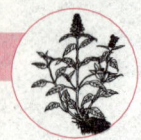

如意黑白散（来春茂方）

〔配方〕旱莲草90克，白芷、何首乌、沙蒺藜、刺蒺藜各60克，紫草45克，重楼、紫丹参、苦参各30克，苍术24克。

〔用法〕上药共为细末，收贮勿泄气，每日服3次，每次6克，开水送服。

〔主治〕祛风活血，除湿清热，补益肝肾。

苍芪防风散《石室秘录》

〔配方〕苍耳子30克，防风9克，黄芪90克。

〔用法〕上药共为细末，水打成丸，米汤每日早晨送下。

〔主治〕活血，通络。主治白癜风。

玄机汤

〔方剂〕琥珀、地龙、土鳖虫各10克，川芎15克，刘寄奴、丹皮、威灵仙、紫草各25克，草河车、丹参、浮萍草各50克。

〔用法〕水煎服。小儿量酌减。孕妇忌服。

〔功效〕功能补血，活血，通络，祛风。主治白癜风。

 验 证

治疗141例白癜风患者，总有效率为91.49%，其中痊愈5例（3.546%），显效17例（12.056%），有效107例（75.89%）。痊愈的5例服药为15~90剂。

白斑乌黑汤

〔方剂〕覆盆子、枸杞子、赤芍、白芍、川芎、首乌、当归、地黄各10克，黑芝麻、白蒺藜、沙苑子、女贞子各15克。

〔用法〕水煎服。

〔功效〕功能滋肝补肾，养血祛风。主治白癜风。

 验 证

治疗150例白癜风患者，总有效率达98%，其中痊愈率为9.5%，显效率为33%，有效率为55.89%。见效时间多在1周~2月，少数在2~3月之间。

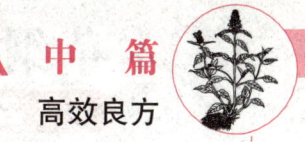

白癜风方

〔方剂〕补骨脂100克,枯矾、硝酸钾各75克,水银50克,硫磺适量,95%乙醇1000毫升。

〔用法〕取水银50克放乳钵中,加适量的硫磺随加随研,使水银和硫磺反应生成硫化汞灰色粉末,加入补骨脂、枯矾、硝酸钾,混合均匀,投入玻璃瓶中,加入95%乙醇1000毫升,将瓶塞盖好,振摇片刻,淹没放置20天后,取出上清液分装玻璃瓶中备用。

〔功效〕功能活血,祛风,杀虫。主治白癜风。

● 验 证

治疗40例白癜风患者,总有效率为87.5%,其中有效35例,无效5例。一般经20天治疗后,可见到效果,有的需治疗4~6个月疗效较为明显。

过敏性紫癜

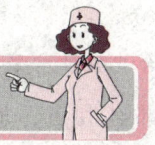

过敏性紫癜是一种皮肤、黏膜下及其他器官的毛细血管变态反应性出血性疾病。好发于四肢,尤多见于小腿部。其临床特征为:皮肤反复出现瘀点、瘀斑,常伴有腹痛、关节痛、肾脏病变等。中医称本病为"葡萄疫",其基本病机为禀性不耐,脏腑蕴热,热灼脉络,血不循经,外发于皮肤,内渗于脏腑。

茜草汤(宋廷廉方)

〔配方〕甘草6克,丹皮、防风、阿胶、白芍、黄芩各10克,元参12克,生地15克,茜草根30克。

〔用法〕水煎服,每日1剂,日服2次。

〔主治〕滋阴清热,凉血止血。阴虚血热,迫血外溢。

清荣饮(王祉然方)

〔配方〕炒三仙10克,生地榆、白芍、元参、鸡内金各15克,白茅根、金银花、生地、大枣各20枚,

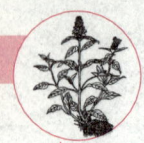

槐花25克。

〔用法〕水煎服，每日1剂，日服2次。

〔主治〕清热凉血，滋阴补虚。阴虚火旺，血热妄行，气不摄血。

验 方

丹皮桃仁汤

〔方剂〕丹皮、桃仁各10克，丹参、虎杖、黄花各30克，红花12克，当归15克，甘草10～15克。

〔用法〕每日1剂，水煎，分2次服。

〔功效〕主治过敏性紫癜。

〔加减〕咽部红肿者，加银花30克，连翘12克。

● 验 证

用此方治疗过敏性紫癜患者12例，其中治愈9例，显效2例，因故中途出院者1例。最少服药11剂，最多者40剂，平均18剂。

滑石丹皮汤

〔方剂〕滑石、丹皮、泽兰、车前子、板蓝根、赤芍、连翘、紫草各10克，浮萍、芥穗各6克。

〔用法〕每日1剂，水煎服。

〔加减〕风重（痒，伴风水）者，加防风、柴胡；腹痛者，加生蒲黄、五灵脂、元胡；便血者，加槐花、三七面、琥珀面；尿血者，加赤小豆、小蓟、生侧柏；便干者，加酒大黄。

〔功效〕散风利湿，凉血解毒，活血化瘀。用治过敏性紫癜。

● 验 证

用此方治疗过敏性紫癜24例，痊愈16例，好转8例。疗程最短6天，最长60天，平均18.7天。并发肾炎者疗程较长，单纯型疗程较短，后者平均疗程12.9天。

防风黄芪汤

〔方剂〕炒防风、炒赤芍各10克，炙黄芪、大生地、生槐花各15克，炒丹皮1克，牛角腮、炙甘草各5克，红枣10枚。

〔用法〕每日1剂，水煎服。一般服药15剂即可，如反复发作者连续进本方30剂。

〔加减〕使用此方时，若伴有明显腹痛者，赤芍改白芍15克，去丹皮加木香10克；下肢伴水肿者，加黑大豆15克。

〔功效〕消风凉血，散瘀宁络，佐调卫气。主治过敏性紫癜。

● 验 证

用此方治疗过敏性紫癜19例，其中治愈13例，好转5例，无效1例。

茅根槐花汤

〔方剂〕白茅根30克，生槐花、干生地、天花粉、石斛各15克，板蓝根、玄参、丹皮、茜草根各9克，地榆、紫草根各6克。

〔用法〕每日1剂，水煎服。

〔功效〕清热宁血，生新去瘀。主治过敏性紫癜（血热妄行之症）。

● 验 证

王某，男，12岁。双下肢紫红色斑点，不痛不痒月余。压之不褪色，逐渐增多。针尖至绿豆大小，略高出皮面，血小板计数为17.8×10^9/升。证属血热灼伤脉络，血热妄行。治以清热解毒凉血活血消斑。予以茅根槐花汤4剂后，紫斑点全消，遗留色素沉着。继服本方1周而愈。随访半年无复发。

四草化斑汤

〔方剂〕紫草、连翘各12克，生地、坤草各15克，茜草10克，白花蛇舌草30克，炒芥穗、赤芍各9克，生蒲黄6克，大枣10枚。

〔用法〕每日1剂，水煎服。

〔功效〕清热凉血，解毒透斑。用治过敏性紫癜。

〔加减〕若高热不退者，加生石膏30克，犀角0.2克（或水牛角30克代）；若腹痛者，加延胡索12克，荜拨6克，川楝子12克；若便血者，加地榆炭15克，三七粉2克；若腹痛伴血者或痛有定处者，加桃仁9克，芒硝10克；若关节肿痛者，加防己10克，络石藤15克，松节9克；若恶心呕吐者，加竹茹9克，或左金丸。

● 验 证

观察治疗患者35例，症状、体征均全部消失，达临床痊愈。其中，退热平均为5.3天，紫斑消失平均为5.6天，关节肿痛消失平均为5.9天，腹痛消失平均为5.1天，便血消失平均为7.2天。

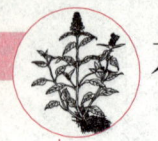

本草纲目
——名方验方速查全书

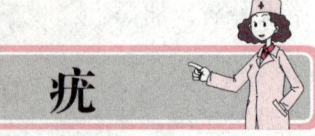

疣

疣是由人类乳头瘤病毒引起的一种皮肤表面赘生物。多见于儿童及青年，潜伏期为1~3个月，能自身接种扩散。病毒存在于棘层细胞中，可促使细胞增生，形成疣状损害。本病中医称之为"疣目"、"千日疮"，其基本病机为肝血失养，燥淤肌肤，兼感邪毒。扁平疣为针头至豆大小的扁平丘疹，多数散在，呈正常皮色或带棕色。好发于颜面部、手背、前臂肩胛等部。中医称扁平疣为"扁瘊"，基本病机为湿热郁结，兼感邪毒。

加味桃红四物汤（廖全福方）

〔配方〕甘草、川芎、白术、炮山甲、制首乌各6克，归尾、熟地、赤芍、白芍、红花、桃仁各10克，夏枯草、板蓝根各15克。

〔用法〕水煎服，每日1剂，日服3次。

〔主治〕气血不调，瘀滞肌肤。调和气血，活血化瘀散结，清热解毒。

复方马齿苋合剂（朱仁康方）

〔配方〕马齿苋60克，蜂房9克，大青叶15克，生苡仁30克。

〔用法〕水煎服，每日1剂，日服2次。

〔主治〕清热解毒。外感毒邪，蕴结肌肤。

鱼香草治疣

〔方剂〕鱼香草（又名土薄荷）鲜品适量。

〔用法〕先用75%的酒精将疣体及周围皮肤消毒，用消毒刀片将疣体表面削去一部分，后取适量鲜鱼香草搓揉擦疣体面，每天3次，一般3~4天痊愈。

〔功效〕主治寻常疣。

● 验 证

黄某，男，21岁。左手无名指外侧近掌端处长一寻常疣，如黄豆大，已2年余，经中西药治疗无效。采用本方治疗，4天告愈。随访7年未复发。

羌活茵陈汤治疣

〔方剂〕羌活、茵陈、苦参各15克，防风、当归、黄芩各12克，炙甘草、猪苓、白术、泽泻、知母各10克，升麻、苍术、葛根各6克，党参30克。

〔用法〕每日1剂，水煎服。

〔功效〕清热利湿。主治扁平疣。

● 验 证

张某，女，20岁。面部患扁平疣数月，双侧面部约40多个。其症面部微红，瘙痒，口苦，苔黄腻，脉滑数。用上方加入白芷、僵蚕各12克，蝉衣10克，连服6剂而愈。

香薷射干酒治寻常疣

〔方剂〕香薷30克，山芝麻根20克，牡荆根、地骨皮、射干各15克，白酒500毫升。

〔用法〕将诸药纳酒中密封浸泡1周，每天振荡1次。滤去药渣即可服用。每次30毫升，每天3次，连服2～4剂。

〔功效〕清热解毒。主治寻常疣。

● 验 证

用此方共治寻常疣16例，其中男11例，女5例；年龄18～35岁；病程最长5年，最短1年。其中痊愈15例（疣体全部消失，不留任何痕迹，皮肤光滑，肤色恢复正常，且无复发），好转1例。

马齿苋苡仁治寻常疣

〔方剂〕马齿苋60克，蜂房9克，大青叶15克，生苡仁30克。

〔用法〕每日1剂，水煎服。

〔功效〕清热解毒。主治寻常疣。

● 验 证

柳××，女，45岁。于1年前发现其左额部生长一个刺疣，初为乳头状突起，渐长大。其后面部又陆续出现3个。即以上方治疗。共进5剂，其服完4剂时疣已全部脱落。

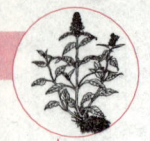

银屑病

银屑病俗称牛皮癣,是一种慢性炎症性皮肤病,病程较长,有易复发倾向,有的病例几乎终生不愈。该病发病以青壮年为主,对患者的身体健康和精神状况影响较大。临床表现以红斑,鳞屑为主,全身均可发病,以头皮、四肢较为常见,多在冬季加重。中医称"白口咢"、"干癣",认为其基本病肌为营血不足,化燥生风,肌肤失养。

名方

生金凉血饮(马志方)

〔配方〕金银花60克,甘草24克,白芍、麦冬、阿胶(烊化)、沙参各18克,僵蚕、芥穗、防风、木瓜、威灵仙、黄芩、丹皮、丹参各9克,生首乌30克,生地28克。

〔用法〕水煎服,每日1剂,日服2次。

〔主治〕滋补肺肾,祛风润燥。肺肾阴虚,血虚化燥。

凉血化斑汤(金起凤方)

〔配方〕水牛角粉(先煎)、土茯苓、白花蛇舌草、生地、白藓皮、蚤休各30克,板蓝根20~30克,丹皮15克,赤芍20克,苦参10克,全蝎6克,僵蚕12克。

〔用法〕水煎服,每日1剂,日服2次。

〔主治〕凉血化斑,清热解毒,佐以除湿熄风。血热毒盛,壅搏肌肤。

土槐饮(赵炳南方)

〔配方〕土茯苓、生槐花各30克,甘草9克。

〔用法〕水煎服,每日1剂,日服2次。另可泡水代茶饮。

〔主治〕除湿、清热、解毒。湿热之邪,客于皮肤。

银屑病1号(张正华方)

〔配方〕茺蔚子、板蓝根、银花、紫草皮、生地、丹皮、白藓皮各15克,炒荆芥、茯苓、白术各10克,甘草3克。

〔用法〕水煎服,每日1剂,日服3~5次。

〔主治〕清热除湿,凉血散风。湿毒内蕴,血热受风。

验方

九味消银散治银屑病

〔方剂〕白花蛇舌草、乌梢蛇各60克,三七粉、苦参各50克,白鲜皮、土槿皮、赤芍、丹参、当归各30克。

〔用法〕将上药共研为细末,装入0.3克胶囊。用药头3天每日1粒,用药第4~6天,每日3次,每次2粒,以后为每日3次,每次2粒,均为饭后服用。20天为1疗程。

〔功效〕清热解毒,凉血活血。主治银屑病。

● 验 证

用此方治疗120例,结果痊愈89例,有效23例,无效8例,总有效率为93.4%。

加减四根解毒润肤饮

〔方剂〕鸡血藤、白茅根各50克,土茯苓、山豆根各30克,天花粉、紫草根、生地、玄参、焦山楂各20克,茜草根10克。

〔用法〕成人每日1剂,水煎,分3次服,14岁以下患者用成人量的半量,1个月为1个疗程,服用2~3个疗程。

〔加减〕血热型加生槐花、金银花、丹皮;血燥型加当归、麦冬、乌梅;血淤型加川芎、桃仁、红花;湿热型加萆薢、薏苡仁、怀山药;热毒型加黄连、大黄、黄柏、白鲜皮。

〔功效〕凉血化淤,解毒清热,润肤消斑。主治银屑病。

● 验 证

用此方治疗银屑病,收效明显。

生地赤芍汤治银屑病

〔方剂〕生地黄、丹皮、紫草、双花、知母各15克,土茯苓、生苡仁、生石膏各30克,赤芍9克,蛇蜕12克,黄连、荆芥炭、生甘草各6克。

〔用法〕每日1剂,水煎服。

〔功效〕清热解毒,凉血利湿。主治银屑病。

● 验 证

李某,女,18岁。全身红斑,瘙痒不堪而来诊治。诊断为银屑病进展期,辨证属热入血分,气血两燔,予以本方治疗。服药2剂则皮疹颜色变淡,瘙痒明显减轻,6剂痊愈。

柴葛解肌汤加减治银屑病

〔方剂〕柴胡、葛根、玄参、双花、连翘、山甲、茵陈、苦参、黄

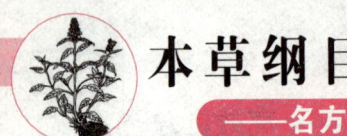

柏、公英、地丁各15克，理石25克，桔梗、赤芍各12克，白芷、生甘草、川芎各10克，川军5克。

〔用法〕每日1剂，水煎服。

〔加减〕痒重者可加地肤子、白鲜皮；皮屑多者可加入薏苡仁。

〔功效〕辛凉解肌表邪气。主治银屑病。

● 验 证

王某，女，15岁，学生。患者面色潮红，口唇发干，全身脱屑，且头昏及恶心，舌面沟状，苔黄腻，脉弦数，结合皮损所见，诊为干癣（银屑病）进行期。以"柴葛解肌汤加减"治之。服药3剂后，皮损潮红减轻，痒感渐微。服用7剂后皮损变薄而无新疹，疗效显著。服至11剂后，全身已不见皮损，残有浅淡色素治愈斑，获临床治愈。

神经性皮炎

神经性皮炎是一种神经官能症性皮肤病，神经性皮炎又称慢性单纯性苔藓。是以阵发性皮肤瘙痒和皮肤苔藓化为特征的慢性皮肤病。为常见皮肤病，多见于成年人，儿童一般不发病。仅有瘙痒感，而无原发皮损，由于搔抓及摩擦，皮肤逐渐出现粟粒至绿豆大小的扁平丘疹，圆形或多角形，坚硬而有光泽，呈淡红色或正常皮色，散在分布。因有阵发性剧痒，患者经常搔抓，丘疹逐渐增多，日久则融合成片，肥厚、苔藓样变，表现为皮纹加深、皮嵴隆起，皮损变为暗褐色，干燥、有细碎脱屑。斑片样皮损边界清楚，边缘可有小的扁平丘疹，散在而孤立。皮损斑片的数目不定，可单发或泛发周身，大小不等，形状不一。

目前认为精神因素是发生本病的主要诱因，情绪波动、精神过度紧张、焦虑不安、生活环境突然变化等均可使病情加重和反复。胃肠道功能障碍、内分泌系统功能异常、体内慢性病灶感染等，均可能成为致病因素。局部刺激，如衣领过硬而引起的摩擦、化学物质刺激、昆虫叮咬、阳光照射、搔抓等，均可诱发本病的发生。

名方

消风化瘀汤　王林杨

〔配方〕荆芥、防风、三棱、莪术、生甘草各10克,蝉衣5克,露蜂房3克,生地、蚤休各15克,紫草20克。

〔用法〕水煎服,每日1剂,日服2次。第3煎用以洗浴,或将药渣装入纱布袋内局部热敷,每日1次,每次10~15分钟。待症状减轻后,隔日1剂,再递减至隔2~3日1剂。妇女经期及孕妇停服。

〔加减〕皮肤苔藓化严重者,加桃仁、王不留行;瘙痒剧烈者,加乌梢蛇;干燥脱屑较多者,加全当归;糜烂渗液者,加地肤子;夜寐不宁者,加夜交藤;急躁易怒者,加五味子、白芍。用药量均为10克。

〔主治〕消风化瘀、凉血解毒。主治神经性皮炎,剧烈瘙痒、苔藓化是本病的两大主证。

首乌饮《中医秘方大全》

〔配方〕首乌15克,生地12克,丹皮8克,熟地、当归各10克,红花3克,地肤子、白蒺藜、僵蚕、元参、甘草各5克。

〔用法〕水煎服,每日1剂。

〔主治〕祛风凉血,健脾利湿。神经性皮炎。

搜风除湿汤《赵炳南医疗经验集》

〔配方〕全虫6~12克,蜈蚣3~5条,海风藤、川槿皮、炒黄柏、炒白术、炒枳壳各9~15克,炒薏米15~30克,白鲜皮、威灵仙各15~30克。

〔用法〕水煎服,每日1剂,日服2次。

〔主治〕除湿止痒。

验方

黑白乌治神经性皮炎

〔方剂〕银柴胡、黑芝麻、白花蛇舌草、白蒺藜各15克,乌梅12克,防风、五味子、当归、荆芥子各10克,生首乌20克,甘草4克。

〔用法〕每日1剂,水煎,分2次服。第3煎外洗或湿敷患处。

〔加减〕瘙痒明显减轻后,上方去

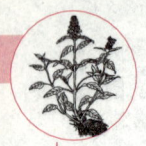

荆芥、白蒺藜，加白芍、钩藤各15克，醋龟甲、醋鳖甲各10克，直至瘙痒完全消失，皮肤润泽，有弹性，增厚的皮肤较前明显变薄。

〔功效〕养血润肤，熄风止痒。主治神经性皮炎。

● 验 证

此方治疗神经性皮炎，效果甚佳。

梧桐菊花治神经性皮炎

〔方剂〕臭梧桐、蛇床子、豨莶草各30克，野菊花15克。

〔用法〕清水浸泡后，煎煮30分钟，滤出药液候温外用。以毛巾浸入温热的药液中，趁热湿敷，揩洗，每日2～3次。

〔功效〕用治神经性皮炎、慢性湿疹、瘙痒性皮肤病。

● 验 证

陆某，女，55岁。右腕患神经性皮炎3年。局部皮肤干燥粗糙，呈苔藓样，瘙痒较甚。用上方搽洗2个月，瘙痒渐减至愈。

苦参方

〔方剂〕苦参、蛇床子各150克，黄柏、地肤子、白鲜皮、防风、皂刺各100克，樟脑20克，薄荷脑10克，苯酚10毫升，酒精1000毫升，聚山梨酸80毫升，蒸馏水适量。

〔用法〕将苦参、蛇床子、黄柏、地肤子、白鲜皮、防风、皂刺、樟脑、薄荷脑一起研磨成细致的粉末，与苯酚、聚山梨酸、酒精、蒸馏水放在一起搅拌均匀即可。外搽患处，每日2～3处。

〔功效〕消炎止痒。适用于神经性皮炎。

● 验 证

用此方治疗神经性皮炎患者80例，其中治愈75例，好转5例。一般用药6～10次即可好转或痊愈。

白鲜皮方

〔方剂〕白鲜皮、苦参、蛇床子、地肤子各30克。

〔用法〕上药共用水煎，趁热熏洗患处。

〔功效〕用治神经性皮炎、慢性湿疹、瘙痒性皮肤病。

● 验 证

陆某，女，55岁。右腕患神经性皮炎3年。局部皮肤干燥粗糙，呈苔藓样，瘙痒较甚。用上方搽洗2个月，瘙痒渐减至愈。

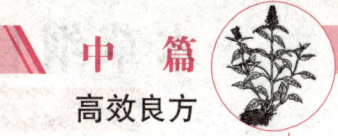

宣肺化湿汤治神经性皮炎

[方剂]麻黄6克,葛根、生石膏各18克,薏仁19克,桂枝、甘草、生姜、杏仁、白芍各9克,归尾12克,大黄3克,大枣7枚。

[用法]每日1剂,水煎服。

[功效]宣肺解表,化湿清热。用治神经性皮炎、泛发性湿疹。

[加减]泛发性湿疹者,加苍术15克,黄柏12克;腿肿者,加鸡鸣散。

● 验 证

用此方治疗患者50例(其中神经性皮炎32例,泛发性湿疹18例),结果治愈38例,好转9例,无效3例,总有效率为94%。

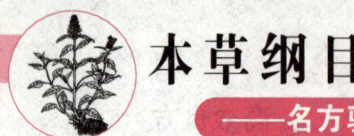

六、骨科方

第一节 骨科知识

骨科学概述

骨科学是医学的一个专业学科，是专门研究骨骼肌肉系统的解剖、生理与病理，运用药物、手术及物理方法保持和发展这一系统的正常形态与功能，以及治疗这一系统的伤病。随着时代和社会的变更，骨科伤病谱有了明显的变化，例如，骨关节结核、骨髓炎、小儿麻痹症等疾病明显减少，交通事故引起的创伤明显增多。

现代科学的发展，既要有精细的分科，同时更强调多学科的合作，骨科的发展同样如此。未来的骨科发展，不仅要求更加重视同基础医学的结合，而且应该重视充分利用先进的科学技术成果。例如，人工关节功能的进一步完善，就必须依赖材料科学的发展，及时地将材料科学的新成果应用于骨科临床，将会使骨科的诊治水平提高到一个新的高度。

骨骼有神经支配吗

骨骼与机体其他任何组织相同，也是有神经支配的。骨的神经纤维有两类，一是内脏传出纤维，多半滋养血管进入骨内分布于血管周围，调节血管功能，刺激及调节骨髓造血。二是躯体传入纤维，主要分布于骨膜、骨内膜、骨小梁及关节软骨深面，对牵张刺激最敏感，如骨膜的神经分布丰富，当产生骨脓肿、骨肿瘤或骨折时常引起剧烈疼痛。

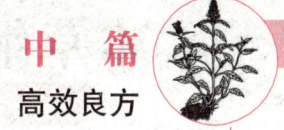

钙在体内是如何代谢的

钙是人体必不可少的物质,是骨盐的主要成份。人体含钙量约1.0千克左右,其中99%存在于骨中,加强骨的强度,被称为稳定钙,而另一部分为不稳定钙,在细胞内发挥第二信使作用,参与多种酶活性的调节,有细胞膜稳定性作用,是参与凝血系统,保持神经—肌肉兴奋性,调节电解质平衡等不可缺少的物质。

钙主要从小肠吸收,食物中的钙经过消化后变成游离钙才能被吸收。钙的吸收包括依赖于维生素D的主动过程和被动弥散过程。除维生素D外,甲状旁腺素、大剂量降钙素、生长激素、性激素均可促进肠钙吸收,而肾上腺皮质激素和甲状腺素则可减少肠钙吸收。此外,肠道酸性环境有利于钙盐溶解,而碱性环境则不利于钙的吸收。钙主要经过肾脏,少量经肠道排泄。尿钙的排泄与肾小球的滤过和肾小管的重吸收有关,而肾小管的重吸收又受多种因素影响,甲状旁腺素可能促进肾小管对钙的重吸收,降钙素可减少肾小管的重吸收,维生素D也可以促进钙的重吸收。此外,肾上腺皮质激素、利尿剂、磷酸盐、机体酸碱平衡失调等均可影响钙的排泄。

人体血钙在多种钙调节素的作用下,通过肠道、骨和肾脏维持平衡。

骨折是怎样愈合的

骨折的愈合是一个复杂、连续的过程,根据骨折愈合不同阶段的特点人为地化分为四个时期:①血肿机化演进期。骨折端血肿逐渐演进成纤维组织,使骨折端初步连接。这一时期需要严格制动。②临床愈合期。这一阶段跨度较大。骨折部位不同,年龄不同所需时间也不相同。③成熟骨板期。在成熟骨板期,原始骨痂中骨量进一步增多,骨小梁排列趋于规则,原始骨痂不断被破骨细胞清除,同时形成成熟的骨单位结构。④塑形期。这一时期新形成的骨组织进一步成熟,按人体力学需要,不足的部分骨组织进一步增多,多余的部分得以清除。塑形期贯穿整个骨折愈合过程中,通常要几个月至几年才能彻底完成。

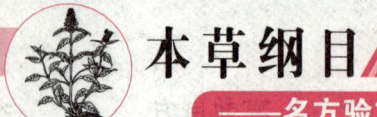

第二节 常见病治法方药

颈椎病主要由于颈椎长期劳损、骨质增生，或椎间盘脱出、韧带增厚，致使颈椎脊髓、神经根或椎动脉受压，出现一系列功能障碍的临床综合征。颈椎管先天狭窄，即可压迫周围的脊髓、神经根、血管等，而形成颈椎病。外伤、咽喉炎、劳损及姿势异常通常均为颈椎病的诱因。颈椎病患者最常见的症状为头颈疼痛，颈肩部及上肢麻木无力，手指活动不灵便，有的病人还有头晕、眼花、耳鸣，个别严重者四肢瘫痪，行走困难。

名方

养血通经汤《中国中医秘方大全》

〔配方〕熟地15～25克，丹参、桑枝、生麦芽、当归尾各10克，鹿衔草10～15克，骨碎补15克，肉苁蓉6～10克，生蒲黄20～25克，鸡血藤15～20克，蛇蜕6克。

〔用法〕水煎服，每日1剂，日服2次。

〔加减〕痛重，加元胡、制乳香、制没药各10克；高血压，去肉苁蓉；患肢胀痛，活动障碍，加伸筋草10～15克，田三七1.5～2克；颈部软组织及上肢酸胀痛，用川芎嗪、当归、丁公藤注射液各2毫升局部注射。

〔主治〕补肝益肾，养血通经，祛风止痛。

益气活血散风汤《中国中医秘方大全》

〔配方〕黄芪、党参、丹参、白芍、生地、桃仁、红花、香附、地龙、葛根、穿山甲、土鳖虫、威灵仙各9～12克。

〔用法〕水煎服，每日1剂，日服2次。

〔主治〕益气活血，祛风通络。主治颈椎病（神经根型）。

中篇 高效良方

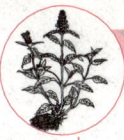

〔加减〕胃纳不振,加山楂、神曲;脉细无力,加黄精。

〔说明〕方中以黄芪、党参补气;桃仁、红花、丹参、川芎活血化瘀;并用除瘀攻坚通脉之土鳖虫、穿山甲、地龙;以香附理血中之气而止痛;白芍、生地柔肝缓急;加用威灵仙祛风湿、利关节以通经络;颈项强硬者加葛根。全方益气活血,祛风通络,舒筋止痛,可能有促使椎间孔周围关节囊滑膜充血水肿消退的功能,对减轻或解除神经根、脊髓的压迫起了积极作用,从而获得了较满意的疗效。

桂枝白芍汤治疗颈椎病

〔方剂〕桂枝、白芍各18克,甘草12克,葛根25~40克,生姜6克,大枣6枚。

〔用法〕水煎服,每天1剂,20天为1疗程。

〔加减〕局部凉甚加附子;颈项沉困加羌活、独活;手臂麻木加当归、川芎、川牛膝;病程较长加天麻、全蝎、地龙;肾虚者加鹿角霜、山茱萸、威灵仙。

〔功效〕散寒除湿。主治颈椎病。

● 验 证

孙××,女53岁,平素腠理不固,常感冒。两年前患颈部疼痛,经推拿则缓解,遇阴雨寒凉症加重,渐至颈项强硬,转动不灵。服用不久即愈。

加味白芍龙齿安痛汤

〔方剂〕白芍、当归各30克,龙齿50克,两面针20克,木瓜12克,桂枝、甘草各8克,鹿衔草10克。

〔用法〕经上药物每日1剂,水煎成汁300毫升,上、下午分服,10日为1个疗程。

〔功效〕温经活血,舒筋通络。主治神经根型颈椎病。

● 验 证

配合手法治疗44例,优20例,良22例,差2例。

生草乌细辛治颈椎病

〔方剂〕生草乌、细辛各10克,洋金花6克,冰片16克。

〔用法〕先将前3味药研末,用50%的酒精300毫升浸入,冰片另用50%的酒精200毫升浸入。每日搅拌

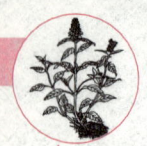

1次，约1周后全部溶化，滤净去渣，将2药液和匀，用有色玻璃瓶贮藏。每次用棉球蘸药液少许涂痛处或放痛处片刻，痛止取下。每天2～3次。

〔功效〕祛风散寒，通络止痛。用治颈椎、腰椎及足跟骨质增生，老年骨关节炎疼痛等。

● 验 证

尤某，女，63岁。颈部疼痛2个月。予本方外用，当天痛减，1周后疼痛缓解。

全蝎鹿含草治颈椎病

〔方剂〕全蝎9克，蜈蚣2条，鹿含草30克，乌蛇、当归、川芎、自然铜各15克。

〔用法〕将上药水煎，分2次口服，每日1剂。

〔功效〕祛风通络。主治颈椎病。

〔加减〕若上肢麻木或疼痛较重者，加桑枝；若颈部强直疼痛重者，加葛根；若眩晕、昏仆者，加地龙、钩藤、泽泻；若气候剧变时症状加重者，加汉防己、秦艽。

● 验 证

用上药治疗颈椎综合症患者19例，其中症状完全消失11例，主要症状显著改善5例，服药15剂以上症状无明显改善者3例。服药最少有15剂，最多者60剂，平均36剂。

白芍丹参治颈椎病

〔方剂〕白芍、丹参、葛根各30克，钩藤（后下）、夜交藤、茯苓各20克，僵蚕、全蝎、法半夏、天麻、桂枝、生甘草各10克。

〔用法〕每日1剂，水煎，分2～3次口服。10天为1个疗程。疗程间停药2～3天，再行下1个疗程。

〔功效〕主治颈椎病。

● 验 证

用此方治疗颈椎病患者81例，服药1～3个疗程治愈76例，显效3例，无效2例。

骨质增生

骨质增生症多发于中年以上。一般认为由于中年以后体质虚弱及退行性变；长期站立或行走及长时间的持于某种姿势，由于肌肉的牵拉或撕脱、出血,血肿机化,形成刺状或唇样的骨质增生;骨刺对软组织产生机械性的刺激和外伤后软组织损伤、出血、肿胀而致。骨质增生是一种常见的老年病,中医认为,该病系肾虚髓空血瘀、风寒乘隙入侵所致。肉苁蓉可以补肾阳、益精气,熟地可以滋肾阴,填骨髓,威灵仙、青风藤善于祛风通络止痛,丹参能够活血化瘀止痛。所以这道威灵苁蓉汤能够有效补充肾气,通血活络。所谓通则不痛,气血通畅,疼痛自然就消失了。

##

抗骨增生饮(曾冲方)

〔配方〕大独活、川续断、怀牛膝各15克,海桐皮30克,西秦艽18克,川杜仲、威灵仙、全当归、广地龙各10克,巴戟天12克,金狗脊、骨碎补、生甘草各9克。

〔用法〕水煎服,每日1剂,日服2次。

〔主治〕补益肝肾,强筋健骨,活血通络,消肿散结。风寒湿邪乘虚外袭,侵犯筋骨,气滞血瘀,经脉闭阻,邪结瘀凝腰椎。

骨刺丸边(全禄方)

〔配方〕熟地黄、骨碎补、炙马钱子、鸡血藤、肉苁蓉各60克,汉三七、净乳香、净没药、老川芎各30克。

〔用法〕上药研末炼蜜为丸,每丸重6克,日服2次,每次1丸,温开水或黄酒送服。

〔主治〕补肝益肾,填精益髓,活血止痛。肝肾不足,血脉瘀阻。

##

当归白芍治骨质增生症

〔方剂〕全当归、白芍各40克,川芎、炒艾叶、地龙、炙川乌、五加皮、木通、川花椒、萆薢、防风各30

克,生姜汁100毫升,陈醋适量,冰片5克。

〔用法〕上药共研为极细末后,加入姜汁、陈醋成糊状,贮瓶内备用。用时,以此药糊敷患处,每日换药1

次。1剂药一般可用2~3天，2剂药为1个疗程。

〔功效〕主治骨质增生。

● 验 证

用此方治疗骨质增生患者65例，用药1~3个疗程治愈61例，显效3例，无效1例，有效率为98.4%。

川芎汤治腰椎骨质增生

〔方剂〕当归、丹参各15克，赤芍、熟地各12克，川芎、桂枝、乌梢蛇、没药各9克，乳香、甘草、苏木各6克。

〔用法〕水煎服，每日1剂。

〔功效〕补血活血。主治风寒湿邪，深入筋骨。

● 验 证

赵××，男，40岁。患者病已舌质深红，舌苔白，形体消瘦，情志苦闷，语声呻吟，脉沉缓尽涩，经检查后诊断为腰椎骨质增生。投以上方服药至12剂，腰痛已消失，余症减轻。又进8剂，体力得复。恢复工作。

白花蛇治骨质增生

〔方剂〕白花蛇（学名银环蛇）4条，威灵仙72克，当归、土鳖虫、血竭、透骨草、防风各36克。

〔用法〕共碾细末，过筛。每服3克，每天服2次，开水送服。以上为1个月药量，服完即症状消失。

〔功效〕通络止痛。主治骨质增生。

● 验 证

宛××，女，52岁，医院X线摄片显示：第3腰椎右下，第4腰椎右上呈雀嘴样骨质增生，第1、4椎体轻度唇状增生。经对症治疗无效。予服用本药，连服1个月后，疼痛消失，恢复劳动，随访腰痛未再发作。

鹿衔草乌梅治骨质增生症

〔方剂〕鹿衔草、白芍各20克，威灵仙12克，乌梅、赤芍、骨碎补各10克，鸡血藤15克，甘草5克。

〔用法〕每日1剂，煎服2次。药渣外敷，15天为1疗程，服2个疗程。

〔功效〕主治骨质增生症。

● 验 证

用此方治疗骨质增生症患者272例，服药2~3个疗程后，均获得良好效果。

肩周炎

肩周炎是一种肩周围关节软组织的慢性退行性病变,又称"五十肩"。本病起病缓慢,患者常感肩部酸痛,不能持重物,初发1~2周后,疼痛渐增,肩关节外展、外旋功能开始受限。重症者肩臂肌肉萎缩,疼痛较重,常不能举臂梳头、穿衣和背手擦背,夜间尤甚。人到中年后,肾气不足,气血渐亏,加之早期劳累,肩部露外受凉,寒凝筋膜,机体新陈代谢功能减弱,各种组织出现退化性变化,肩关节功能性活动减弱等阶段。

名方

桑枝鸡汤

〔方剂〕老桑枝60克,老母鸡1只,盐少许。

〔用法〕将桑枝切成小段,与鸡共煮至烂熟汤浓即成,加盐调味,饮汤吃肉。

〔功效〕具有祛风湿、通经络、补气血之效。适用于肩周炎慢性期而体虚风湿阻络者。

肩凝汤(娄多峰)

〔方剂〕羌活18克,当归、丹参、生地、透骨草各30克,桂枝、香附各15克。

〔用法〕水煎服,每日1剂,日服2次。

〔功效〕活血通络,祛风解凝。主治肩周炎。

〔加减〕冷痛较剧者,加制川乌、制草乌各9克;热痛者加忍冬藤、桑枝各60克;刺痛者加制乳香、制没药各6克;气虚者加黄芪18克;顽固难愈者加蜈蚣、地龙各9克。

验方

柴胡当归饮

〔方剂〕柴胡、当归、清半夏、羌活、云苓各10克,白芍、陈皮各15克,以白酒作引。

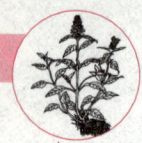

〔用法〕水煎服，每日1剂，于饭后分2次服。

〔功效〕疏肝和脾，散寒祛风。风寒乘虚而入，凝之于肩，肩凝作痛。

● 验 证

辛××，男，49岁，右肩阵发性痛3个月，后伸内旋触及腰带，内收搭肩，肘尖距胸中线差20厘米，上臂举150度，活动时痛剧，肱二头肌、长短头腱、三角肌下均有压痛，诊断为右肩周炎。进行手法活动，予上方，服药6剂痊愈，随访未复发。

白芍炒地龙

〔方剂〕白芍、炒地龙各400克，制马钱子、红花、桃仁、威灵仙各350克，乳香、没药、骨碎补、五加皮、防己、葛根、生甘草各150克。

〔用法〕将上药共研为极细末，装入胶囊，每粒含生药0.2克，成人每次口服3粒，每日3次，温开水送服。半个月为1疗程，休息3天，再行下1个疗程。

〔功效〕主治肩周炎。

● 验 证

用此方治疗肩周炎患者67例，其中治愈58例，显效5例，有效3例，无效1例。

二乌陈醋散

〔方剂〕川乌、草乌、细辛、樟脑各90克，冰片10克，老陈醋适量。

〔用法〕将上方前5味药分别研为极细末后，混合均匀备用。用时，根据疼痛部位的大小，取药末适量，用老陈醋调成糊状，均可敷在压痛点上，厚0.5~0.7厘米，外裹纱布，然后用热水袋热敷20~30分钟，每日1或2次。

〔功效〕通络止痛。主治肩周炎。

● 验 证

用本方治疗肩周炎患者48例，其中治愈42例，显效4例，无效者2例。

加味温经止痛逍遥散

〔方剂〕柴胡、当归、炒白芍、云苓、秦艽、黄芩、制附片、陈皮、法半夏各9克，甘草、白芥子各6克。

〔用法〕水煎服，每日1剂，日服2次，白酒为引。

〔加减〕寒气盛去黄芩加干姜；气虚加黄芪；湿重加薏苡仁、防己、白术。

〔功效〕驱风除痰，温经止痛，舒肝和脾。主治肩周炎。

● 验 证

治疗50例，服药20剂，治愈44例

（占88%），好转5例（占10%），无效1例（占2%），总有效率为98%。

桂枝大枣治肩周炎

〔方剂〕桂枝、大枣、姜黄、羌活各15克，生姜、甘草各10克，白芍、桑枝各30克。

〔用法〕每日1剂，水煎服。

〔功效〕助阳通脉，散寒止痛。主治肩周炎。

〔加减〕痛甚者，加蜈蚣2条，全蝎6克；疼痛向项背或前臂、上臂放散者，加海桐皮、威灵仙各15克。

● 验 证

用此方治疗肩周炎患者30例，痊愈20例，显效8例，无效2例，有效率为93%。

骨结核

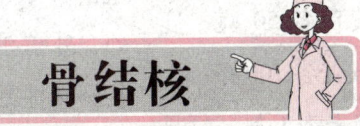

骨结核是一种结核杆菌由血行播散或皮肤病灶蔓延所引起的疾病。其临床特点以骨与关节处出现肿块、无红热、化脓迟、溃后形成窦道不易收口、关节畸形等为主症，多见于儿童和青年男性，中医称流痰、骨痨等症。中医认为骨痨是由于正气虚亏，筋骨伤损，蓄结瘀聚化为痰浊，流注骨骼关节而发。

十全大补汤《医学发明》

〔配方〕人参、茯苓、白术、熟地黄、川芎、当归、穿山甲各15克，白芍20克，黄芪25克，肉桂、王不留行、土鳖虫各10克。

〔用法〕水煎2次，药液混匀，分2～3次服，每日1剂。

〔主治〕补气养血，通经活络。主治骨关节结核肝肾亏虚症。

祛风除湿散《外科证治全生集》

〔配方〕制马钱子、制附片（炒炮）、甲珠各30克，蜈蚣15条，蕲蛇40克，虎骨20克（可用豹骨或狗骨倍量代）。

〔用法〕①制马钱子方法：先将马钱子沙炒去毛，然后用健康男孩童便浸泡7天，每1天换1次，晒干；另取麻黄、甘草各20克，煎汁去渣，再将

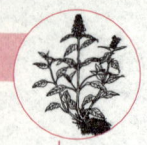

本草纲目
——名方验方速查全书

马钱子 100 克。加入药汁内，文火煎至药汁完全吸入马钱子内为止，晒干备用。②按本方组成剂量，共研细末，蜜丸，分为 60 粒，备用。③用量：日服 2 丸，早、晚各服 1 丸。马钱子有毒，每日剂量 1 克为安全剂量，且可达到治疗效果。

〔主治〕解毒散结，活络止痛。主治骨结核，寒湿痹、流痰、附骨疽，以及流痰、附骨疽引起的截瘫。

马钱子鹿茸治骨结核

〔方剂〕炙马钱子、穿山甲珠、附子、全蝎、䗪虫、黄芪各 50 克，鹿茸 10 克，白花蛇、蜈蚣各 100 条。

〔用法〕上药研细末为 1 料，每日 3 次，每次 1.5 克。隔 2 日，如无惊厥抽搐反应可递增至 2 克，至每次 2.5 克为止。

〔功效〕主治骨结核。

● 验 证

用此方治疗右髋关节结核 1 例，经服药 2 料后，获得治愈。

红参当归治骨结核

〔方剂〕红参、银柴胡、炒鳖甲各 9 克，当归、秦艽、紫菀、地骨皮、炙甘草、黄柏、钩藤各 6 克，法夏 5 克。

〔用法〕上药加水 500 毫升，煎至 300 毫升，每日 1 剂，分早、中、晚 3 次温服。用盐麸子根、皮晒干，研末过筛。加入适量沾胶粉搅拌均匀，用适量开水、白酒调和成膏，敷于患处，外盖油纸纱布，胶布或绷带包扎，隔日更换 1 次。后期脓肿溃破出水，久不敛口者，盐麸子药饼中加三叶珠和白酒 100 毫升捣碎外敷，每日更换 1 次。

〔加减〕病变初期去地骨皮、黄柏、钩藤，加炮姜、肉桂各 6 克，鹿角胶 10 克。病变中期加黄芪 24 克，黄芩 9 克，白芷 6 克。病变后期加熟地、白术。阴虚火旺者，上方加白及 6 克，与六味地黄汤对服。

〔功效〕扶正抗痨。主治骨关节结核，正虚邪实。

● 验 证

杨某，男，16 岁。某医院以"骨结核"作抗结核治疗数月无效。确诊为右髋关节结核。按上方采用乌梢蛇粉加龙骨粉口服治疗，42 天后症状消失；5个疗程后关节功能恢复正常。随访15年，未见复发。

黄蜡巴豆丸治骨结核

〔方剂〕巴豆（籽仁饱满，去硬壳），黄蜡（亦蜂蜡，纯净而不含杂质）。

〔用法〕取铜勺，放火上，勺内加黄蜡适量，使其熔化，后离火稍晾，使其不凝固，入巴豆仁后以不爆裂为度。将巴豆仁入黄蜡中用竹筷搅拌，使每粒巴豆着蜡均匀。然后将巴豆拨出，摊于瓷盘上，粒粒分开，不使其相互粘连。冷凝后，收入瓶内，备用。每日两次，早晚空腹服用，每次5～7粒，温开水送下。须囫囵吞下，切勿咬破，免招泻肚。

〔功效〕抗痨杀虫。主治骨结核。

● 验 证

曹某，男，27岁，农民。患者骨瘦如柴，重病容，卧床不起。其腹股沟及腋前均见溃破，常流脓水。第4、第5腰椎溃破两口，脓水不断，周身皮肤甲错，舌体瘦小质淡，脉细弱。此病已七载，十分痛苦，曾经某医院X线摄片，诊为第4、第5腰椎骨结核，采用多方治疗不见好转，且病情逐渐恶化。诊后，其坚持服用此方月余完全治愈，随访已能参加一般劳动。

皂角刺煨老母鸡汤治骨结核

〔方剂〕皂角刺120克（以新鲜者为佳），老母鸡1只（1.5千克以上）。

〔用法〕将老母鸡去毛及内脏，洗净，将皂角刺戳满鸡身，放锅中文火煨烂，去皂角刺，食肉喝汤。2～3天吃1只，连服5～7只为1疗程。一般1个疗程即能治愈或改善症状。

〔功效〕消肿排脓，祛风杀虫。主治骨结核。

● 验 证

郭某，男，16岁。患者在5岁时从3米高的草堆上摔倒在地上，当即自感腰背疼痛，延至11岁时在某院X线摄片为胸椎12、腰椎1结核，行手术排脓500毫升。13岁时又一次手术排脓300毫升及一小块死骨，并经抗结核等法治疗一直未愈。症见：形体消瘦，精神萎靡，四肢不温，纳差便溏，步履艰难；腰、臀及左侧腹股沟部有四处瘘管，流豆腐渣样清稀脓液，色白腥秽；舌淡、脉沉细。治以扶正托毒，服用皂角刺煨老母鸡汤，当吃到4只鸡时，瘘管不断地流出多

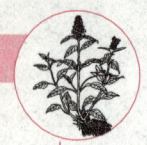

量脓液，后逐渐减少，于第6只鸡吃完后，瘘管全部封闭。前后共吃了7只鸡，一年后随访已康复，并能徒步行走10余里无不适感觉，经X线摄片复查，病灶大有缩小。

当归熟地治骨结核

〔方剂〕当归、熟地黄、补骨脂、骨碎补、茜草根、羌活各15克，牛膝、威灵仙、木瓜、杜仲、茯苓、川芎、乳香、没药各9克，川断12克，黑木耳250克。

〔用法〕上药共为细末，炼蜜为丸，丸重6克。每次服1丸，日服2次。亦可煎汤，常以3日为1疗程。

〔加减〕予上方加减：夏枯草、茜草根、丹参、益母草、鱼腥草各30克，桑寄生、菟丝子、狗脊、党参各15克，当归12克，黄芪25克，白术、山药、百部、羌活、川断、补骨脂各9克，水煎服，每日1剂。2个月之后改为隔日1付，3个月之后症状俱减，而肿物渐消，血沉转为19毫米/时。后改汤为丸，又服3个月，脓肿全部消失，全身无任何不适，随访未复发。

〔功效〕滋肾温阳强筋骨，补气养血通经络。主治骨结核。

● 验　证

马某，女，24岁。自述胸壁处有一肿块月余，患处疼痛，并兼身有低热，夜间盗汗，腰痛乏力，心悸气短，纳食欠佳。视其肿物在肋弓第九肋骨处，大小约3厘米×3厘米，按之质软，皮色不变，验其血沉40毫米/时，结核菌素试验"＋＋"，舌质淡，脉沉细。病属骨痨，为肾虚骨弱，痰核流注之证。

腰椎间盘突出

腰椎间盘突出症是较为常见的疾患之一，主要是因为腰椎间盘各部分（髓核、纤维环及软骨板），尤其是髓核，有不同程度的退行性改变后，在外力因素的作用下，椎间盘的纤维环破裂，髓核组织从破裂之处突出（或脱出）于后方或椎管内，导致相邻脊神经根遭受刺激或压迫，从而产生腰部疼痛，

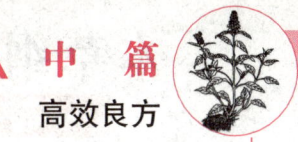

中 篇
高效良方

一侧下肢或双下肢麻木、疼痛等一系列临床症状。腰椎间盘突出症的发病原理主要是由于腰椎活动度大，又承受重量多，而且易受外伤，因此，腰椎成为椎间盘突出最易发生的部位。另外，腰椎间盘退变也是腰椎间盘发生的主要的原因。

通脉活血汤《名医治验良方》

〔配方〕黄芪、丹参、鹿角片各18克，金毛狗脊12克，泽兰叶、赤芍、杜仲、当归、地龙、苏木各9克。

〔用法〕鹿角片另包，先煎30分钟，再与诸药同煎，沸后，文火煎50分钟，每日1剂药，水煎2次取300毫升，混匀后分2次服用，每次150毫升，饭后2小时温服。

〔主治〕通督活血，补益肝肾。

骨质增生止痛丸（刘柏龄方）

〔配方〕熟地300克，鹿衔草、肉苁蓉、鸡血藤、淫羊藿、骨碎补各200克、莱菔子100克。

〔用法〕共为细面，炼蜜为丸，每丸重10克，每次一丸，每日三次，白开水送下。

〔主治〕补肾生髓健骨，活血舒筋止痛。

乌梢蛇蜈蚣治腰椎间盘突出症

〔配方〕乌梢蛇12克，蜈蚣10克，全蝎5克，细辛6克。

〔用法〕将上药共研为极细末后，分成8包，首日上、下午各服1包，继之每日1包。1周为1个疗程。

〔主治〕主治腰椎间盘突出症。

● 验 证

用此方治疗腰椎间盘突出症患者82例，用药1～2个疗程，治愈80例，有效2例，有效率为100%。

细辛治腰椎间盘突出症

〔方剂〕乌梢蛇12克，蜈蚣10克，全蝎5克，细辛6克。

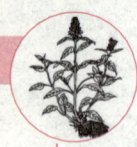

〔用法〕 将上药共研为极细末后,分成8包,首日上、下午各服1包,继之每日1包。1周为1个疗程。

〔主治〕 温肾通阳。主治腰椎间盘突出。

● 验 证

用本方治疗腰盘突出症患者82例,经用药1~2个疗程后,治愈80例,有效2例,总有效率为100%。

当归杜仲治腰椎间盘突出症

〔方剂〕 全当归、菟丝子、杜仲、川续断、鸡血藤、骨碎补、白芍各60克,延胡索、威灵仙、木瓜、细辛、狗脊各45克,核桃仁、黑芝麻各200克,广木香、香附各30克,蜂蜜适量。

〔用法〕 将上药分别研为极细末,过120目筛,混合均匀,炼蜜为丸,每丸重8克。每次服1丸,每日3次,取黄酒或白开水送服。

〔功效〕 主治腰椎间盘突出症。

● 验 证

用此方治疗腰椎间盘突出症患者66例,其中1~3个疗程治愈61例,显效4例,无效1例。

归尾泽兰治腰椎间盘突出症

〔方剂〕 归尾、泽兰各12克,赤芍、川楝子、延胡索各9克,制川乌6克(先煎)。

〔用法〕 每日1剂,水煎,分2次服,还可取药渣以布包热熨腰部,或加水煎,以药汤洗腰部。

〔功效〕 活血化瘀,理气止痛。主治腰椎间盘突出症。

● 验 证

用此方治疗腰椎间盘突出症17例,均收到良好效果,有效率为100%。

青皮治腰椎间盘突出症

〔方剂〕 青皮、荆芥、红花、枳壳、三七各6克,羌活、防风、牛膝、杜仲、独活、当归尾、川续断、五加皮、乌药、延胡索各9克,丹参、狗脊各12克。

〔用法〕 每日1剂,水煎服。

〔功效〕 祛风除湿,行气活血。主治腰椎间突出症。

● 验 证

此方治疗腰椎间盘突出,效果良好。

风湿性关节炎

风湿性关节炎是一种常见的急性或慢性结缔组织炎症,广义上应该包括类风湿性关节炎,可反复发作并累及心脏。风湿性关节炎是风湿热在关节的表现,其典型症状为游走性、多发性大关节炎,常见由一个关节转移至另一个关节,病变局部呈现红、肿、灼热、剧痛,部分病人也有几个关节同时发病。中医称为"三痹",根据感邪不同及临床主要表现,有"行痹""痛痹""著痹"的区别,其病机主要为风寒湿邪三气杂至,导致气血运行不畅,经络阻滞所致。

名方

宣痹汤《温病条辨》

〔配方〕防己、杏仁、滑石、薏苡仁各15克,连翘、山栀、半夏、赤小豆、蚕砂各9克。

〔用法〕水煎服,每日1剂,分2次服。

〔主治〕经络止痛,清化湿热。主治风湿性关节炎。

蠲痹汤《医学心悟》

〔配方〕秦艽、川芎、当归、独活各8克,木香、乳香、炙甘草、桂心各3克,桑枝、海风藤各15~30克。

〔用法〕水煎服。

〔主治〕散寒止痛,祛风除湿。主治风寒湿痹证。症见关节酸痛不红肿、遇寒加剧、得温则减、怕冷、不发热或低热、气短乏力、心悸怔忡,苔薄白,脉沉细或细数。

五桑四藤防己汤(魏长春)

〔配方〕桑枝、桑葚子、桑寄生、忍冬藤各12克,桑白皮、桑叶、钩藤、鸡血藤各9克,天仙藤、防己各6克。

〔用法〕水煎服,每日1剂。

〔功效〕调和气血,驱逐风湿,止痹痛。适用于风湿性关节炎。症见四肢关节疼痛,或酸麻,面色少华,舌淡,苔白滑,脉迟或弦。

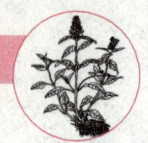

验方

利湿除痹方

〔方剂〕制川乌、制草乌各5克,细辛10克,薏苡仁50克,透骨草20克,丹皮、赤芍、乳香、没药、红花、黄柏、苍术各15克。

〔用法〕将上药择净,放入药罐中,加入适量清水,浸泡5～10分钟后,文火煮沸,先熏患处,待温度适宜时将双足放入足浴,每日1～2次,2日1剂,20天为1个疗程,连续1～2个疗程。

〔功效〕清热利湿,通络止痛。适用于风湿性关节炎。

● 验 证

此方治疗类风湿关节炎,效果很好。

祛风湿洗方

〔方剂〕当归、没药、半夏各20克,乳香18克,红花10克,制川乌、制草乌各15克。

〔用法〕将上药文火煎2次,去渣,取药液1000毫升左右。取本品趁热熏洗患处15分钟,稍凉后再反复擦洗患处10分钟,每日2次,7日为1个疗程。

〔功效〕适用于风湿性关节炎。

● 验 证

用此方治疗类风湿性关节炎患者67例,经用药2～3个疗程后,均有疗效。

七、神经科方

第一节 神经科知识

神经知识概述

在人体的神经系统里，神经元的神经纤维主要集中在周围神经系统，其中许多神经纤维集结成束，外面包着由结缔组成的膜，就成为一条神经。把中枢神经系统的兴奋传递给各个器官，或把各个器官的兴奋传递给中枢神经系统的组织。神经由许多神经纤维构成。神经主要由三大系统组成，即脑神经、脊神经、植物神经。各系统之间以脑神经为中心，分工协同，共同实现心理功能。

神经系统分类

神经系统分为两大部分：中枢神经系统和周围神经系统。中枢神经系统包括位于人体中轴位的脑和脊髓，它们的周围有头颅骨和脊椎骨包绕，具有保护脑和脊髓的作用。

神经主要由三大系统组成，即脑神经、脊神经、植物神经。各系统之间以脑神经为中心，分工协同，共同实现心理功能。脑分为端脑、间脑、小脑和脑干四部分。大脑还分为左右两个半球，分别管理人体不同的部位。脊髓主要是传导通路，能把外界的刺激及时传送到脑，然后再把脑发出的命令及时传送到周围器官，起到了上通下达的桥梁作用。脑神经共有12对，主要支配头面部器官的感觉和运动。人能看到周围事物，听见声音，闻出香臭，尝出滋味，以及有喜怒哀乐的表情等，都必须依靠这12对脑神经的功能。脊神

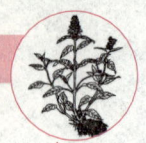

经共有31对,其中包括颈神经8对,胸神经12对,腰神经5对,骶神经5对,尾神经1对。脊神经由脊髓发出,主要支配身体和四肢的感觉、运动和反射。

第二节 常见病治法方药

中风

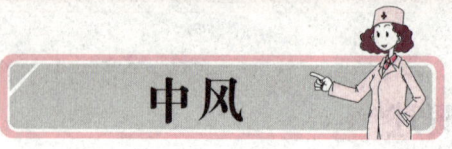

中风又称为急性脑血管疾病,是一种非外伤性而又发病较急的脑局部血液供应障碍引起的神经性损害。因其发病急骤,故也称为卒中或脑血管意外。一般分为出血性和缺血性两类。属脑出血、脑血栓形成、脑栓塞等范畴。临床表现为突然昏厥,不省人事,并伴有口眼㖞斜、舌强语謇、半身瘫痪、牙关紧闭或目合口张、手撒肢冷、肢体软瘫等。重者可突然摔倒、意识丧失、陷入昏迷、大小便失禁等。中医学认为,脑溢血大体属于中脏、中腑范畴,脑血栓、脑栓塞为中经、中络范畴。乃因患者平素气虚血亏,心、肝、肾三脏阴阳失调,或招受外邪,或内伤七情而致病。由于中风发病率高、死亡率高、致残率高、复发率高、并发症多,所以被医学界同冠心病、癌症并列为威胁人类健康的三大疾病之一。预防中风的重要性已经引起国内外医学界的重视,医学家们正从各个方面探索中风的预防措施。

名方

换见吸气丸《太平圣惠方》

〔配方〕郁李仁、火麻仁、山药、车前子、怀牛膝、山茱萸各60克,防风、独活、槟榔、炒枳壳、菟丝子各30克。

〔用法〕上药共研细,米汤送服。

〔主治〕润燥通腑,搜风顺气。主治中风瘫痪。

十全大补汤《医学发明》

〔配方〕生黄芪、童子参(即太子参)、茯苓、白芍、生地、玉竹、竹茹各15克,白术、甘草、当归、牛膝各10克，白茅根、鲜桑枝、赭石粉各30克。

〔用法〕水煎服，每日1剂，分3次温服。5剂为1疗程。

〔主治〕益气，凉血，泻火，消淤，降逆，化痰。主治中风先兆。

二黄二参饮益气活血

〔方剂〕黄芪、黄精、丹参、玄参各15克，鸡血藤20克，海藻12克。

〔用法〕每日1剂，水煎服。并可随症加减。

〔功效〕益气养阴，活血养荣，化痰软坚。主治中风后遗症偏瘫。

● 验证

何××，男，59岁。突发脑溢血，右侧肢体偏瘫，鼻唇沟变浅，舌体向右侧倾斜。服本方19剂，基本痊愈。

地龙葛根治中风

〔方剂〕地龙25～40克，葛根30～50克，红花（后入）15～20克。

〔用法〕每日1剂，水煎，分早晚2次空腹温服。

〔功效〕祛风化痰，行瘀通络。主治脑血栓形成。

● 验证

用此方加减共治86例，治愈44例，占51.2%，显效26例，占30.2%，好转10例，占11.7%，无效6例，占6.9%，总有效率为93.1%。治愈时间20～80天，平均54天。服药剂数10～40剂，平均28剂。

芪芎芍归饮治中风

〔方剂〕黄芪30克，川芎5克，当归、丹参、桑枝各12克，地龙、桃仁、川牛膝各9克，赤芍、红花各6克。

〔用法〕每日1剂，水煎2次，早晚分服。

〔功效〕益气活血通络。主治中风以气虚血滞为主要表现者。

● 验证

谭××，男，62岁。中风半年余，用上方10剂，基本痊愈，又继服加以巩固。

半夏桑钩汤清热通络

〔方剂〕半夏、陈皮、枳实、竹茹各9克，茯苓、桑寄生、钩藤各15克，甘草6克。

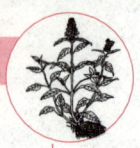

〔用法〕每日1剂,清水浸泡药物30分钟,煎煮沸后20分钟。2煎共取汁300毫升,2次分服。

〔功效〕清热熄风,活血通络。主治中风先兆、中风发作、复中风、中风后遗症均可运用。

● 验 证

肖××,男,66岁,突患中风,不能行走,服药五周后,已能逐步行走。

石菖蒲远志治中风

〔方剂〕石菖蒲、炙远志各6~10克,郁金、天竺黄、制半夏、茯苓各10~20克,胆南星、泽泻各10~30克,生石决明20~30克,怀牛膝10~15克。

〔用法〕每日1剂,水煎,分2次服,病情危重者每隔6小时服1次。

〔加减〕若脑出血严重者,加参三七、花蕊石、犀角(水牛角代);抽搐者,加全蝎、钩藤;血压高者,加生牡蛎、夏枯草;寒痰者,用生南星、生半夏;热痰者,用胆南星、鲜竹沥大便秘结者,加生大黄、玄明粉或番泻叶。

〔功效〕开窍导痰。主治中风急症(脑出血、脑梗塞、蛛网膜下腔出血、脑血栓形成)。

● 验 证

用此方治疗患者25例,其中治愈11例,显效8例,好转3例,无效3例,总有效率为88%。

三叉神经痛

三叉神经痛是最常见的脑神经疾病,以一侧面部三叉神经分布区内反复发作的阵发性剧烈痛为主要表现,发病率可随年龄而增长。三叉神经痛多发生于中老年人,右侧多于左侧。该病的特点是:在头面部三叉神经分布区域内,发病骤发、骤停、闪电样、刀割样、烧灼样、顽固性、难以忍受的剧烈性疼痛。本病相当于中医"面风痛"范畴,又称"面痛"。系由内、外之邪侵袭面部经络导致的痛病类疾病。

中 篇
高效良方

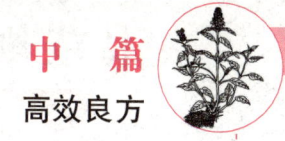

名方

加味散偏汤（杜雨茂）

〔配方〕川芎30克，白芍15克，郁李仁、白芥子各6克，香附、白芷、蔓荆子、柴胡各9克，细辛3克。

〔用法〕上药加入清水500毫升，浸泡30分钟后，文火煎煮2次，每次半小时，滤汁混匀，每日早晚饭后服。痛剧者可日服1剂半，分3次服下。

〔主治〕祛风散寒，通络祛淤。主治三叉神经痛。症见头痛时作时止，或左或右，或前或后，或全头痛，或痛在一点。

川芎汤《卫生宝鉴》

〔配方〕川芎10～30克，当归10～20克，细辛5克，蜈蚣2条。

〔用法〕每日1～2剂。先将上药用冷水浸泡15分钟，浸透后煎煮。首煎沸后文火煎30分钟；二煎沸后文火煎20分钟。煮好后两煎药汁混匀，总量以200毫升为宜，早晚分服，或6小时服1次。

〔加减〕头部冷痛加白芷；头部热痛加甘菊、苍耳子；头痛如锥刺如灼加僵蚕、生石膏、蜈蚣（研末冲服）；三叉神经痛加生白芍、白芥子、白芷；妇女经期头痛则当归量应大于川芎；后头痛加羌活；前头痛加白芷；偏头痛加柴胡；巅顶痛加藁本。

〔主治〕活血化淤，通络止痛。主治三叉神经痛风痰阻络症。

清空膏《兰室秘藏》

〔配方〕川芎15克，炙甘草45克，黄芩90克，柴胡21克，黄连、羌活、防风各30克。

〔用法〕上药共研细，水煎服。

〔主治〕祛风除湿，清热止痛。主治三叉神经痛。

验方

白芍全蝎治三叉神经痛

〔方剂〕白芍30～60克，全蝎、穿山甲、甘草各6～10克，川芎30克，蜈蚣1～3克，桃仁9～12克，细辛3～5克。

〔用法〕每日1剂，水煎服。10日为1疗程，疗程间隔2～3日。

〔功效〕活血通络，散寒止痛。主

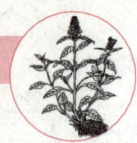

治三叉神经痛。

● 验 证

治疗96例,结果治愈59例,显效23例,有效2例,无效2例。

芎归五味饮治三叉神经痛

〔方剂〕川芎20~30克,当归20克,麻黄6克,制没药10克,甘草3克。

〔用法〕每日1剂,水煎,分2次服。

〔加减〕风寒者加白附子10克,全蝎6克;风热者加石膏30克、黄芩10克;气血虚弱者加黄芪、鸡血藤各30克;瘀血阻络者加桃仁、红花各10克;有高血压、心脏病者去麻黄,加防风30克。

〔功效〕宣散外风,平熄内风,养血活血,通络止痛。主治三叉神经痛。

● 验 证

屡用屡效。

二生龙饼治三叉神经痛

〔方剂〕地龙5条,全蝎20个,路路通10克,生南星、生半夏、白附子各50克,细辛5克。

〔用法〕上药共研细末,加药末量的一半面粉,用酒调成饼,摊贴太阳穴,纱布包固定,每天1次。

〔功效〕祛风止痛。主治三叉神经痛。

● 验 证

邵×,女,55岁。三叉神经痛间隙性发作19年,曾用中西药疗效数年未愈。近来发作频繁,发作时右侧三叉神经烧灼样剧痛,并有头晕及面部麻木感,有时伴面肌抽搐,舌红、苔薄黄,脉弦数。

天麻钩藤治三叉神经痛

〔方剂〕天麻、钩藤、川芎、白芷、藁本、蔓荆子、僵蚕、全蝎、地龙、蜈蚣各10克。

〔用法〕每日1剂,水煎,分2次服。7剂为1疗程,并配以西药卡马西平0.1克,每日3次,7日为1疗程。

〔加减〕肝火偏亢者,加山栀、黄芩各10克,龙胆草3克;痰多、苔腻脉滑者,加陈皮、半夏、胆南星各10克;若夹有血瘀之症,舌暗红或有瘀斑者,加用桃仁、红花、赤芍各10克;若兼有寒邪,因受寒而加重或诱发病痛者,加细辛、桂枝各10克。

〔功效〕平肝熄风,通络止痛。主

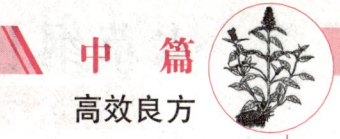

治三叉神经痛。

● 验 证

用此方治疗患者35例,其中治愈10例(疼痛发作消失,随访1年无复发),显效21例(疼痛发作消失,随访半年无复发),有效3例(发作次数减少或发作时疼痛减轻),无效2例,总有效率为94.3%。

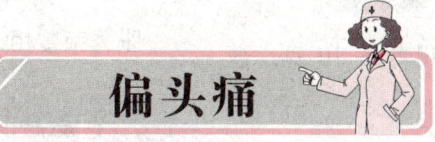

偏头痛

偏头痛是由于脑血管功能紊乱引起的一种剧烈头痛。痛多在一侧,时痛时止,多呈周期性。痛前常有先兆症状,如患者先有嗜睡、倦怠、抑郁、眼前出现闪光或暗点,有时还可出现面唇和肢体麻木、失语等;先兆症状出现后20~30分钟即出现偏头痛,剧痛难忍。中医经络学说认为,人的五脏精华、清阳之气皆上贯于头,头为诸阳之会,清阳之府。因此,无论外感内伤,均可由于邪扰清窍或脑失所养而引致头痛。头痛与肝脾肾三藏及气血的盛衰有关,"不通则痛",不论什么原因,只要导致循环受阻就会出现疼痛。

止痛散《医学纲目》

〔配方〕柴胡45克,甘草(炙)22.5克,瓜蒌根60克,当归、黄芩各120克(一半酒,一半炒),生地黄30克。

〔用法〕上为粗末。每服9克,用水220毫升,加生姜3片,大枣1枚,临卧热服。

〔加减〕小便不利,加茯苓、泽泻各15克。

〔主治〕主治两额角痛,目睛痛,时见黑花,及目赤肿痛,脉弦,作内障者。

头痛汤(岳美中)

〔配方〕连翘、菊花、霜桑叶、黄芩各9克,苦丁茶6克,藁本、白芷、苏薄荷各3克,荷叶边半张,夏枯草、鲜白茅根各12克。

〔用法〕水煎，温服，每日1剂，每日2次。

〔主治〕祛风散热，通窍止痛。风热上攻引起的偏正头痛。

验方

白芷汤治偏头痛

〔方剂〕白芷、川芎各10克，葱白7根。

〔用法〕水泡1小时，煎沸后6～10分钟即可。

〔功效〕主治偏头痛。

● 验证

用此方治疗偏头痛52例，痊愈46例，好转4例，无效2例，总有效率为96.16%。

归芪二胡饮治偏头痛

〔方剂〕当归、黄芪各15克，柴胡12克，前胡6克。

〔用法〕每日1剂，水煎，分2次服。

〔加减〕若头痛如裹、神志时清时寐、低头视物重影、失眠者加丹参10克，水蛭6克，白芥子、白术、茯苓、车前子（另包）各12克，薏苡仁30克，穿山甲15克。

〔功效〕活血化淤，疏通脉络。主治偏头痛。

● 验证

张秀荣曾用此方治疗偏头痛。

辛夷金银花治偏头痛

〔方剂〕辛夷、荆芥、川芎、防风、细茶叶各6克，金银花12克，土茯苓15克。

〔用法〕每日1剂，水煎取汁，分次服用。

〔功效〕疏风清热，通窍止痛。主治雷头风之头痛如裂，痛如刀劈，甚者痛处起疙瘩。常见于现代医学的偏头痛以及剧烈头痛。

● 验证

此方经多少临床验证，效果甚佳。

党参蝉蜕益气活血

〔方剂〕党参、赤芍各15克，黄芪、葛根各30克，白术、川芎、当归各10克，全蝎5克，蝉蜕3克。

〔用法〕每日1剂，水煎，分2次服。

〔加减〕面红目赤、眩晕者加天麻

10克，钩藤15克，石决明30克；腰酸、耳鸣者加枸杞、首乌、牛膝各10克；前额痛者加白芷12克；巅顶痛者加藁本12克；后枕部疼痛者加羌活10克。

〔功效〕健脾益气，活血化淤。主治偏头痛。

● 验 证

此方治疗血淤型偏头痛，效果很好。

芎芍细辛汤治偏头痛

〔方剂〕川芎、白芍各15克，柴胡、延胡索、丹参各12克，细辛6克。

〔用法〕每日1剂，水煎，分2次服。

〔加减〕热重、口渴欲饮、舌红少津者加用生地、丹皮、栀子各9克，紫草6克；月经期发作者加当归10克，香附6克；恶心欲吐、舌苔厚腻者加紫苏梗、陈皮、白术各9克；烦躁少眠者加酸枣仁9克。

〔功效〕疏肝理气，活血止痛。主治偏头痛。

● 验 证

此方配合星状神经阻滞治疗偏头痛。患者反映效果很好。

生石膏方治偏头痛

〔方剂〕生石膏20克，细辛、制南星各4克，炙全蝎、川芎各5克，白僵蚕、红花各10克，生白附子6克，石决明15克，明天麻9克，甘草3克。

〔用法〕加水3碗，入生石膏、石决明先煎半小时，后纳诸药再煎，细辛稍迟一些放入。滤取药液一碗约350～500毫升，兑入鲜生姜汁3～5滴服之。

〔加减〕湿热偏甚舌苔黄厚者，加川连3克，夏枯草9克；痰湿重苔白厚者，加白蒺藜10克，珍珠母30克（先煎）；呕吐者，加煅赭石10～20克（先煎），生姜3片；气虚者，加黄芪15克，太子参10克；血虚者，加白芍10克；病久瘀甚者，加丹参15克，赤芍9克；前额痛者，加白芷6克；后头痛甚者，加羌活9克；左侧痛甚者，加柴胡5克，连翘9克；右侧痛甚者，加白芍12克；眉棱骨痛者，加藁本6～9克。

〔功效〕清热化痰，平肝熄风，活络止痛。适用于偏头痛。

● 验 证

杨某，男，21岁。头痛五年余，

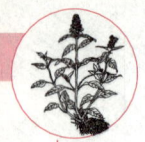

本草纲目
——名方验方速查全书

或前额或后头或巅顶而不定，痛时呈搏动性跳痛，甚则伴有恶心呕吐，兼见眩晕、失眠、烦躁、纳差等症。经CT、脑电图、脑血流图等检查，均未有明显改变。刻诊：头痛以左侧为甚，失眠，眩晕，烦躁，舌质稍红，舌苔厚腻，脉象弦滑。神经系统检查无特殊可记。确诊后，按基本方加减运用，每日1剂，分早、晚煎服。服用30余剂，病告痊愈。

大青根汤治偏头痛

〔方剂〕大青根、豨莶草、苍耳草、臭牡丹各30克。

〔用法〕水煎服。每日1剂。

〔功效〕主治偏头痛。

● 验 证

用此方治疗偏头痛患者39例，痊愈28例，好转9例，无效2例，总有效率为94.9%。

神经衰弱

神经衰弱属于心理疾病的一种，是一类精神容易兴奋和脑力容易疲乏、常有情绪烦恼和心理生理症状的神经症性障碍。神经衰弱属于心理疾病的一种，是一类精神容易兴奋和脑力容易疲乏、常有情绪烦恼和心理生理症状的神经症性障碍。神经衰弱是由于大脑神经活动长期处于紧张状态，导致大脑兴奋与抑制功能失调而产生的一组以精神易兴奋，情绪不稳定等症状为特点的神经功能性障碍。神经衰弱涉及到祖国医学的"不寐"、"心悸"、"郁证"、"虚损"、"遗精"、"阳痿"等病症，是大脑皮质兴奋与抑制平衡失调引起的一种功能性疾病。

温胆汤《千金方》

〔配方〕石菖蒲、清半夏、陈皮各9克，茯苓15克，甘草、枳实、黄连、炙远志各6克，竹茹12克，夜交藤、珍珠母各30克。

〔用法〕水煎服，每日1剂，日服2次。

〔主治〕化痰清热，和胃安神。主治神经衰弱。症见失眠、眩晕、惊悸、胸闷、口苦、苔腻、脉滑数等。

甘麦大枣汤《金匮要略》

〔配方〕百合、淮小麦各30克，莲肉、夜交藤各15克，大枣10克，甘草6克。

〔用法〕每日1剂，上药以冷水浸泡半小时，加水至500毫升，煮沸20分钟，滤汁存入暖瓶内，不计次数，作饮料服用。

〔加减〕兼气郁者，加合欢花30克；兼痰浊者，加竹茹9克、生姜6克；兼湿邪阻滞者，加藿梗、荷梗各10克。

〔主治〕益气养阴，清热安神。主治神经衰弱。症见神志不宁、心烦急躁、悲伤欲哭、失眠多梦、善惊易怒、心悸气短、多汗、时欲太息，舌淡红或嫩红，脉细弱或细数无力。

养心汤《金匮要略》

〔配方〕茯神、柏子仁、酸枣仁、五味子各10克。

〔用法〕水煎服，每日1剂，分2次服。

〔主治〕养心安神。主治神经衰弱。症见情绪不稳、失眠多梦、面色无华、头晕耳鸣、舌红苔薄、脉象滑或弦数。

扁豆莲子粥

〔方剂〕白扁豆、薏苡仁、莲子肉、核桃仁、桂圆肉、红枣各15克，糖青梅5个，糯米150克，白糖适量。

〔用法〕将此方前3味药用温水泡发；红枣洗净，以水泡发；核桃仁捣碎；糯米淘洗干净。所有备料一同入锅，加1500毫升水，用大火烧开后转小火熬煮成稀粥。随量食用。

〔功效〕健脾养胃，补气益肾，养血安神。适用于神经衰弱。

● 验 证

用此方治疗患者19例，治愈10例，好转8例，无效1例，总有效率为94.7%。

安神补心丸

〔方剂〕人参叶、五味子各6克，石菖蒲、酸枣仁各10克。

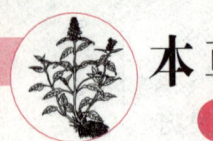

〔用法〕将以上诸药置于锅中,煎2遍和匀,每天1剂,早、晚分服。或用10剂,研细末,炼蜜为丸,每粒10克,每服1粒,日服2次。

〔功效〕适用于用脑过度,劳心伤神,心虚神烦而致眠差、健忘、心悸者。

● 验 证

王某,男,45岁。患者因长期工作紧张,劳心伤神,故夜间心烦不眠。梦多易醒,白天头晕乏力。予本方治疗,2周后睡眠好转,4周后头晕消失,精神亦佳。

术药五子汤健脾养心

〔方剂〕白术、五味子各25克,山药20克,香附、远志、柏子仁各10克,莱菔子、川朴、枳壳、菟丝子、覆盆子、山萸肉、莲子各15克。

〔用法〕每日1剂,水煎2次,早、晚各服1次。

〔加减〕失眠、多梦者,加酸枣仁15克,珍珠母25克,去菟丝子、覆盆子;精神不振、乏力者,加巴戟天20克,当归10克,去柏子仁、远志。

〔功效〕健脾行气,补肾养心。主治神经衰弱。

● 验 证

本方治疗神经衰弱103例,治愈68例(66%),好转35例(34%),总有效率100%。

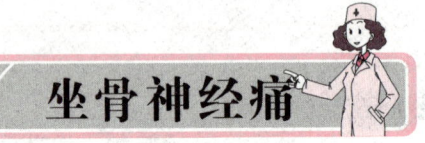

坐骨神经痛

坐骨神经痛是指坐骨神经病变,沿坐骨神经通路即腰、臀部、大腿后侧、小腿后外侧和足外侧发生的疼痛,是由各种原因引起的坐骨神经通路的一段或全长的放射性疼痛为主症的病症。按病因分为原发性和继发性两种。原发性坐骨神经痛即本身发生的病变,多与感染有关;继发性坐骨神经痛,常因邻近组织的病变,如腰椎间盘突出症、脊椎关节炎、椎管内肿瘤及骶髂关节、骨盆等部位的病变所引起。春夏之交、秋冬之交气候变化易诱发。

名方

独活寄生汤《千金要方》

〔配方〕菟丝子、制狗脊、炒杜仲、生川断、怀牛膝、威灵仙、党参、炒白术、当归、炒白芍各10~15克，大熟地15~20克，肉桂5~10克，炙川乌6~15克，细辛3~15克，独活、防风各6~12克。

〔用法〕水煎服，每日1剂，日服2次温服。

〔加减〕气虚加黄芪15~30克，炙甘草6~10克，茯苓10~15克；血虚加川芎8~12克，炒阿胶10~15克；风胜加赤芍15~20克，鸡血藤20~30克；寒甚加炮附子10~30克，草乌10克；湿甚加苍术10~15克，生苡米15~25克；上肢痛重去独活，加羌活10克，肉桂改桂枝10~15克；或桑枝30克；下肢痛重，加木瓜15~18克，千年健10~15克。

〔主治〕温补肝肾，益气养血，佐以祛风散寒燥湿。主治坐骨神经痛。

桂枝汤《伤寒论》

〔配方〕白芍30克，生姜7克，独活、炙甘草各8克，牛膝、桂枝、威灵仙各10克，徐长卿20克，苏木、大枣各15克。

〔用法〕水煎服，每日1剂，日服2~3次。5天为1疗程，可连服2~3个疗程。

〔加减〕气虚加黄芪15克；寒凝痛甚去徐长卿，加制乌头6~10克（先煎）；腰痛酌加川断、杜仲、桑寄生；服药后偏热者加知母、黄柏各10克；如颊、项、肩胛痹痛，可去独活、牛膝，加葛根、羌活、片姜黄等。又因于腰椎骨质增生继发的坐骨神经痛，应酌加鹿含草、桑寄生、骨碎补等壮腰健肾之品。

〔主治〕散寒祛湿，调和气血，通经行痹。主治原发性坐骨神经痛，症属寒湿痹阻，气血凝滞者。

当归地黄丸《景岳全书》

〔配方〕生地黄18克，山药、杜仲、络石藤各15克，山茱萸、牛膝、当归、赤芍、知母、黄柏、秦艽、独活、通骨草各10克，忍冬藤30克。

〔用法〕水煎，去渣取汁，分2次温服，每日1剂。

〔加减〕湿重，加防己、生薏苡仁、茯苓；腰痛不减，加狗脊、续断。

〔主治〕滋阴清热，补肾通督。主

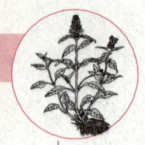

本草纲目
——名方验方速查全书

治坐骨神经痛寒湿痹阻症。症见腰背酸痛重着、脊柱强直、活动受限、消瘦、低热、口干、心烦少寐、小便频数、大便干结。

验方

蜈蚣散治坐骨神经痛

〔方剂〕祁蛇（或乌梢蛇）、蜈蚣、全蝎各10克。

〔用法〕焙干研成粉，等份分成8包。首日上下午各服1包，继之每天上午服1包，7天为1疗程。每疗程间隔3～5天，一般1～2个疗程可显效至痊愈。

〔功效〕祛风通络。主治坐骨神经痛。

● 验 证

蔡××，女，68岁，右下肢疼痛5年余，经西医诊为坐骨神经痛，服西药效不显，后服上方，经服2个月痊愈。随访2年未复发。

全蝎蜈蚣方治坐骨神经痛

方剂乌梢蛇、炒地龙、僵蚕、桂枝、川芎、甘草各10克，全蝎、制川乌、制草乌各6克，蜈蚣4克。

〔用法〕制川乌、制草乌先煎半小时以减少毒性，后入他药，取药液300毫升，每日1剂。

〔功效〕祛风散寒，活血通络。

● 验 证

用此方治疗坐骨神经痛17例，均收到良好效果，总有效率为100%。

独活方治坐骨神经痛

〔方剂〕独活、牛膝各15克，威灵仙、杜仲、续断、当归各12克，千年健、木瓜、地龙各10克，鸡血藤30克，红花、川芎各9克。

〔用法〕水煎服，每日1剂，日服2次。

〔功效〕舒筋活络，行血止痛。

● 验 证

用此方治疗坐骨神经痛患者82例，治愈80例，有效2例，总有效率为100%。

地龙酒治坐骨神经痛

〔方剂〕生川乌、生草乌、红花各15克，地龙、寻骨风、伸筋草各30克，生黄芪、全当归各60克。

〔用法〕将上药浸入1000毫升白酒中，封闭1周后即成。每天早晚饭后各服1次，每次5毫升，服完为1

个疗程。一般可连服1~2个疗程。治疗期间注意避风防寒。

〔功效〕祛风止痛。主治坐骨神经痛。

● 验 证

李×，男，46岁。3天前睡觉醒来觉左臀及下肢呈放射性牵引疼痛，3天后不能行走，疼痛剧烈，诊为坐骨神经炎，予消炎镇痛和维生素治疗，疼痛减轻不明显，改服地龙酒剂，1个疗程后疼痛明显好转，已能下床行走。服完第2疗程疼痛完全消失，活动自如。随访6个月未复发。

丹参钩藤汤治坐骨神经痛

〔方剂〕丹参30克，钩藤、豨莶草各25克，赤芍、牛膝各12克，木瓜10克，柴胡6克，甘草3克，蜈蚣2条。

〔用法〕每日1剂，水煎服。

〔功效〕清热止痛。

● 验 证

杨××，男，55岁。1周来、从左臀部起，沿左腿后侧下至左小腿外侧、右足底疼痛，夜不能寐，行走则疼痛加剧而呈跛态，站立则左足跟不任地，仰卧时直腿抬高受限，舌苔薄白，脉弦。诊为左侧坐骨神经痛。处以丹参钩藤汤3剂。复诊时症状基本消除，仅行走后尚有微痛。再进3剂痊愈，随访2年未复发。

四藤千年健温经散寒

〔方剂〕鸡血藤、椿根藤各30克，石楠藤、络石藤、千年健、钻地风、半枫荷、威灵仙、川牛膝、当归各15克，羌活、独活、秦艽各10克，丹参20克。

〔用法〕每日1剂，水煎，分2次分服。

〔功效〕温经散寒，活血通络。主治坐骨神经痛。

● 验 证

此方治疗坐骨神经痛，屡用屡验，康复率极高。

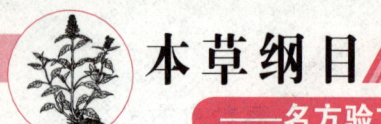

八、妇科方

第一节 妇科知识

中医妇科发展源流

在战国时，已出现了有兼长妇科的扁鹊，为祖国有史所载的妇产科学的开端。因当时妇科尚属于内科的范围，故有"带下医"的称号，以后遂有渐趋分科而独立的倾向。至汉代，就出现了妇科专门的医生，当时称女医或乳医，均指妇科而言。《褚氏遗书》中说："无嗣是属于夫妇共有的疾病原因"，并载有多种种子方药。隋代杰出的医学家巢元方，约在公元610年撰《诸病源候论》五十卷，内容丰富，到了唐代，孙思邈著《千金方》，提出了妇科病的特点，并主张立为专科。唐代以后，妇产科才逐步有所发展，至南宋时，始成为专科。这些妇产科专著文献，以唐代昝殷的《产宝》为最早。宋代陈自明的《妇人大全良方》为最完备，成为后世妇产科的发展基础。

中医妇科病因病机

导致妇科疾病的外因主要有寒、热、湿邪；内因七情中以怒、思、恐居多。此外，多产、房劳、饮食不节、劳逸失常、跌仆损伤等因素，均能影响妇女脏腑、气血、冲任督带正常生理功能，致使妇女经、孕、产、乳发生异常，导致妇科疾病的发生。

中医学认为妇科疾病病机机制使脏腑功能失常、血气失调、冲任二脉损伤的结果，其中脏腑功能失常主要指肾虚、肝失和调和脾虚，血气失调主要为血虚、血瘀、血热、血寒、气虚、气郁、气逆七中情况，冲任损伤指二脉受损引起胞宫、胞脉和胞络发生病理性变化。

妇科疾病的预防和保健

中医妇科强调注重经期卫生、孕期卫生、产褥卫生、哺乳期卫生与绝经期卫生。经期内应保持清洁，劳逸结合，防御外邪，饮食有节，调节情志，孕期内劳逸有节，饮食适宜，注意胎教，慎戒房事，定期检查，产褥期内慎起居，勤清洁；哺乳期内保持乳房卫生，定期哺乳；绝经期内保持心情舒畅，慎起居，注意调理脾胃。

第二节 常见病治法方药

闭经

从未有过月经或月经周期已建立后又停止的现象即为闭经。如果超过18岁还没有来月经，或未婚女青年有过正常月经，但已停经3个月以上，都叫闭经。前者叫原发性闭经，后者叫继发性闭经。妊娠期、哺乳期停经乃正常生理现象，不在此例。闭经的原因有功能性及器质性两种，下丘脑——垂体——卵巢轴的功能失调所致的闭经为功能性闭经。生殖器官发育不全、肿瘤、创伤、慢性消耗性疾病（如结核）等所致的闭经为器质性闭经。中医认为闭经是由于肝肾不足、气血亏虚、血脉失通所致，治疗调养宜从营养滋补、补血活血、通络着手。

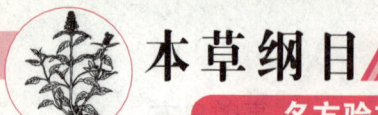

名方

四物逍遥汤（朱南荪方）

〔配方〕柴胡、当归、川芎、香附、延胡索、桃仁、红花各9克，赤芍、生地各12克，青皮6克。

〔用法〕水煎服，每日1剂，日服2次。

〔主治〕疏肝解郁，利气调经。

尖花汤（施今墨方）

〔配方〕两头尖10克，酒川芎、酒丹参各15克，凌霄花、茜草根、茺蔚子、延胡索、酒当归各6克，艾叶5克，炙甘草3克。

〔用法〕水煎服，每日1剂，日服2次。

〔主治〕活血通络。

舒肝活血通经汤（瞿文楼方）

〔配方〕炙香附、丹皮、半夏、川楝肉各10克，紫丹参15克，吴萸连、姜川朴、炙元胡、桃仁、枳实、赤白芍、焦三仙各6克，当归12克。

〔用法〕水煎服，每日1剂，日服3次。

〔主治〕舒肝和胃，活血通经。肝郁气滞，胃失和降，经脉闭阻。

活血汤（孙一民方）

〔配方〕桃仁、红花、归尾、泽兰、白芍、香附、陈皮、牛膝各9克，益母草12克，丹参30克，柴胡6克，甘草3克。

〔用法〕水煎服，每日1剂，日服2次。

〔主治〕活血理气，主治气滞血瘀。

加减八珍汤（朱南荪方）

〔配方〕党参12克，熟地、鸡血藤各15克，茯苓、白术、当归、桂枝、川芎各9克，制附块、干姜、炙甘草各6克。

〔用法〕水煎服，每日1剂，日服3次。

〔主治〕调补气血，健脾益肾。主治气血两虚。

验方

丹参山甲养心通经膏

〔方剂〕丹参50克，穿山甲5克。

〔用法〕上药共研细末，以醋、酒各半调匀成膏，备用。每取10～15克贴神阙穴上，外用胶布固定，每日换药1次，5次为1疗程，以经通为度。

〔功效〕养血通经。主治闭经。

● 验 证

治疗15例，用药1~2疗程后，治愈11例，有效3例，无效1例。

闭经疏养汤治闭经

〔方剂〕潞党参、甘草、当归、杭白芍、熟地各30克，炒白术、白茯苓、漏芦、鬼箭羽、路路通、茺蔚子、醋香附各10克，全蝎2克（研，分3次冲服），蜈蚣1克，炮山甲、川芎、土鳖虫、水蛭各6克，茜草根15克。

〔用法〕隔日1剂，水煎3次，日分3次服。90剂为1个疗程。亦可制丸服。

〔功效〕益气养血，通络行瘀。治疗功能性闭经。

● 验 证

王某，女，26岁。经停1年，经治未潮。患者从17岁初潮，始至不规则，逐渐如期而至，但未孕。1年前，因感冒咳嗽、咽痛、鼻衄，月经当期而未潮。2个月后，经3次尿妊娠试验（HCG）均阴性。又2个月，乃经某妇产科诊断性刮宫及子宫内膜活检，提示卵巢可排卵，宫腔大小形态正常。又以黄体酮、乙蔗酚注射口服试验为阳性，疑似丘脑下部或卵巢性闭经，并用中西药治疗，仍无月经来潮。现时感腰腿酸重、头昏、少寐、乏力。脉涩，苔薄白，舌淡红。诊为继发性闭经（功能性）。辨证：气血两虚，胞宫瘀滞。方用闭经疏养汤，每隔日1剂，连服80余剂，又以本方制丸1料以善后。1年后，月经已来潮，并趋正常。

麻黄石楠叶治青春性闭经

〔方剂〕麻黄、桑白皮、桑叶、香附、牛膝各9克，白芥子、桔梗各6克，仙灵脾、石楠叶各30克，熟地、鹿角霜各12克，益母草15克。

〔用法〕于月经干净后，每周服5日，每日1剂，水煎服。3个月为1疗程。

〔加减〕便秘者，加大黄、栝楼壳；阴虚者，加天冬、生地。

〔功效〕治疗青春期闭经。

● 验 证

治疗闭经30例，有效25例，显效5例。

六子行气活血汤

〔方剂〕黄芪15克、白术、附子、

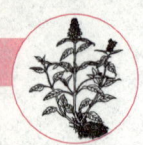

桂枝、王不留行子、茺蔚子各9克。

[用法]水煎服,每日1剂,日服2次。

[加减]肾阴阳不足者,加菟丝子、仙灵脾各12克;血虚,加当归、菟丝子各30克,仙灵脾15克,大枣10克,生姜3片,去附子、白术、王不留行子、茺蔚子。

[功效]补肾中阴阳,活血通经以振奋脏腑阳气。主治肾虚闭经。

● 验 证

治疗57例,49例为Ⅰ度闭经。治疗后35例基础体温双相,月经规则来潮;17例月经来潮,基础体温单相;5例无效。

更年期综合征

更年期综合征指妇女绝经前后出现性激素波动或减少所致的一系列以自主神经系统功能紊乱为主,伴有神经心理症状的一组症候群。表现为阵发性潮热,伴有胸闷、气短、心悸、眩晕,以及情绪不稳、紧张易激动、易疲乏等,多为卵巢功能衰退所致。主要因卵巢功能衰退,卵泡发育不全,丧失排卵功能,雌激素分泌减少,而致月经紊乱直至绝经。其中雌激素减少而导致中枢神经递质代谢分泌失常是引起更年期妇女出现情绪异常、心理状态不稳定的主要因素。

右归丸《景岳全书》

[配方]熟地黄、山药、枸杞子、菟丝子、淫羊藿各15克,山茱萸、鹿角胶(烊化)、杜仲、仙茅、覆盆子各10克,肉桂6克。

[用法]水煎,去渣取汁,分2次温服,每日1剂。

[主治]温肾扶阳。主治更年期综合征肾阳虚症。

加味二仙汤(姜春华)

[配方]仙茅、仙灵脾、黄柏、知母、当归、五味子、白芍、川芎各9克,生地、珍珠母(先煎)各30克,酸枣仁、灵芝草各15克。

〔用法〕水煎服,每日1剂,日服2次。

〔功效〕温肾养肝,滋阴降火,潜阳宁神。主治更年期综合征。症见月经不调、或多或少、或迟或早、阵发性忽冷忽热、颜面潮红出汗、头晕目眩、失眠、性躁、易怒等。

更年康汤(梁剑波)

〔配方〕玄参、丹参、党参、茯苓、浮小麦、白芍、柏子仁、酸枣仁各10克,大枣5枚,远志、五味子、桔梗、天冬、麦冬各5克,生地、熟地各12克,当归3克,元胡6克,龙骨(先煎)、牡蛎(先煎)各15克。

〔加减〕如自汗不已,可加麻黄根;面颊潮红,可加丹皮、地骨皮;带下过多,可加海螵蛸、芡实,头晕目眩加天麻。

〔用法〕水煎服,每日1剂,日服2次,早、晚各温服1次。16剂为1疗程。

〔功效〕养心益阴,安神镇潜。主治妇女更年期综合征。症见头晕、头痛、焦虑忧郁、失眠多梦、精神疲乏、心悸怔忡、健忘、多汗、食欲减退、腹、胁、腰、腿诸痛、舌红苔少、脉弦细等。

生地丹参治更年期综合征

〔方剂〕生地、丹参、小麦、大枣各30克,柴胡5克,当归、白芍、茯苓、白术、甘草各10克。

〔用法〕每日1剂,水煎服。病情好转后隔日1次。

〔功效〕滋补肝肾,养血敛阴。主治更年期综合征。

● 验 证

用此方治疗54例,痊愈35例,好转14例,无效5例,总有效率为90.7%。

黄连龙骨治更年期综合征

〔方剂〕黄连3克,枣仁、麦冬、白芍、白薇、丹参各9克,龙骨15克。

〔用法〕每日1剂,水煎2次,早、晚温服。连续服药1个月为1疗程。

〔功效〕清心,平肝。主治妇女更年期综合征。

● 验 证

余××,女,57岁。绝经9年,病起8年。复上方28剂,痊愈。

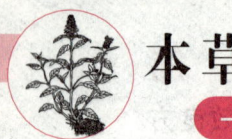

白芍紫草方

〔方剂〕白芍20克,仙灵脾、菟丝子、覆盆子、女贞子、生地、紫草、桑寄生、钩藤、制香附、生麦芽各15克,全当归、甘草各10克。

〔用法〕将上药水煎,每日1剂,分2~3个疗程,以巩固疗效。

〔功效〕补阳安神。主治更年期综合征。

● 验 证

用本方治疗女性更年期综合征患者125例,其中,治愈者122例,有效者3例。

甘麦红枣汤

〔方剂〕淮小麦、珍珠母各30克,红枣、石决明、紫草各15克,枸杞子12克,炙甘草5克,仙灵脾、当归各10克。

〔用法〕每日1剂,水煎服。

〔功效〕主治更年期综合征。

● 验 证

用此方治疗更年期综合征144例,对潮热、失眠、出汗、头痛、头晕等症状的效果较好。

子宫脱垂

子宫脱垂是指子宫从正常位置沿阴道下降,宫颈外口达坐骨棘水平以下,甚至子宫全部脱出于阴道口以外,常合并有阴道前壁和(或)后壁膨出。阴道前后壁又与膀胱、直肠相邻,因此子宫脱垂还可同时伴有膀胱尿道和直肠膨出。子宫脱垂与支持子宫的各韧带松弛及骨盆底托力减弱有关,因此多见于多产、营养不良和体力劳动的妇女,发病率为1%~4%。中医认为本病发生主要是由于中气不足或肾气亏损,冲任不固,带脉失约所致。如《妇人良方大全》云:"妇人阴挺下脱,或因胞络伤损,或因子脏寒虚冷,或因分娩用力所致。"此外,慢性咳嗽、便秘、年老体衰等,也易发生。临床根据子宫脱垂程度,分为三度。Ⅰ度:子宫颈下垂到坐骨棘水平以下,但不超越阴道口;Ⅱ度:子宫及部分子宫体脱出于阴道口外;Ⅲ度:整个子宫体脱出于阴道口外。

补气升肠饮《傅青主女科》

〔配方〕人参、生黄芪、当归（酒洗）各30克，土炒白术15克，川芎（酒洗）9克，升麻0.3克。

〔用法〕水煎服，每日1剂，日服2次。

〔主治〕补气升提。

温经汤《金匮要略》

〔配方〕芍药、川芎、人参、桂枝、牡丹皮（去心）、生姜、甘草、半夏各6克，阿胶、吴茱萸、当归、麦门冬（去心）各9克。

〔用法〕以水1000毫升，煮取300毫升，去滓，分2次温服。

〔主治〕温经散寒，养血祛瘀。

大补元煎《千家妙方》

〔配方〕人参、升麻、鹿角胶各10克，山药、熟地、杜仲、当归、山萸肉、枸杞子各15克。

〔用法〕水煎服，每日1剂，日服2次。

〔主治〕补气益精，升清举陷。

开结汤《辨证录》

〔配方〕柴胡、甘草、续断、神曲各3克，香附、丹皮、川芎各9克，当归、熟地各30克，白术15克。

〔用法〕水煎服，每日1剂，日服2次。

〔主治〕养血舒肝。

白胡椒四物治子宫脱垂

〔方剂〕白胡椒、制附子、肉桂、党参各20克。

〔用法〕以上4味共研细末，加红糖60克，和匀分成30包，每日早晚空腹服1包，开水送下，服前先饮少量黄酒或1小杯白酒。15天为1疗程。

〔加减〕对于病情重者，可兼用五倍子、椿根白皮各100克，煎汤趁热熏洗，经加强收敛固脱之效。

〔功效〕升提固脱，温补脾肾。主治子宫脱垂。

● 验 证

用此方治子宫脱垂73例，1疗程

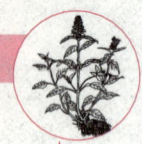

痊愈35例,经2～3个疗程大部分获痊愈,总有效率为95.8%。

山螺壳治子宫脱垂

〔方剂〕山螺壳烧成炭3～6克,野葛、土牛膝、鱼腥草各9～15克。

〔用法〕每日1剂,水煎,早晚分服。

〔功效〕主治子宫脱垂。

● 验 证

治疗子宫脱垂5例,全部有效。轻者用药5～10天,重者15～20天。

升麻牡蛎散治子宫脱垂

〔方剂〕升麻6克,牡蛎12克。

〔用法〕将上药共研细粉,每日分2～3次空腹服下。按子宫脱垂程度Ⅰ度、Ⅱ度、Ⅲ度,分别服药1个月、2个月、3个月为1疗程,可连服3个疗程。少数患者于服药1周后出现下腹微痛,可停药或减量。

〔功效〕主治子宫脱垂。

● 验 证

用此方治疗子宫脱垂723例,痊愈529例,占73.16%;好转156例,占21.57%;无效38例,占5.25%;总有效率为94.74%。据观察,服药3个疗程的治愈率明显增高。

黄芪升麻饮治子宫脱垂

〔方剂〕炙黄芪50克,升麻9克,柴胡、枳壳、桔梗各6克,牡蛎15克,生甘草3克。

〔用法〕水煎服,每日1剂,早晚吞服1次。

〔功效〕益气升提,收敛固脱。主治子宫脱垂(阴挺)或脏器下垂、脱肛等。

● 验 证

治疗子宫脱垂357例,结果痊愈325例,显效25例,有效4例,无效3例。总有效率为99.16%,其中痊愈率为91.04%。

升提散治子宫脱垂

〔方剂〕党参、黄芪、白术、升麻各5克,陈皮、柴胡各4.5克,生姜3片,红枣7枚,仙鹤草、熟地各8克,桑寄生、海螵蛸、金银花各6克。

〔用法〕每日1剂,水煎服。

〔功效〕补中益气,滋补肝肾。主治子宫脱垂。

● 验 证

用此方治疗34例,治疗效果较好。

不孕症

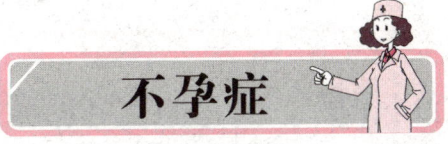

不孕症是指婚后夫妇同居，有正常性生活，未避孕达1年以上而未能怀孕者。根据婚后是否受过孕又可分为原发性不孕和继发性不孕；原发性不孕指婚后未避孕而从未妊娠过；继发性不孕指曾有过妊娠而后1年以上未避孕而未再妊娠。根据不孕的原因可分为相对不孕和绝对不孕：相对不孕是指夫妇一方因某种原因阻碍受孕或使生育力降低，导致暂时性不孕，如该因素得到纠正，仍有可能怀孕；绝对不孕指夫妇一方有先天或后天的解剖生理方面的缺陷，无法纠正而不能怀孕。

名方

少腹逐瘀汤《医林改错》

〔配方〕小茴香、延胡索、没药、当归、肉桂、赤芍、蒲黄、五灵脂各10克，甘草、干姜、川芎各6克。

〔用法〕水煎，分2次服，每日1剂。

〔主治〕活血化瘀，理气调经。主治血瘀不孕症。症见婚久不孕、月经后期、经行腹痛、色紫暗、有血块、块出痛减，舌质紫暗或边有瘀点，苔薄白，脉弦涩。

温肾种子汤（谢海洲）

〔配方〕吴茱萸、香附、当归、川芎、乌药各9克，黄芪、桑寄生、熟地黄、赤芍各15克，艾叶、狗脊、川续断各12克，肉桂6克，小茴香4克。

〔用法〕水煎服，每日1剂，日服2次，早、晚各温服1次。

〔主治〕益肾暖宫，温经散寒。主治婚后不孕。症见月经后期，量少色淡、面色晦暗、精神委靡、性欲淡漠、腹痛腿软、小腹冷痛、手足欠温、小便清长、大便不实，舌淡而苔白水滑，脉沉细或沉迟。

调肝种子汤（祝谌予）

〔配方〕广木香、当归各10克，柴胡、香附各3克，紫河车、羌活、益母草、白芍各9克。

〔用法〕水煎服，每日1剂，日服2次。若月经无明显病痛者可于经后第10～15天服本方4～6剂。

〔主治〕疏肝解郁，养血调经。主治肝郁不孕症。

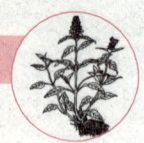

本草纲目
——名方验方速查全书

验方

柴归二白饮治不孕症

〔方剂〕柴胡、当归、茯苓、白芍、白术各15克,甘草、薄荷各9克,生姜6克。

〔用法〕月经干净后3天开始,每日1剂,水煎分3次内服,7天为1疗程。

〔功效〕清热温阳,补肾养血。主治不孕症。

● 验 证

治疗不孕症80例,用药3个疗程后,其中痊愈54例,有效22例,无效4例,总有效率为95%。

乾坤定生丹治不孕症

〔方剂〕炒熟地15~20克,杞果、菟丝子、白术、补骨脂各12克,仙灵脾、当归、紫石英、茯神各15克,仙茅10克。

〔用法〕间日1剂,水煎服,一般月经净后14日开始服,用药30日。

〔功效〕治疗女性不孕症。

● 验 证

治疗女性不孕症130例,结果:痊愈116例,有效13例,无效1例,总有效率为99.2%。

当归二紫汤治不孕症

〔方剂〕当归、熟地、仙灵脾、紫石英、肉苁蓉各15克,川芎、白芍、制香附各10克,紫河车粉4克。

〔用法〕每天1剂,煎2遍和匀,早、晚分服。每于经前1周期药,服至月经来时停药为1个疗程,连服3个疗程。

〔功效〕补血调经,温肝散寒。主治不孕症。

● 验 证

文××,女,32岁。结婚8年未孕,经事失调,每过10~20天一行,来时下腹痛胀,舌苔薄白,脉缓。予本方治疗,服3个疗程,经事准,下腹痛解,第4个月怀孕,足月产一男孩。

鹿衔草当归饮治不孕症

〔方剂〕鹿衔草60克,菟丝子、白蒺藜、槟榔各15克,细辛3克,辛荑、高良姜、香附、当归各10克。

〔用法〕水煎服,每日1剂。

〔功效〕补肾益精,疏肝解郁,调理冲任,温暖胞宫。主治不孕症。

● 验 证

张××,女,28岁。婚后2年余未孕,经妇检子宫发育不良,并后倾。形衰色悴，月事延期，经色紫黯，量少有块，舌淡红，苔薄白，脉沉弱无力。诊断为原发性不孕。投上方服40剂后，经水来潮，原方制成丸剂，调治月余，次年3月育婴。

立生汤治不孕症

〔方剂〕茯苓、白术、薏米、山药、当归各10克，川芎、蒲黄、五灵脂各15克，乌药、青皮各12克。

〔用法〕每日1剂，水煎服。

〔功效〕温经通络，散寒祛湿，活血化瘀，益气摄精。适用于寒湿瘀阻型不孕症。

● 验 证

治疗女性不孕症30例，病史2~4年，27例受孕生育，3例未孕。

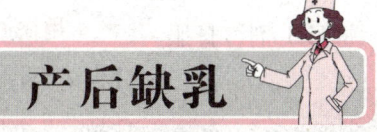

产后缺乳

产妇在哺乳时乳汁甚少或全无，不足够甚至不能喂养婴儿者，称为产后缺乳。缺乳的程度和情况各不相同：有的开始哺乳时缺乏，以后稍多但仍不充足；有的全无乳汁，完全不能喂乳；有的正常哺乳，突然高热或七情过极后，乳汁骤少，不足于喂养婴儿。产后缺乳是什么原因造成的呢？乳汁的分泌除与乳腺发育有关外，很大程度上依赖于哺乳时的吸吮刺激，还与产后出血过多、乳母的精神、情绪、营养状况、睡眠、健康状态密切相关。此外，感染、腹泻、便溏等也可导致乳汁缺少。中医认为，产后缺乳多因产后气血虚弱，乳汁化源不足，或气滞血瘀，乳汁不行所致。

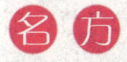

下乳灵验方（李学声方）

〔配方〕黄芪40克，党参30克，当归、生地、麦冬各15克，桔梗、木通、炒王不留行各10克，炮山甲、通草、皂刺、漏芦、天花粉各6克。

〔用法〕水煎服，每日1剂。

〔主治〕益气、养阴、通乳。各种原因引起的产后缺乳。

玉露饮《慈幼新书》

〔配方〕人参、甘草、川芎各3克，桔梗4.5克，芍药、当归、枳壳

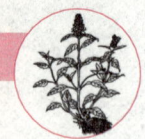

各6克,茯苓10克。

〔用法〕水煎服,每日1剂,日服2次。

〔主治〕补气活血,通络下乳。主治气血虚弱。

验方

党参羊乳饮治

〔方剂〕党参、黄芪、当归、羊乳各30克,熟地15克,焦白术12克,天花粉、王不留行各9克,通草5克。

〔用法〕水煎服,每日1剂,日服2次。

〔功效〕壮脾胃,补气血,通乳下。主治产后缺乳。

● 验 证

此方经老中医多年临床验证,确有奇效。

桃红黄芪饮治产后缺乳

〔方剂〕桃红、川芎、花粉各10克,漏芦20克,路路通25克,桔梗、穿山甲各15克,黄芪50克等。

〔用法〕水煎,每日1剂,分3次温服,3剂为1个疗程。

〔功效〕补气养血,调肝化淤,通络下乳。

● 验 证

屡用皆效。

六味通乳汤滋阴健脾

〔方剂〕黄芪40克,当归12克,白芍、王不留行各15克,炙穿山甲10克,桔梗9克。

〔用法〕每日1剂,1日2次,7日为1个疗程。服药期间多服鱼汤类食品。1个疗程后判断疗效。

〔功效〕益气健脾,滋阴通乳。主治产后气血不足之缺乳。

● 验 证

临床观察60例病人,治愈48例(80%),好转10例(17%),无效2例(3%),总有效率为97%。

防风海桐皮方

〔方剂〕防风4.5克,杭白芍、东白薇、豨莶草、威灵仙各9克,海桐皮、川断、秦当归、刘寄奴、王不留行、净漏芦各12克,穿山甲、炒青皮各4.5克,北细辛1.5克。

〔用法〕水煎服,每日1剂,日服2次。

〔功效〕疏风养血,活络化淤。主

治感受风寒而致实症乳汁不行。

● 验 证

临床屡用,确有良效,一般服药3剂即乳汁增多、诸症消失而愈。

蒲公英全栝楼汤

〔方剂〕蒲公英15~30克,全栝楼30克,白芷6~9克,夏枯草、红花、连翘各9克,金银花15克,炙穿山甲6克,赤芍12克,皂角刺4.5克。

〔用法〕每日1剂,水煎服。

〔加减〕红热明显者金银花、连翘可加至20克;肿胀发硬疼痛剧烈者穿山甲、皂角刺加至12克,并可加入王不留行12克;伤破溃久不收口者去穿山甲、皂角刺,加花粉、当归各12克,生黄芪30克。

〔功效〕解毒,活血清热,化淤散结。主治气血淤滞,淤久化热型乳痈。

● 验 证

临床观察32例病人,治愈31例(占97%),有效1例(占3%)。伤口愈合时间平均11日,总治疗时间3~15日不等。

月经不调

月经不调,是妇科常见疾病,表现为月经周期或出血量的异常,可伴月经前、经期时的腹痛及全身症状。卵巢功能失调、全身性疾病或其他内分泌腺体疾病影响卵巢功能者,都可能诱发此病。月经失调症机理在于气血失于调节而导致血海蓄溢失常,其病因多由于肝气郁滞或者肾气虚衰所致,而以肝郁为主,肝为肾之子,肝气郁滞,疏泄失调,子病及母,使肾气的闭藏失司,故常发展为肝肾同病。

理血补肾调经汤(梁剑波)

〔配方〕柴胡6克,白芍、赤芍、泽兰、益母草、鸡血藤、怀牛膝、刘寄奴、苏木、生蒲黄、女贞子、覆盆子、菟丝子、枸杞子各10克。

〔用法〕月经期服药:月经第1天开始连服3~4剂。中期服药:月经

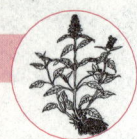

第13天开始连服3~4剂，若月经错后或稀发，则采用服药3剂，停药7天，再服3剂，以后停药7天再服。同时配合基础体温，如果基础体温超过36.6℃，连服3天就停药。若月经来潮后，再按第1种方法服药。如果不来月经，仍按基础体温的测定序贯服药。如果基础体温连续上升15~20天，有可能是怀孕，则应化验，如为妊娠则服保胎药，以预防流产。

〔主治〕舒肝理血，补肾益精。主治月经不调，月经错后或卵巢功能低下不排卵者。

五积散《和剂局方》

〔配方〕肉桂、芍药、半夏、白芷、川芎、炙甘草、茯苓、当归各90克，陈皮、枳壳、麻黄各180克，苍术720克，干姜、厚朴各120克，桔梗360克。

〔用法〕水煎服。

〔主治〕解表温里，顺气化痰。主治月经不调。

人参荆芥散《妇人良方》

〔配方〕防风、川芎、当归、桂心、甘草各2克，荆芥、熟地黄、柴胡、枳壳、炒酸枣仁、炙鳖甲、羚羊角、白术各3克。

〔用法〕水煎服，加姜。

〔主治〕散风清热，益气养血。主治月经不调。

紫珠草汤治月经不调

〔方剂〕紫珠草30克，绿升麻7.5克，野牡丹、赤石脂、山捻根、牛大力各15克，祁艾9克。

〔用法〕水煎服，每日1剂，日服2次，空腹温服。

〔功效〕补中固经。主治月经不调。

● 验 证

临床治疗月经不调50人，有效48人，无效2人。

太子参山药汤补肾调经

〔方剂〕太子参、山药、黄芪、乌贼骨各15克，白术9克，枸杞子12克，川断、石莲各10克。

〔用法〕先将药物用冷水适量浸泡，迨浸透后煎煮，始煎温度较高些，煎至沫少可用慢火煎半小时左右，经此法将两次所煎之药液混匀，量以一茶杯为宜。每日服1剂，每剂分2次服用，早饭前及晚饮后1小时

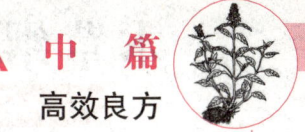

中 篇
高效良方

各温服1次。

〔功效〕平补脾肾，调经固冲。主治月经量多、月经先期、腹痛、气短、乏力、血色素偏低者。

● 验 证

张××，32岁。月经失常已一年多，以上方为基础加阿胶珠12克，泽泻10克，覆盆子10克，生牡蛎20克，服数剂后症解。

益母草月季花汤

〔方剂〕川芎5克，当归、生地黄、延胡索、鸡血藤、益母草各9克，赤芍、月季花各6克。

〔用法〕将以上诸药置于锅中，水煎，每日1剂，早、晚分服。

〔功效〕活血化瘀，清热解毒。主治月经失调、痛经、闭经、崩漏、月经前后诸症、绝经期前后诸症、慢性盆腔炎、不孕症等。

● 验 证

用此方治疗患者119例，有效90例，好转21例，无效8例。

川芎当归治月经不调

〔方剂〕川芎5克，当归、熟地（经闭不用）、续断、制香附、丹参、炒白术、茯苓各9克，炒白芍、炒乌药各6克，炙甘草3克。

〔用法〕每日1剂，水煎，早晚分服。

〔功效〕活血通经，滋补肝肾。主治月经不调。

〔加减〕兼有白带者，加黄柏（盐水炒）、苍术各6克，炒山药、芡实米、炒扁豆各9克，去熟地；先期色紫患者，加丹皮、生地、炒栀子各6克；后期原方倍当归。

● 验 证

用此方治疗患者75例，治疗效果较好。

地骨皮女贞子治月经不调

〔方剂〕生地炭24克，地骨皮、炒白芍、旱莲草、女贞子各12克，槐米炭、仙鹤草、鹿衔草、荠菜各30克。

〔用法〕每日1剂，水煎。于中期出血前2～3天开始服用，连用5～7剂。

〔功效〕养阴凉血止血。主治月经不调（中期出血）。

● 验 证

于某，女，38岁。主诉月经中期有阴道出血，数天干净。平时口苦咽干，烦躁，烘热，腰酸，脉弦数，舌质红，苔薄。用此方正值月经中期前2～3天，又辅用苯丙酸诺龙25毫克，

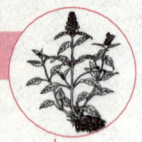

肌注。服药5剂,此次月经中期未出现阴道流血,诸症减轻。脉舌如前,继服上方而去荠菜、鹿衔草、仙鹤草,加丹皮9克,菟丝子12克,又服5剂。诉再无出现中期出血。

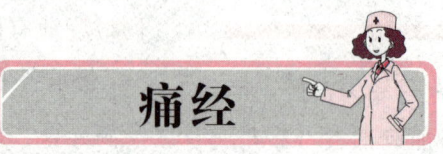

痛经

痛经为最常见的妇科症状之一,指行经前后或月经期出现下腹部疼痛、坠胀,伴有腰酸或其他不适,症状严重影响生活质量。痛经有两种情况,一种是指生殖器官无明显器质性病变月经痛,称功能性痛经。这种病常发于月经初潮或初潮后一、二周,多见于未婚或未孕妇女,一般在生育后可有不同程度的缓解或消失。另一种是指生殖器官有器质性病变,由子宫内膜异位、子宫黏膜下肌瘤和盆腔炎等病症引起的月经疼痛,称继发性痛经。应针对发病原因进行治疗。

名方

暖肝煎《景岳全书》

〔配方〕肉桂6克,当归、枸杞子各9克,乌药、小茴香、茯苓各8克,沉香3克。

〔用法〕水煎,饭后服。

〔主治〕气行止痛,温补肝肾。主治痛经。

天台乌药散《圣济总录》

〔配方〕川楝子、天台乌药、巴豆各12克,木香、小茴香、青皮各6克,槟榔9克。

〔用法〕水煎服。

〔主治〕行气疏肝,散寒止痛。主治痛经。

失笑散《和剂局方》

〔配方〕五灵脂、蒲黄各6克。

〔用法〕水煎服,每日1剂,分2次服。

〔主治〕散结止痛,活血祛瘀。主治痛经气滞血瘀症。症见经期或经期小腹胀痛、拒按、月经量少或经行不畅、红色紫暗或有块、胸胁乳房作胀,舌质紫暗,有瘀斑瘀点,脉弦。

丹参芍药汤治痛经

〔方剂〕丹参、赤芍、乌药、香附、五灵脂、山楂、延胡索、木香、三棱、莪术各10克，吴茱萸3克，肉桂5克。

〔用法〕每日1剂，水煎，分2次服。

〔功效〕活血化瘀，散寒破症。主治蜕膜样痛经。

● 验 证

洪××，女，20岁。未婚。自15岁月经初潮起，每次行经小腹有持续性剧痛，服上药7剂后月经来潮，量较前减少，腹痛明显好转未呕吐。经后每于经前服上方，连续3个月经周期，痛经告愈。

当归泽兰治痛经

〔方剂〕全当归、川续断、杜仲、泽兰各15克，酒炒元胡、柏子仁、香附、赤芍各12克，红花、桃仁、牛膝各6克，生甘草5克。

〔用法〕将上药水煎3次后合并药液，分早、中、晚3次温服（黄酒少量为引）。每日1剂。正值月经期，连服3~5剂为1个疗程。

〔加减〕若月经先期疼痛者，加栀子、丹皮、枳壳各10克；若月经后期疼痛者，加乌药、小茴香、鸡血藤各10克；若疼痛先后不定者，加白芍30克，柴胡10克，田七5克；若月经量多者，加阿胶（烊化）15克，地榆炭、茜草各10克。

〔功效〕治疗痛经。

● 验 证

用此方治疗痛经患者180例，经服药1~3个疗程后，其中治愈169例，好转8例，无效3例，总有效率为98.33%。

桂皮山楂汤

〔方剂〕桂皮6克，山楂肉9克，红糖30克。

〔用法〕将以上诸药置于锅中，水煎服，每日1剂，2次分服，于月经来潮前温服。

〔功效〕活血化瘀，散寒止痛。适用于寒湿凝滞型痛经，症见经前或经期小腹发冷、按之痛重、经量少、色黑有块、四肢发凉、便溏等。

● 验 证

用此方治疗痛经患者180例，经服药1~3个疗程后，其中治愈169

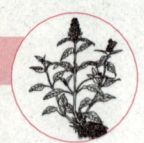

例，好转 8 例，无效 3 例，总有效率为 98.33%。

桂辛香草汤治痛经

〔方剂〕桂枝 10 克，细辛 6~20 克，香附 10~20 克，甘草、乳香、小茴香、川芎、白芍、泽兰、元胡各 10 克，益母草 20 克，当归 12 克。

〔用法〕上药 1 剂，水煎，分早、晚 2 次温服，每日 1 剂，于月经前 7 日开始服药，连服 7 日。

〔功效〕理气活血，温经止痛。主治原发性痛经。

● 验 证

本方治疗原发性痛经 60 例，治愈 51 例（85%），好转 7 例（11.67%），无效 2 例（3.33%），总有效率 96.67%。

荞麦根治痛经

〔方剂〕用全荞麦根 50 克（鲜品用 70 克）。

〔用法〕于月经来潮前日 1 剂水煎服，连服 2 日。2 个月经周期为 1 疗程。

〔功效〕用治痛经。

● 验 证

用此方治疗痛经 30 例，近期治愈 19 例，好转 9 例，无效 2 例，总有效率为 93%，对有效者随访 6~12 个月，复发者 3 例。

桂香琥珀散

〔方剂〕肉桂、沉香各 1.8 克，琥珀 3 克。

〔用法〕上药共研细末、和匀，每次用温开水冲服 1~1.5 克，日服 2~3 次。

〔功效〕温经调血，通脉化瘀。主治痛经。

● 验 证

临床屡用，收效甚捷。

功能性子宫出血

功能性子宫出血简称"功血"，是一种常见的妇科疾病，是指异常的子宫出血，经诊查后未发现有全身及生殖器官器质性病变，而是由于神经内分泌系统功能失调所致。"功血"多见于更年期，约占 50%，而育龄期约占 30%，

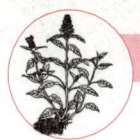

中 篇
高效良方

青春期约占20%。"功血"又可分为无排卵型和排卵型两类。无排卵型"功血"可见于子宫内膜增生或萎缩,排卵型"功血"可见于黄体不健及黄体萎缩不全。

黄术汤《金匮要略》

〔配方〕黄芩、生地、地黄炭各9克,白术4克,甘草3克,白芍、阿胶各12克,姜炭6克,赤石脂30~60克。

〔用法〕冷水浸药,煎开后,再以文火煎20分钟左右,每日1剂,分2次温服。赤石脂布包煎,阿胶烊化对服。

〔加减〕若舌苔黄厚腻,热甚者,加黄柏9克;下血量多或心悸者,加棕榈炭9克,龙骨、牡蛎各18克;舌质红、脉细数或手足心热者,加女贞子、旱莲草各15克;腰痛者加杜仲、续断各9克;气虚者加党参15克。

〔功效〕健脾坚阴,固涩冲任。主治崩漏下血。症见量多色红、口干纳差、四肢乏力、舌质红而干、或淡红,苔黄、脉虚数或沉软。

十灰散《十药神书》

〔配方〕大蓟、小蓟、荷叶、侧柏叶、白茅根、茜草根、大黄、山栀、棕榈皮、牡丹皮各9~15克。

〔用法〕水煎服,每日1剂,日服2次。

〔功效〕清热凉血,收敛止血。主治热症功血。症见阴道流血量多如注、色鲜红或紫红、质稠、有腥气味、口渴喜饮、大便干结,舌红,脉滑数或弦数。

养血平肝散《济阴纲目》

〔配方〕当归(酒浸)、炒白芍、香附(炒黑)各6克,青皮(醋炒)、柴胡、川芎、生地黄各2.4克,甘草1.5克。

〔用法〕水煎,饭前服。

〔主治〕养血舒肝,调经止血。

胶艾汤《金匮要略》

〔配方〕艾叶、当归、阿胶各9克,干地黄、白芍各12克,川芎、甘草各6克。

〔用法〕水煎温服,每日1剂,分2次服。

〔功效〕调经和血,固冲止血。主治功能失调性子宫出血。

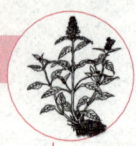

丹栀逍遥散《妇人良方》

〔配方〕牡丹皮、栀子、白芍、白术、茯苓各12克，薄荷、当归、甘草各6克。

〔用法〕水煎服，每日1剂。

〔功效〕疏肝，清热，调经。主治月经先期郁热症。症见经期超前、量多、色紫红有块、精神抑郁、心烦易怒、胸胁胀满、口苦目眩、舌暗红、苔黄、脉弦数。

丹参乌药饮

〔方剂〕丹参20克，丝瓜络15克，当归12克，赤芍、乌药、香附各9克，黄连、黄芩各3克。

〔用法〕上药共研为粉末，用蜂蜜调成糊状。每次服1匙，日服3次，饭前服。

〔功效〕适用于血热瘀结型痛经。

● 验 证

用此方治疗痛经30例，治愈19例，好转9例，无效2例，总有效率为93%。对有效者随访6～12个月，复发者3例。

山茱萸三胶饮治功血

〔方剂〕鹿角胶（烊化）10克，龟甲胶（烊化）、阿胶（烊化）、山茱萸、续断、海螵蛸各15克，三七末5克，山药、煅龙骨、煅牡蛎各30克。

〔用法〕每日1剂，水煎服。

〔加减〕头晕眼花者加党参、沙参等；腰痛甚者加桑寄生、骨碎补、炒杜仲等；心烦易怒、胸闷胁痛者加栀子、柴胡、郁金；兼有热象者加马齿苋、蒲公英、败酱草、忍冬藤；夜寐欠佳者加夜交藤、酸枣仁、炙远志。

〔功效〕补肾益阴，固冲止血。主治功能性子宫出血。

● 验 证

此方治疗崩漏，效果很好。

阿胶当归汤治功血

〔方剂〕阿胶、当归各30克，红花、冬瓜子、仙鹤草各12克。

〔用法〕每日1剂，水煎，分2次服，服至痊愈为止。

〔功效〕治疗功能性子宫出血。

● 验 证

用此方治疗功能性子宫出血、月

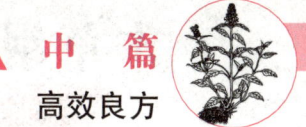

经过多症患者28例，一般服用3剂则血止。

三炭白术饮治功血

〔方剂〕荆芥炭、灵脂炭、蒲黄炭、白术、茜草、川续断各15克，黄芪30克，龙骨、牡蛎各24克，生地、白芍、海螵蛸各12克。

〔用法〕每5日1剂，水煎分2次服，于月经来潮第5日开始服用，每月6剂，连服3个月经周期为1个疗程。

〔加减〕气虚甚者加红参（炖服）10克；血淤甚者加三七粉2克，每日3次冲服；血热甚者加赤芍、黄芩各15克；气血双亏者加紫河车粉3克，每日3次冲服；出血量大者加阿胶（烊化）30克。

〔功效〕健脾补气，固肾益精。主治功能性子宫出血。

● 验 证

此方治疗青春期功能失调性子宫出血，取得极佳效果。

椿皮白术散治功血

〔方剂〕椿皮40克，白术、炒山栀、棕炭、地榆炭各25克，侧柏叶20克。

〔用法〕每日1剂，水煎，分3次服。

〔加减〕气虚不摄者，加人参、黄芪；血热妄行者，加黄芩、地骨皮；肝气郁结者，加柴胡；肾虚不固者，加杜仲、枸杞子。

〔功效〕凉血活血，补气健脾。主治功能失调性子宫出血。

● 验 证

用此方治疗患者122例，结果67例显效，36例好转，无效19例。

阴道炎

阴道炎是指当阴道的自然防御功能受到破坏时，病原体侵入阴道，使阴道黏膜发生炎症，所分泌的液体量、色、质出现异常，是临床常见病、多发病之一。以带下增多、外阴瘙痒为主要临床表现。阴道分泌物中常可找到病原体。根据感染的病原体，可分为滴虫性阴道炎、念珠菌阴道炎（亦称霉性阴道炎）、老年性阴道炎、细菌性阴道病。感染途径：或经性交直接传

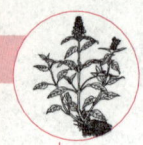

播，或通过浴池（盆）、毛巾、衣物、厕所等间接传播，注意个人卫生，避免不洁性生活及不洁物品，对防治本病非常重要。本病属于中医学"带下病"、"阴痒"范畴。

柴胡石膏汤《郑氏家传女科万金方》

〔配方〕升麻、甘草各3克，柴胡、黄芩、前胡、茯苓、桑白皮各6克，石膏15克，荆芥4.5克。

〔用法〕水煎服，每日1剂，日服2次。

〔主治〕清热燥湿，祛风止痒。主治阴道炎。

化痒汤《石室秘录》

〔配方〕炒栀子、天花粉、柴胡各9克，甘草6克，白芍12克。

〔用法〕水煎服，每日1剂，日服2次。

〔主治〕清热解郁，散火止痒。主治阴道炎。

生地茯苓（杜凤英）

〔配方〕生地、山药、女贞子、旱莲草各12克，山茱萸、泽泻、丹皮、茯苓、知母各9克。

〔用法〕水煎分3次服，每日1剂。

〔加减〕带下多加椿根皮10克，赤带加栀子炭9克，阴痒甚加白鲜皮10克。

〔主治〕滋补肝肾，清热止带。适用于治疗老年性阴道炎，中医辨证属肝肾阴虚型。症见带下量不多，色黄或赤白相兼，质稠，阴道干涩灼热，伴见腰酸腿软，头晕耳鸣，心烦少寐，颧红潮热或手足心热，口干咽燥，舌红、少苔，脉细数。

四味清洗剂

〔方剂〕白鲜皮、地肤子、蛇床子、忍冬藤各30克，冰片3克（另包）。

〔用法〕将白鲜皮、地肤子、蛇床子、忍冬藤4味药用纱布或白布宽松地包扎好，加水2500～3000毫升，煎煮30分钟后，捞出药袋，滤净药汁，将药水倒进干净的盆内,将研为极细末的冰片溶化于药液,趁热先熏蒸,然后坐浴,每次15分钟左右,7天为1个疗程。

〔功效〕解毒杀菌。主治阴道炎。

● 验 证

70位患者,用药治疗1个疗程后,阴痒阴痛症状消失,2个疗程后,均获痊愈。

苦参百部治滴虫性阴道炎

〔方剂〕龙胆紫、苦参各15克,百部、枯矾、黄柏、川椒各10克。

〔用法〕将上药水煎后,加入猪胆2个,趁热先熏后洗阴痒处。

〔功效〕主治滴虫性阴道炎。用此方治疗滴虫性阴道炎及真菌性阴道炎所致阴部奇痒、带下量多等症患者,均获良好功效。

野菊花治滴虫性阴道炎

〔方剂〕生百部、野菊花各15克,川柏、土槿皮各12克,韭菜20根。

〔用法〕水煎滤汤,熏洗坐浴,每日1次。

〔功效〕杀虫止痒。主治滴虫性阴道炎。

● 验 证

用此方治疗滴虫性阴道炎20例,治愈14例。一般患者用药2~3次即见效。

二参汤治念珠菌性阴道炎

〔方剂〕党参、苦参、白鲜皮、车前子、怀山药、贯众各15克,土茯苓、薏苡仁各20克,白术、苍术、荆芥炭、黄柏各10克,炙甘草3克。

〔用法〕每日1剂,水煎服。

〔功效〕健脾燥湿,杀虫止痒。主治念珠菌性阴道炎。

● 验 证

此方治疗念珠菌性阴道炎,临床验证,效果甚佳。

蛇床子黄柏治各种阴道炎

〔方剂〕蛇床子、百部、苦参、白鲜皮、鹤虱、公英、地丁、黄柏各30克,川椒15克,枯矾10克。

〔用法〕将上药浓煎成500毫升药液作为阴道冲洗液,每日1次,每6次为1疗程。

〔功效〕清热利湿,抗菌消炎。主治各类型阴道炎。

● 验 证

于某,女,29岁。带下量多为凝乳状,外阴及阴道内奇痒难忍,曾治疗3个月未取效。妇检:阴道黏膜重度红肿、充血,有白色片状薄膜黏

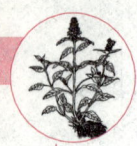

附，状如鹅口疮，剥之易离，可露出糜烂基底，经涂片镜检，有念珠菌孢子，为霉菌感染。证属任带损伤、湿热下注所致。用此方每日1次冲洗阴道，共治疗9次。复检痊愈。

恶露不净

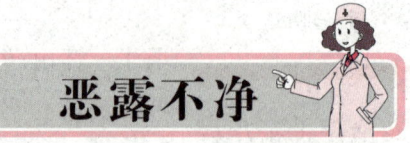

产妇分娩后恶露持续20日以上仍淋漓不断者，称为"恶露不净"。流产后（包括人工流产、药物流产、自然流产）阴道淋漓出血不止20日以上者亦属此范畴。中医认为本症主要是由冲任失调、气血运行失常所致，有虚、实之分，虚即恶露色淡、质稀、无臭味，小腹软而喜按；实即恶露紫黑黯，有块或有臭味，小腹胀而拒按。

名方

保阴煎《景岳全书》

〔配方〕生地黄、熟地黄、续断、阿胶各12克，黄芩、黄柏各10克，山药、白芍、墨旱莲、乌贼骨各15克，甘草6克。

〔用法〕水煎，分2次温服，每日1剂。

〔加减〕若湿热蕴结，加败酱草30克，鱼腥草、生薏苡仁各15克，土茯苓10克；若肝郁化热，加牡丹皮10克，栀子、川楝子各10克。

〔主治〕养阴清热，凉血固冲。主治产后恶露过期不止血热证。症见出血量较多、色紫红、质黏稠或有臭气、面红身热、口干思凉、心烦易怒、便干溲赤、入夜盗汗，舌红，苔薄黄，脉细数。

益气固冲汤（姚寓晨）

〔配方〕炙黄芪、七叶一枝花各30克，炒黄芩12克，太子参、生地、贯众炭、乌贼骨各15克。

〔用法〕每日1剂，先将药物用清水浸泡1小时，浸透后煎煮，煮沸后，文火煎30分钟，二煎沸后，文火煎30分钟，两次药液合并，混匀，分2次早晚空腹温服。

〔加减〕凡属气阴两虚、营热扰冲之妇科血证，使用本方均可收到明显

中篇 高效良方

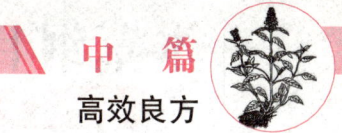

效果。如夹瘀者，加煅花蕊石 15 克，参三七 5 克；气虚较著者，用潞党参易太子参，加焦白术、炙升麻；阴虚较甚者，配合二至丸（女贞子、旱莲草）、阿胶；胎漏者，加苎麻根、桑寄生、菟丝子。

〔主治〕益气清宫，固冲止血。主治月经过多、经期间出血、崩漏、胎漏以及人流，或产后恶露不绝等属气阴两虚、营热扰冲者。症见面色少华、头晕、乏力、腰背酸软、心烦口干、舌偏红、苔薄中剥、脉细数。

##

山楂香附

〔方剂〕山楂 30 克，香附、红糖各 15 克。

〔用法〕山楂香附共制粗末，与红糖一同放入杯中，用沸水冲泡，代茶饮用。每日 1 剂。

〔功效〕活血化瘀，理气止痛。适用于血瘀型产后恶露不尽。

藕汁白糖

〔方剂〕鲜藕汁 100 克，白糖 20 克。

〔用法〕鲜藕汁加白糖冲调后饮服，每日 1 剂。

〔功效〕清热凉血，活血止血。适用于血热型产后恶露不尽。

桃仁莲藕汤

〔方剂〕桃仁 10 克，莲藕 250 克，精盐少许。

〔用法〕桃仁、莲藕洗净切碎，加水煮，以精盐调味。饮汤食藕。

〔功效〕活血，破瘀。适用于妇女产后恶露排出不畅、不净。

艾叶炮姜汤

〔方剂〕炮姜、艾叶各 15 克。

〔用法〕炮姜、艾叶水煎服，每日 1 剂。

〔功效〕益气散瘀。适用于血瘀型产后恶露不净。

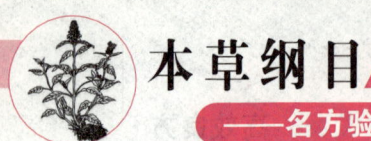

九、男科方

第一节 男科知识

男科学概论

男科是指男子生殖系统的生理、病理变化的一门综合学科。中医男科学是运用中医药理论认识和研究男性生理、病理、养生、优生及男性特有疾病的发生、发展、转归、诊疗和护理、保健等规律的中医临床学科。具有科学性和先进性的中医男科学是门古老且新兴的学科，与中医妇科学相对应，都是祖国传统医学中的重要组成部分。

男科病因病机

男科疾病的病因有以下特点：多为湿、热、寒邪侵袭而发病，多因饮食不节、劳逸失度、房事过度、跌仆损伤等而发病，喜怒忧思悲恐惊七情的异常变化较易导致男科病的发生，男性生殖特点和体质特点也使一些疾病专发于男子。在病机方面，脏腑功能失常、气血失调和冲任带损伤三者为男科病的总病机，其中脏腑功能失常多为肾虚、肝气失调、脾虚；气血失调多见气虚、气郁、气逆、血虚、血瘀、血热、气血两虚等；冲任督带损伤多为经脉气血不充、阻塞而丧失正常功能。

第二节 常见病治法方药

前列腺炎

前列腺炎是男性生殖系统的常见疾病，分为特异性（结核性、淋病性）和非特异性两种。其临床表现大致相似，往往与精囊炎、附睾炎、后尿道炎同时并存。急性前列腺炎若治疗不当，迁延日久即成慢性前列腺炎。慢性前列腺炎的急性发作，与急性前列腺炎的表现无异。前列腺炎的症状是尿频、尿急、尿痛、尿不尽、尿等待、血尿，早期伴有少许白色液体滴出。在腹部、会阴部或直肠内可出现疼痛。中医称本病为"精浊"，其基本病机为本虚标实，发病与肾虚、湿热、淤滞等有密切关系。

治浊固本丸《医学正传方》

〔配方〕莲须、黄连、猪苓各60克，茯苓30克。

〔用法〕水煎服，空腹时温酒送服。

〔主治〕固本清源，清热利湿。主治前列腺炎湿热下注而致白浊绵绵不绝症。

通窍活血汤《医林改错》

〔配方〕穿山甲、延胡索、川楝子、牡丹皮、香附、川牛膝、草薢各10克，皂角刺、薏苡仁各20克，败酱草、王不留行、白茅根各30克。

〔用法〕水煎，分早、晚各服1次，每日1剂。

〔主治〕理气活血化淤。主治前列腺炎淤血内阻症。

益智分清饮《简明医彀》

〔配方〕益智仁、石菖蒲、乌药各9克，川萆薢12克。

〔用法〕水煎服，每日1剂，分2次服。

〔主治〕利湿化浊，温暖下元。主治慢性前列腺炎焦虚寒征。症见会阴及小腹胀痛，腰酸无力，尿道不适，尿后余沥或滴白等。

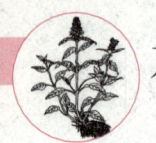

黄柏知母治慢性前列腺炎

[方剂]黄柏、知母、大黄各15克,牛膝20克,丹参30克,益母草50克。

[用法]每日1剂,水煎服。

[加减]可随症加减。一般服药3~6剂即见效,可持续服药2~4周后改服丸药(成分同基本方)。每丸含生药5克,每服1丸,每日2~3次,持续服药1~2个月。停药1~2个月后再服用。

[功效]清热活血。主治慢性前列腺炎。适用于湿热蕴滞型慢性前列腺炎。

●验 证

用此方治疗患者100例,治愈24例,显效20例,好转51例,无效5例,有效率为95%。

丹参泽兰治慢性前列腺炎

[方剂]丹参、泽兰、乳香、赤芍、王不留行、川楝子各9克,桃仁6克,败酱草15克,蒲公英30克。

[用法]每日1剂,水煎,内服。1个月为1疗程。

[功效]活血化瘀,清热解毒,化湿利浊。主治慢性前列腺炎。

●验 证

用此方治疗慢性前列腺炎患者70例,均取得较好疗效。

柴枳饮治慢性前列腺炎

[方剂]生甘草3克,柴胡、枳壳、陈皮、白芍、川芎、香附各10克。

[用法]每日1剂,煎2次,共取汁300毫升,分早、晚口服,28日为1个疗程。

[功效]疏肝解郁,活血定痛。主治慢性前列腺炎。

●验 证

本方治疗慢性前列腺炎58例,临床痊愈2例,显效49例,有效3例,无效4例。总有效率93.1%。

参前六黄汤治前列腺炎

[方剂]党参、黄芪、生地黄、车前子各15克,黄连、蒲黄、黄柏、黄精各10克,淮牛膝12克。

[用法]每日1剂,水煎服,日服2次。

[功效]益气,解毒,利湿。主治前列腺炎。

● 验 证

屡用屡验，效果甚佳。

活血草治慢性前列腺炎

〔方剂〕活血草100克，半边莲15克，鱼腥草30克，红花10克，桃仁、泽兰、茯苓、车前子各12克，滑石18克，甘草3克，桂枝6克。

〔用法〕每日1剂，水煎，分3次服。

〔功效〕清热解毒，活血化淤。主治慢性前列腺炎。

〔加减〕若小腹会阴部或睾丸胀痛者，加青皮10克，川楝子、橘核各12克；尿道滞涩或有尿不尽之感者，加木通、王不留行子各9克；有红细胞者，加茅根、小蓟各15克；尿末或大便时有白浊滴出者，加萆薢、败酱草各15克；有阳痿、早泄、性功能减退者，加淫羊藿10克，鹿胶12克。

● 验 证

用此方治疗前列腺炎患者45例，其中痊愈26例，好转19例，有效率为100%。

阳痿

阳痿是指阴茎不能勃起进行性交，或是能勃起但是勃起不坚硬，或是能勃起但是不能维持性交完成，是男性性功能障碍的一种常见病。阳痿往往还伴有头昏眼花、头痛脑涨、腰酸背痛、四肢无力、失眠、出冷汗等。引起阳痿的原因既有精神方面的因素，又有生理方面的原因，如阴茎勃起中枢发生异常。生理因素引起者，找出病因以后，消除原发因素有效者，阳痿即可消除。精神因素引起者，则要进行心理治疗。中医认为，命门火衰，精气虚寒，或因过分思虑而使心脾亏损，或情志不舒、恐惧等，经久不释，以致肾脏亏虚，均可引发阳痿。食疗应遵循温阳补肾、益精壮阳的原则。除加强一般营养外，宜多吃一些具有益肾壮阳功效的食物，如甲鱼、韭菜等。

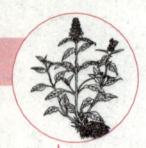

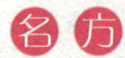

左归丸《景岳全书》

[配方]鹿角胶、枸杞、龟板胶、山茱萸、山药、菟丝子各120克，熟地240克，牛膝90克。

[用法]水煎，每日1剂，分2次服。

[主治]益精填髓，滋阴补肾。主治阳痿。症见阳痿、神疲、腰酸软、夜尿多、形体瘦弱、面色苍白、舌淡红、苔少、脉弦略细。

柴胡胜湿汤《医学心悟》

[配方]柴胡、龙胆草各5克，羌活9克，黄柏6克，茯苓、泽泻、当归、防己、草薢、川牛膝各10克，薏苡仁、滑石各20克。

[用法]水煎服，每日1剂。

[主治]清利湿热。主治阳痿湿热下注症。

金水六君煎《景岳全书》

[配方]法半夏、甘草、贝母各10克，陈皮、当归、熟地、枳壳各15克，茯苓、枳壳、桔梗各12克，蜈蚣1条。

[用法]水煎服，每日1剂，分2次服。

[加减]舌红苔少者，加龟板10克；口干喜饮者，加花粉20克；阳痿日久不举者，用浙贝母、川贝母各10克。

[主治]补益肝肾，通络兴阳。主治阴虚痰冷、阻遏宗筋所致之阳痿。

肾气丸《金匮要略》

[配方]熟地50克，狗肾1具，山萸肉、怀山药、菟丝子、鹿鞭、红参各25克，肉桂、附子、茯苓、泽泻、丹皮、仙灵脾、仙茅、枸杞子、知母、黄柏、肉苁蓉、巴戟天各20克。

[用法]上药共研极细末、炼蜜为丸，每丸重15克，收贮备用。每次服1丸，日服2次，白开水送服。

[主治]补肾，益精，壮阳。主治阳痿（症属肾阳虚弱、命门火衰）。

麻雀地龙治阳痿

[方剂]麻雀12只，地龙40克，蜈蚣（中等大）20条，淫羊藿叶（或茎）50克。

〔用法〕各药分别研为细末（麻雀去毛及内脏焙干）。然后将末混匀，分为40包。每次1包，每日2次，米酒适量冲服。20天为1疗程。

〔功效〕补益肝肾，健脑安神。主治阳痿。

● 验 证

用此方治疗阳痿患者16例，痊愈率为98%以上。

海螵蛸生龙骨治阳痿

〔方剂〕海螵蛸、生龙骨、生牡蛎各30克，公丁香5克，鹿角霜、阳起石各15克，蛇床子、怀牛膝、韭子各10克，硫黄（研吞）1克。

〔用法〕每天1剂，7天为1疗程。连服2个疗程无效者，改用他法。

〔加减〕服后胃部不适者，可加小量健胃药如砂仁、淮山药。硫黄亦可装入胶囊内，以汤药送服。

〔功效〕主治阳痿。并伴有早泄、遗精、腰酸腰困者。

● 验 证

尤某，男，28岁。患阳痿半年，不能过正常性生活，有时亦能勃起，但不能性交，并有早泄、遗精、腰酸乏力等症状。用此方加杜仲18克，连服15剂而愈。后其爱人已怀孕。

虫草炖母鸡补肾益精

〔方剂〕冬虫夏草5枚，母鸡1只，盐、味精各适量。

〔用法〕将鸡开膛取出杂物，洗净，冬虫夏草放入锅内加水炖1个半小时，待鸡肉熟烂时下味精少许。吃肉饮汤，日服2次，可连续服食3～5天。

〔功效〕补肺，益肾。用于肾虚之阳痿、遗精及腰痛、腿软等。

● 验 证

孙××，男，27岁，经服上方后诸症均解。

双胶阳起石治阳痿

〔方剂〕鹿角胶（熔化）、龟甲胶（熔化）、枸杞、肉苁蓉各12克，炙黄芪18克，熟地黄20克，淫羊藿、益智仁（打碎）各9克，巴戟天、阳起石（打碎先煎）各15克。

〔用法〕每日1剂，水煎，分2～3次于饭前服。

〔加减〕若肾阳虚损明显者鹿角胶加倍量；兼血虚者加何首乌12～15克，当归12克；气虚者加党参12克，山药15克；腰痛甚者加川杜仲12克，菟丝子10克。

〔功效〕补肾壮阳，填精补髓，益

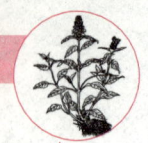

本草纲目
——名方验方速查全书

气补中。主治阳痿。

● 验 证

此方为验证所得,实为妙方。

党参仙蛤丸治阳痿

〔方剂〕党参、白术、山萸肉、仙茅、仙灵脾、阳起石、熟地、白芍、当归、五味子、菟丝子、诃子肉、旱莲草、女贞子、覆盆子、牛膝各30克,蛤蚧一对(去头足)。

〔用法〕上药共研细末,炼蜜为丸,每丸重10克。日服2次,每次2丸,白开水送下。

〔功效〕补肾健脾。主治精神焦虑,失眠健忘,腰膝酸软,脉沉细,苔薄白。

● 验 证

侯××,男,27岁。阳痿半年。婚后即发现阴茎不能勃起。精神焦虑,神疲健忘,睡眠不佳,腰酸,纳食不香。二便如常。既往无特殊病史。检查外生殖器无异常。舌淡少苔,脉沉细。辨证:命火不足,心脾两虚。治法:补肾健脾。予上方,日服2次,服后一个月,性生活逐渐恢复正常,服后三个月,其爱人受孕,足月顺产一子。

灵芝草治阳痿

〔方剂〕灵芝草6克。

〔用法〕切片,文火久煎成浓汁,每次饮服100~150毫升。晨起空腹服或午饭前1小时饮服尤佳;可加少许冰糖或1枚鸡蛋同服。15天为1个疗程,可连服1~2个疗程。

〔功效〕益气补虚,养心安神。主治阳痿。

● 验 证

用此方治疗阳痿66例,临床治愈15例,显效28例,有效19例,无效4例,总有效率为93.9%。

前列腺增生

前列腺增生,又名良性前列腺增生或前列腺良性肥大,临床表现主要是排尿困难进行性加重,早期尿频,尤其是夜尿增多;逐渐出现排尿踌躇,增加腹压进尿;排尿无力,尿液变细,以致淋漓不尽,急性尿潴留或尿失禁,也可能发生不同程度的血尿等。中医称本病为"精癃",其基本病机为肾虚血瘀。一般认为是由于内分泌激素平衡失调等综合因素引起腺体增生,使后尿道延长、弯曲、受压、膀胱出口抬高,出现排尿困难并逐渐加重的下尿道梗阻、尿潴留、继发感染、结石、肿瘤,以致肾功能衰竭等。

代抵挡丸《证治准绳》

〔配方〕制大黄、当归、川牛膝、延胡索、车前子各10克,虎杖15克,滑石20克,琥珀、血竭各1.5克,炙穿山甲片、通草、甘草各5克。

〔用法〕水煎,分早、晚各服1次,每日1剂。

〔主治〕散淤行水。主治前列腺增生淤浊阻塞症。症见小便滴沥不畅,或尿如细线,或阻塞不通,小腹胀满隐痛,舌紫暗有淤点,脉涩细。

黄芪甘草汤《医林改错》

〔配方〕黄芪75克,车前子30克,甘草20克,升麻7.5克,淮牛膝、滑石各25克,淫羊藿15克。

〔用法〕每日1剂,水煎2次,头煎药用冷水浸泡半小时后煎煮,首煎沸后,慢火煎30分钟;二煎沸后再煎20分钟。每次取汁100毫升,两次混合一起,分2次,早、晚餐后1小时服用。

〔加减〕凡症见小腹坠胀,时欲小便而得出,或量少而不爽利,或小便不能控制,时有夜间遗尿,神疲倦怠等可选用本方。若大便秘结,加肉苁蓉20克;尿道涩痛,加蒲公英25克,木通10克;咳喘加杏仁、细辛各5克。

〔主治〕益气升清,利水通闭。主治老年前列腺肥大。

山药牡蛎治前列腺增生

〔方剂〕山药、生牡蛎、石韦各30克,杜仲、山茱萸各15克,炮山甲10克,王不留行20克。

〔用法〕每日1剂,水煎分早、晚2次口服,1个月为1个疗程,观

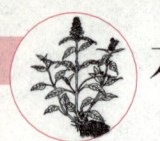

察2~3个疗程。

〔加减〕下焦湿热者加车前子30克，冬葵子30克，通草15克；肾气虚弱者加黄芪30克，蛤蚧3克（研末冲服）；中气下陷者加黄芪30克，党参15克，升麻6克；肾阳虚者加巴戟天15克，菟丝子30克，仙茅20克。

〔功效〕补肾化淤。主治前列腺增生。

● 验 证

本方治疗前列腺增生54例，显效25例，有效25例，无效4例，总有效率92.59%。

四味猪肉汤

〔方剂〕瘦猪肉100克，向日葵髓芯30克，红花、玫瑰花各10克，调料适量。

〔用法〕将猪肉洗净切块，向日葵髓芯、红花、玫瑰花用布包好，共置锅内，加水煮至肉熟，拣出药袋，调味服食。每日1剂，2次分服，连服15日为1个疗程。

〔功效〕滋阴润燥，利湿散瘀。适用于前列腺增生。

● 验 证

本方治疗前列腺增生60例，显效31例，有效26例，无效3例。

海藻连翘治前列腺增生

〔方剂〕海藻15克，连翘14克，昆布、青皮、陈皮、浙贝、半夏、独活、当归、川芎、穿山甲、王不留行各10克，海带30克。

〔用法〕每日1剂，水煎服。第3煎熏浴，每日2~3次。

〔加减〕排尿点滴者，加桂枝、桔梗、茯苓、杏仁；血尿者，加白茅根、藕节、琥珀；夹精者，加土茯苓、萆薢；尿频、尿痛者，加瞿麦、萹蓄、海金沙。

〔功效〕清热利湿。主治前列腺增生症。

● 验 证

用此方治疗前列腺增生症患者98例，痊愈83例，好转15例，有效率为100%。

田螺车前汤

〔方剂〕田螺250克，益母草150克（切段），车前子30克，木香10克，食盐、味精、香油各适量。

〔用法〕田螺用清水静养2~3天，取出螺肉洗净，后3味洗净同装入布袋，并与螺肉共放砂锅中注入清水500毫升，煎至300毫升，捡出药纱袋，下食盐、味精，淋香油，分1～2次乘热食螺肉饮汤。

〔功效〕适用于老年人前列腺肥大、膀胱湿热、小便频数、量少、短赤灼热、小腹胀满、口苦口黏、口渴不欲饮、大便不畅。

● 验　证

用此方治疗前列腺增生症患者98例，痊愈83例，好转15例，有效率为100%。

熟地山药治前列腺增生

〔方剂〕熟地、山药、茯苓、泽泻、山萸肉、丹皮、桂枝、杜仲、车前子（包煎）各10克，牛膝15克，炮附子8克，甘草6克。

〔用法〕上方每日1剂，水煎早、晚2次分服。

〔功效〕温补肾阳，清热利湿。主治前列腺增生症。

● 验　证

本方治疗前列腺增生57例，治愈42例，好转15例，治愈率74%，总有效率100%。

前列舒

〔方剂〕肉苁蓉、炒杜仲各10克，巴戟天、川芎各15克，益母草30克。

〔用法〕水煎服，每日2次，30日为1个疗程。

〔功效〕清利湿热，温补肾阳。主治前列腺增生。

● 验　证

用本方治疗前列腺增生患者68例，经1个月治疗后，显效29例，好转36例，无效3例。有效率95.6%。

遗精

遗精是指不因性生活而精液遗泄的病症，因梦而发生者为梦遗，清醒状态下发生者为滑精。此病不是独立的疾病，常为男性生殖系统疾病的伴发症状。遗精次数过频，每周2次以上，或梦时而遗，或醒时外溢，伴有精神委靡、腰酸腿软、心慌气喘等状者，属于病理性遗精。

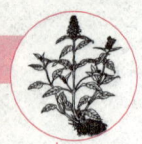

本草纲目
——名方验方速查全书

金锁固精丸《医方集解》

〔配方〕莲须、芡实、沙苑、蒺藜各12克，牡蛎、龙骨各10克。

〔用法〕水煎服，每日1剂，分2次服。

〔主治〕固肾涩精。主治肾虚不固之遗精。症见遗精滑泄、神疲乏力、四肢酸软、腰痛耳鸣、舌淡苔白、脉细弱。

收涩之剂《医方集解》

〔配方〕莲藕、蒺藜、芡实各60克，龙骨、牡蛎各30克。

〔用法〕水煎服，每日1剂，分2次服。

〔主治〕补肾涩精。主治肾虚精亏，精关不固之遗精。

九味固精汤《临床验方集》

〔配方〕芡实、韭菜子、石莲须、金樱子、煅龙骨（先煎30分钟）、山萸肉各9克，五倍子、白茯苓、熟地各15克。

〔用法〕水煎服，每日1剂，病重者2剂，日服2～4次。

〔主治〕滋肾填精，固涩秘精。主治遗精（包括梦遗、滑精、自淫）。症见有梦或无梦而遗精，或梦与人交而遗精，或见强中，或头晕目胀、心烦口渴，或五心烦热、健忘，或腰膝酸软、四肢欠温，或耳鸣。舌红苔黄，或舌淡、苔白或少苔，脉弦数或虚细而数。

熟地柴胡治遗精

〔方剂〕熟地、紫石英各30克，柴胡、红花、桃红、赤芍、川芎、当归各9克，枳壳、桔梗、牛膝各5克。

〔用法〕每日1剂，水煎服。

〔功效〕疏肝益肾，活血化瘀。主治遗精、早泄、阳痿、不射精、睾丸胀痛肿块、阴囊痿缩等男科疾病。对

专服补肾药，实其所实之久治不愈患者尤宜。

● 验 证

于某，男，38岁。结婚8年不育，阳事举而不坚，梦遗频发。多处求治，迭投温肾补阳之品，终无效果。头晕疲乏，口苦胸闷，心烦易怒，入夜多梦。舌红而紫，苔薄黄

腻,脉沉弦。辨证:肝郁化火,与瘀交结经脉,肾经开合失司。服药10剂,梦遗已止,心烦亦减,阳事已能正常勃起。原方去黄柏、知母、加蛇床子、韭菜子各9克、服药三周,诸症悉平,妻子即怀孕。

生龙牡汤治遗精

〔方剂〕生龙骨、生牡蛎各50克,生芡实、生莲子各30克,知母15克,白芍18克,五味子6克。

〔用法〕水煎,每日1剂,分早、晚2次温服,6剂为1个疗程。

〔功效〕滋阴清热,固涩精关。

● 验 证

治疗101例,有效99例,无效2例。

五倍子海螵蛸治遗精

〔方剂〕密佗僧、五倍子各3克,海螵蛸4克。

〔用法〕上药共研极细末,筛去粗末备用。每晚临睡前,用少许撒龟头上,即用凡士林少许擦龟头上,微润后,再撒药末,其夜精不遗。

〔功效〕补肾固精。主治遗精。

● 验 证

许××,男21岁,未婚。1年以来经常遗精,中西药迭进无效。用上方治疗,经用数次,效果良好。

五味双补固精丸

〔方剂〕人参、五味子、杞子、金樱子、石菖蒲各适量。

〔用法〕研细末,炼蜜为丸,每粒10克,每服1粒,日2次。

〔功效〕补气安神,益肾固精。主治遗精。

● 验 证

刘××,男,18岁。屡犯手淫,已经2年。近半年时常梦遗,甚至滑精,1~2日1次。头晕乏力,夜寐不实,多梦纷纭。舌质淡,苔薄,脉沉而弱。症属心肾两虚,精关不固。予本方服1个月后睡眠较实,梦遗减半,服2个月后遗精已止,精神亦振。

不育症

男子不育症是指由于男性因素引起的不育。一般把婚后同居2年以上未

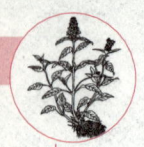

采取任何避孕措施而女方未怀孕,称为不育症。临床上把男性不育分为性功能障碍和性功能正常两类,后者依据精液分析结果可进一步分为无精子症、少精子症、弱精子症、精子无力症和精子数正常性不育。中医认为不育的病因病机为肾虚、血瘀、湿热、肝郁、血虚等所致。

名方

平火散《辨证录》

〔配方〕熟地30克,玄参15克,麦冬、生地、丹皮、山药、石斛、沙参各9克。

〔用法〕水煎服,每日1剂,日服2次。

〔主治〕滋阴清热。

龙胆泻肝汤《兰室秘藏》

〔配方〕龙胆草6克,莲子心5克,苦参15克,黄芩、牡丹皮各9克,栀子、泽泻、地龙、萆薢、黄柏各10克,车前子、败酱草、滑石各20克。

〔用法〕水煎,分2次服,每日1剂。

〔主治〕清热利湿,生精种子。主治湿热下注不育症。症见婚久不育,时溢白浊,或伴遗精,或阳事不举,睾丸胀痛,或畸形率过多,液化不良等,小便短赤,口苦咽干,舌红,苔黄腻,脉弦数或滑数。

韭子五子丸(谢海洲)

〔配方〕柴狗肾一具,蛇床子、五味子各10克,补骨脂、全当归各12克,桑螵蛸、菟丝子各30克,覆盆子、生山药、韭菜子各15克,车前子、盐炒知母、盐炒黄柏各9克。

〔用法〕水煎服,每日1剂,日服2次。或研末为丸。

〔主治〕温肾壮阳,益阴填精,清热利湿。主治不育症。

五子衍宗丸《摄生众妙方》

〔配方〕潼蒺藜、菟丝子各30克,枸杞子、韭菜子、苡仁、怀牛膝、北沙参各15克,五味子、覆盆子各10克。

〔用法〕水煎服,每日1剂,日服2次。

〔加减〕阴虚精少者,加鱼鳔、黄精、熟地;阳虚精液清稀者,加附子、肉桂、仙灵脾、巴戟天、鹿角胶等;气虚乏力者加黄芪、党参或红参；下焦有湿热者，加黄柏、苍术、萆薢；精液中有红白细胞或脓细胞者，加黄柏、知母、金银花、败酱草；头晕眼花，腰酸耳鸣者，加熟地、首乌、龙骨、牡蛎；畏寒肢冷，腰酸阳痿者，加附片、肉桂、白术、鹿茸、蜂房等。

〔主治〕温肾滋阴。主治男性不育症，如阳痿、精子量少或精子活动差。

##

熟地紫河方

〔方剂〕熟地、紫河车各20克，枸杞子、淮山药、山萸肉、菟丝子、杜仲、肉苁蓉各10克，巴戟天、蛇床子、五味子各6克，鹿茸3克。

〔用法〕各药单味研末，混匀，收储备用。每次服5克，每天3次，用兼症药汤送下。

〔功效〕补肾生精。主治男子不育症。

● 验 证

用此方治疗不育症29例，痊愈24例，有效3例，无效2例。

补育生精丸

〔方剂〕人参、鹿茸、五味子、仙灵脾各30克。

〔用法〕上药研细末，炼蜜为丸，每粒2克，每服1粒，日2~3次。或用白酒500毫升泡2周后，每服5~10毫升，日2~3次。

〔功效〕人参大补元气，五味子益气生精，鹿茸生精益髓，仙灵脾补肾壮阳，四药合用，相辅相成，疗效益彰。

● 验 证

张某某，男，35岁。素有早泄，性欲减退，精子计数每毫升不到2千万，结婚10年不育。女方月经正常，无生殖系统疾病。予本方泡酒治疗，连用1个月后病情好转，服2个月后女方怀孕。

补肾育子汤治男性不育症

〔方剂〕淫羊藿、阳起石各30克，菟丝子15克，女贞子9克，山药12克，五味子10克，熟地、鹿角胶、龟板各18克。

〔用法〕每日1剂，水煎服。

〔功效〕温肾壮阳。主治不育症。

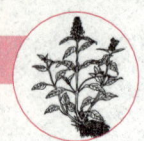

本草纲目
——名方验方速查全书

● 验 证

用此方治疗不育症19例，经随访13例已生子，4例无生育能力，2例无效。

乌梅党参治男性不育症

〔方剂〕乌梅、干姜、附片、桂枝各9克，细辛3克，党参、当归各15克，黄柏10克，黄连6克。

〔用法〕水煎，内服。

〔功效〕温补肾阳，清热通络。主治男性不育症。

● 验 证

李某，男，29岁。结婚5年未育，伴头昏耳鸣，腰膝酸软，心烦易怒，身困乏力，口苦咽干，手足不温，小腹冷痛。舌胖嫩红苔薄黄，脉沉细尺弱。精液化验：精子活动率45%。证属寒热错杂。治以温补肾阳、清热通络。用此方加减，7剂后诸症减退。40余剂后精液正常，其妻同年受孕。

枸杞子治男性不育症

〔方剂〕枸杞子15克。

〔用法〕每晚嚼啐咽下。连服1个月为1个疗程。精液常规检查转为正常后，再服枸杞子1个疗程。

〔功效〕温肾滋阳。主治精液异常之男性不育症。

● 验 证

朱××，男，27岁。婚后4年未育，曾有频繁遗精史，平素腰酸乏力明显。检查：精液镜检成活率20%，精子计数0.98亿/毫升，活动力一般。按上方累计嚼服枸杞子650克后，自诉腰酸明显好转；复查：精液成活率增至75%，精子计数达4.6亿/毫升，精子活动力良好。嘱其再服枸杞子1个月。随访其妻喜产女婴。

早泄

早泄是指性生活时射精过早，甚或在阴茎尚未置入阴道之前或一经接触立即射精的现象。祖国医学认为，淫欲过度，肾气亏损，封藏失职，固摄无权，咸相火炽盛、精关失摄，精液外泄所致。另外，早泄的发病原因与精神因素、情绪、心理等也极为有关，如过分激动、紧张、兴奋、焦虑、忧郁、恐惧等均可导致早泄。

名方

补肾丸（朱良春）

〔配方〕蛤蚧1对，熟地黄、菟丝子、金樱子、巴戟天、肉苁蓉各45克，紫河车30克。

〔用法〕上药共研极细末，水泛为丸如绿豆大，每服6克，每日2次。

〔主治〕具有温肾助阳，温养肝肾的功效。主治早泄、阳痿、肾阳虚衰、下元不固证。

加味右归丸（李振华）

〔配方〕熟地黄、山茱萸、枸杞子、茯神、酸枣仁、龙骨、牡蛎各15克，山药30克，肉桂6克，附子、五味子、炙甘草各9克。

〔用法〕水煎服，每日1剂，分2次服。

〔主治〕具有温阳补肾，安神宁志的功效。早泄、遗精或滑精、阳痿、肾阴亏虚，阴虚及阳，肾脏亏损，心肾不交之肾阳虚证。症见男子早泄、遗精或滑精、阳痿，伴有精神萎靡，面色白，形寒畏冷，四肢欠温，少寐易醒，梦多，健忘，夜间尿多，舌质淡，苔薄白，脉沉细无力。

合金锁固精丸（张琪）

〔配方〕熟地黄25克，山茱萸、枸杞子、金樱子、白芍、当归、芡实、莲须、龙骨、山药、薏苡仁各20克，菟丝子、淫羊藿、扁豆、白术、黄柏、知母、鹿角胶、柴胡、甘草各15克。

〔主治〕具有滋阴降火，涩精止遗，健脾补肾的功效。早泄，肾阴虚火旺、兼夹脾虚之证。症见早泄，自汗出，头汗甚，尿不尽，小便淋漓，尿黄，偶有阳痿，走路失衡，大便稀溏，舌红有裂纹，苔白，脉沉。

〔用法〕水煎服，每日1剂，分2次服。

四仙酒 辅仁

〔配方〕仙茅、威灵仙、炒三仙、枸杞子各15克，仙灵脾10克。

〔用法〕将上药煎30分钟，过滤去渣，澄清后，兑入35度白酒500毫升。多配药量类增。

〔主治〕具有益肾壮阳的功效。主治早泄、阳痿、肾气不足证。症见腰酸腿软，食欲不振，饮食减少等。

验方

五味子方

〔方剂〕五味子、女贞子、金樱子、桑螵蛸、牡蛎各30克，益智仁、补骨脂各12克，黄精30克。

〔用法〕水煎服。每日1剂，日服2次。

〔功效〕益肾固精。主治早泄。

● 验 证

用此方治疗早泄患者21例，痊愈18例，显效3例，总有效率为100%。

知母黄柏方

〔方剂〕盐知母、盐黄柏、山萸肉、牡丹皮、泽泻、天冬、金樱子、芡实各10克，熟地黄25克，生山药30克，云茯苓15克，人参（另煎）5克，甘草6克。

〔用法〕水煎服。每日1剂。

〔功效〕主治早泄。

● 验 证

用此方治疗早泄8例，均获痊愈。

韭菜子龙骨汤

〔方剂〕巴戟天、菟丝子各12克，当归2克，韭菜子、制首乌、熟地黄、桑螵蛸、煅龙骨各15克，白芍、枳壳各9克。

〔用法〕每日1剂，水煎服。14剂为1疗程，连续治疗1~4个疗程。

〔功效〕补肾固精。主治早泄。

〔加减〕早泄甚者加金樱子、芡实、山萸肉；肾阳虚者加淫羊藿、仙茅、锁阳；肾阴虚者加黄柏、知母、鳖甲；气虚者加黄芪、党参、山药。

● 验 证

本方治疗51例，治愈16例，显效22例，有效7例，无效6例，总有效率为88.24%。

黄芪党参汤

〔方剂〕黄芪、党参、龙眼肉、酸枣仁各20克，白术、当归各10克，茯神、龙骨、牡蛎各15克，木香、远志、甘草各6克，桑螵蛸12克，黄连1.5克，肉桂3克。

〔用法〕每日1剂，水煎，早晚分服。暂节欲，远房帷。

〔功效〕补益心脾，宁心摄肾。主治早泄，伴神疲体倦，心烦失眠，心悸盗汗，纳少，面不荣，苔少质微红，脉浮虚尺弱。

● 验 证

用此方治疗早泄患者10余例，有效率为90%以上。

中 篇
高效良方

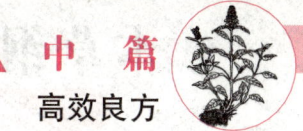

细辛丁香方

〔方剂〕细辛、丁香各20克，90%的酒精100毫升。

〔用法〕将2药于乙醇内浸泡半个月即可。使用时以此浸出液涂擦阴茎之龟头部位，经1.5~3分钟即可行房事。

〔功效〕主治早泄。

● 验 证

吕某，男，28岁。患者经常离家出差，每次归家同房时，精神紧张，而致临房早泄。如此3年，不能满足生育之望，乃至夫妇失和，曾多次求治无效。经用此方临房时局部外用后，第1次行房时间即维持在20分钟以上，经用此方5次后，弃药而愈。

五倍子方

〔方剂〕五倍子20~30克。

〔用法〕将上药用文火水煎30分钟，再加入适量温开水。趁热熏蒸龟头，待水温降至40℃左右，可将龟头浸入其中5~10分钟，每晚1次，半个月为1个疗程。

〔功效〕主治早泄。

● 验 证

用本方治疗早泄患者21例，经用药1~2个疗程后，痊愈18例，有效3例。

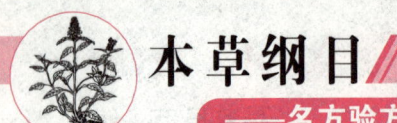

十、儿科方

第一节 儿科知识

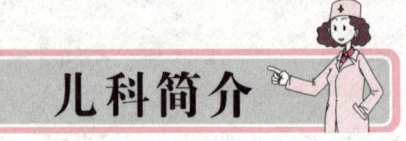

中医儿科学，是以中医学理论体系为指导，中国传统的中药、针灸、推拿等治疗方法为手段，研究自胎儿至青少年这一时期小儿的生长发育、生理病理、喂养保健，以及各类疾病预防和治疗的一门医学科学。中医儿科学荟萃了中华民族数千年来小儿养育和疾病防治的丰富经验，随着中医学的发展而逐步形成了自己的理论和实践体系。儿童阶段的不同时期，小儿的形体精神、生长发育、生理病理、养育保健、疾病防治等都有着不同的要求。

中医儿科发展源流

中医儿科早在公元前四百多年已有小儿医、婴儿方书。古代医籍中关于儿科疾病的早期记载见于西汉墓帛书《五十二病方》，书中有关于"婴儿癫痫"、"婴儿瘛"的记述。《汉书·艺文志》载有"妇人婴儿方"19卷，是早期的妇儿科方书。《内经》不仅建立了指导各科临床的中医理论体系，而且提出了有关儿科的不少论述，如小儿生长发育、体质特点、先天因素致病、某些疾病的诊断及预后判断等。隋唐时期，政府重视医学教育，在太医署内由医博士教授医学，其中专设少小科，学制5年，促进了儿科专业的发展。隋代巢元方主持编撰《诸病源候论》，其中论小儿杂病诸候6卷。唐代孙思邈的《备急千金要方》首列"少小婴孺方"2卷，收录儿科用方3万余首，将儿科

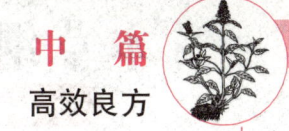

中篇
高效良方

病分为9门，论其理法方药。宋至金元时期，中医儿科较前更加完善、充实。钱乙《小儿药证直诀》建立了儿科五脏辨证体系，提出心主惊、肝主风、脾主困、肺主喘、肾主虚等，成为中医儿科辨证学中最重要的力法。明清时期，儿科得到进一步发展。《本草纲目》收载了多种儿科疾病防治药物。尤值一提的是明代我国医学家发明了种痘术，有效地防止了的天花流行，早于英国牛痘法一百多年，成为世界免疫学的前驱。

儿科病证的治疗

儿科病症常用内治方法为疏风解表、止咳平喘、清热解毒、消食导滞、安蛔驱虫、培元补肾、凉血止血十法，常用方剂为桑菊饮、银翘散、麻杏石甘汤、保和丸、五皮饮、六味地黄丸等。外治方法有熏洗、蒸汽吸入、吹喉、滴耳诸法，此外还有推拿、针灸、穴位注射、拔罐等疗法。治疗用药应及时、果敢、审慎，大苦大寒等峻烈药味应慎用，必用时中病即止；用药应准确掌握剂量；不可乱用补剂。药品剂型和给药方法应适合儿童特点，多用浓缩剂、冲剂、糖浆、针剂等，喂药亦应注重方式方法。

第二节 常见病治法方药

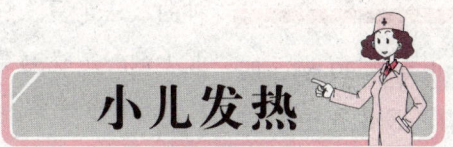

小儿发热

发热是指体温超过正常范围高限，是小儿十分常见的一种症状。在多数情况下，发热是身体对抗入侵病原的一种保护性反应，是人体正在发动免疫系统抵抗感染的一个过程。体温的异常升高与疾病的严重程度不一定成正比，但发热过高或长期发热可影响机体各种调节功能，从而影响小儿的身体健康，因此，对确认发热的孩子，应积极查明原因，针对病因进行治疗。

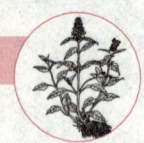

本草纲目——名方验方速查全书

名方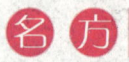

薷膏汤《名医治验良方》

〔配方〕香薷3克，石膏30克。

〔用法〕水煎服，每天1剂，分2～3次服用。

〔主治〕祛邪透表、泄热除烦。主治小儿夏季发热。

四豆汤《圆运动的古中医学》

〔配方〕黄豆20粒，黑豆、绿豆、白饭豆（即眉豆）各15粒。

〔用法〕多放水煮烂，取浓汤服用。

〔主治〕适用于小儿发热及抽搐。

验方

柴枳白芍汤治小儿高热

〔方剂〕柴胡、黄芩、法半夏、枳实、白芍各10克，大黄6克，大枣3枚，生姜3片。

〔用法〕第1剂中大黄后下。若患儿服后腹泻1～2次，第2剂中大黄可同煎；如患儿热退，则可去掉大黄。5岁以下患儿减半量。

〔功效〕清热泻火。主治小儿高热。

验证

用此方治疗小儿高热39例，服第1剂退热者17例，服2剂退热者14例，服3～6剂退热者6例，2例因右下肺肺炎服药无效。

葛桂汤治小儿发热

〔方剂〕葛根10～15克，麻黄3～6克，桂枝、芍药各6～10克，大枣3枚，生姜9克，甘草3克。

〔用法〕水煎服，每日1剂，分2次服。

〔功效〕宣肺退热。主治小儿发热。

●验　证

李××，11岁，发热1周，体温波动于38～39℃之间。症见恶寒发热，身痛无汗，咳嗽咯痰，痰质清稀色白，腹胀纳呆，大便干涩，舌淡苔白腻，脉肾滑。以葛桂汤为主方，佐神曲、法半夏、陈皮、厚朴各10克，服1剂。是晚遍身微汗出，翌晨大便1次，量多气臭，体温降至36.5℃。

金银石膏饮治小儿发热

〔方剂〕金银花、石膏30克，玄参20～30克，神曲15克，荆芥8克。伴大便秘结者加大黄3～5克。

〔用法〕上药加水煎2次，共取药液150毫升，3岁以下每天服1剂量，

3~8岁服1.5剂量,8岁以上服2剂量。要求每天药量在当天晚上11时以前服完。

〔功效〕清热去躁。主治小儿发热。

● 验 证

周××,男,7个月。发热3天,体温波动在38.5~39.5℃之间,伴烦躁口渴喜饮,纳呆,小便短黄,大便干结,舌红,苔黄,指纹红紫;咽部充血,咽壁滤泡增生。服此方1剂,6小时后微汗出,热退;再服1剂,诸症悉平。

柴胡茯苓饮治小儿发热

〔方剂〕柴胡、龙胆草、知母、川芎各6克,茯苓、当归各9克,炙甘草12克。

〔用法〕每日1剂,水煎2次,分2~3次服。

〔加减〕兼肺卫症状者加桔梗、杏仁、黄芩、贝母;兼食积者加山楂、神曲、麦芽;兼便秘者加枳壳、大黄(后下);兼湿热者加薏苡仁、滑石(包煎)、竹叶、芦根。

〔功效〕解急退热,活血通脉。主治小儿发热。

● 验 证

用此方治疗小儿低热116例,痊愈103例,好转9例,无效4例,有效率为96.5%。

盘地荷竹汤治小儿夏季热

〔方剂〕鲜盘龙参、地骨皮、鲜竹叶卷心各15克,鲜荷叶30克。

〔用法〕每日1剂,煎2次合约1杯,待凉后加入适量蜂蜜调甜味以适口为度,即可多次分服或不定时当茶饮用。

〔功效〕清热解暑,滋养阴津。主治小儿夏季热。

● 验 证

共治疗夏季热23例,平均服用3剂后,热退,余症好转,继续服用3~6剂,体温恢复正常,其他症状消失而痊愈。

小儿腹泻

腹泻病是多病因、多因素引起的一组疾病,是儿童时期发病率最高的疾病之一。小儿腹泻以大便次数增多和大便性状改变为特点,常伴有呕吐以及水、电解质代谢和酸碱平衡失常。发病年龄多在2岁以下,1岁以内者约占半

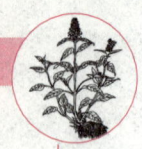

数。腹泻日久可导致小儿营养不良、生长发育障碍，重症患儿可因水、电解质及酸碱平衡紊乱导致死亡。本病中医诊断为"泄泻"。多因感受外邪，内伤乳食，脾胃虚寒使脾失健运，水谷不化，并走大肠所致。

名方

小儿腹泻方《名医特色经验精华》

〔配方〕防风、乌梅、甘草各5克，桔梗3克，葛根、生山楂、谷芽、麦芽、扁豆衣、黄芩各10克，黄连2克，陈石榴皮10克。

〔用法〕水煎服，每日1剂，日服2～3次。

〔加减〕湿盛苔腻，加厚朴、马齿苋各10克；尿少，加赤茯苓、车前子各10克；阳虚舌淡，去黄芩、黄连，加炮姜、黑附片各5克。

〔主治〕祛风清热、健脾利湿。

〔说明〕方中防风、葛根祛风解表；山楂、谷芽、麦芽、扁豆衣健脾胃，助消化；桔梗升清阳；黄连、黄芩清热燥湿、解毒；乌梅、石榴皮固涩止泻；甘草缓急止痛，并调和诸药。本方配伍周到，其效不同凡响。

人参乌梅汤《温病条辨》

〔配方〕人参、莲子、乌梅、木瓜、山药、炙甘草各等量。

〔用法〕水煎，去渣取汁，分2次温服，每日1剂。

〔主治〕健脾益气，酸甘敛阴。主治小儿腹泻气阴两伤证。

葛根黄芩粥

〔配方〕葛根、黄芩各10克，糯米50克。

〔用法〕上药除糯米外加水煎汤，去渣取汁后加糯米，煮成粥，可加红糖少许调味服用。

〔主治〕小儿秋季腹泻。

调中止泻汤《幼科条辨》

〔配方〕焦山楂12克，茯苓、车前子、葛根各6克。

〔用法〕水煎服，每日1剂，分多次服。

〔加减〕若泄泻初起，腹痛泻下不爽者，用本方送服牛黄散（牵牛子、大黄各等分，研细末，备用）0.5克以导滞止泻。

〔主治〕消食健脾，升清降浊，利尿止泻。

〔说明〕病因伤食致泻，治宜消食化滞、调中止泻。故方中重用焦山楂，取其消食化滞、敛阴收涩止泻；茯苓健脾利湿；车前子利尿而不伤阴，苓、车合用，健脾利尿止泻；葛根既能解肌退热，又能升清降浊、生津止泻。小儿阴常不足，泻下易于伤阴而现口渴、微热之证，此方药切合病机，药性和平，四药合用，共奏消食健脾、升清降浊、利尿止泻之功，故用之其收效甚捷。

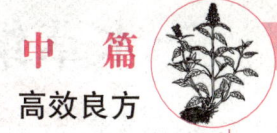

中篇
高效良方

莲子山楂肉

〔方剂〕莲子肉15克，山楂肉10克，诃子肉7.5克，乌梅肉3克，大枣肉20克。

〔用法〕上药为1周岁的小儿量，每日1剂，水煎，分3次服。

〔功效〕健脾消食，主治婴幼儿迁延型腹泻。

● 验 证

根据患儿年龄大小，药量可酌情加减。如服3～5剂之后，腹泻减轻或大便初见成形，可将本方中药按比例研成细末，改作散剂服之。用此方曾治疗62例婴幼儿迁延型腹泻（均属单纯消化不良，病程超过1个月），痊愈42例，好转16例，无效4例，有效率为93.5%。其中服药最少者3剂，最多20剂。

二香肉桂贴

〔方剂〕丁香、木香各5～10克，肉桂4～6克。

〔用法〕将上药研细末置纱布袋内，用绷带缚小儿脐上一夜，一般1～3次即可见效。

〔功效〕温中理气。主治小儿腹泻。

● 验 证

用上药治疗小儿腹泻患者66例，其中，痊愈56例，显效6例，好转4例。

胡椒贴

〔方剂〕胡椒（黑、白胡椒均可）。

〔用法〕研细末，每次1～3克，撒在患儿神阙穴，外用麝香壮骨膏固定，每24小时更换1次。

〔功效〕温中，下气，消痰，解毒。主治寒痰食积，脘腹冷痛，反胃，呕吐清水，泄泻，冷痢。适用于腹泻水样便，每日4～20次，以腹胀肠鸣为主要表现，大便化验多为仅见脂肪球和食物残渣者。

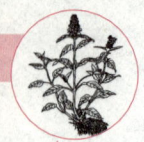

〔验 证〕

王某，男，6个月。腹泻3天，排水样大便，每日20余次；小便1天未下，精神差，面色苍白，口唇干燥，双眼轻度凹陷。经用上方以胡椒外敷神阙穴，3次即愈。

鲜石榴皮方

〔方剂〕鲜石榴皮30克。

〔用法〕砸成泥状敷脐，包扎密封固定，24小时换药1次。

〔功效〕主治婴幼儿腹泻。

〔验 证〕

用此方治疗婴幼儿腹泻24例，用药1次治愈12例，2次5例，3次4例，好转3例。

怀山药饮

〔方剂〕生怀山药500克，白糖30～50克。

〔用法〕先将山药研成细末，过细筛备用。取山药粉约50克，放锅内加适量凉水调匀，加热，搅拌，煮二三沸后成稀糊状，加入白糖。每天服4～5次，每次4～6匙羹。若婴儿小可适当调稀，频频饮之。

〔功效〕益气止泻。主治小儿腹泻。

〔验 证〕

临床屡用屡效。

车前子香桂贴

〔方剂〕车前子、丁香各1克，肉桂2克。

〔用法〕上药各研细末、和匀、备用。用时取2克置脐中，然后以加热之纸膏药盖贴于上。每隔2天换药1次。

〔功效〕温中止泻。主治小儿腹泻。

〔验 证〕

此方多次用于临床，一般1次即可获效。无不良反应。

黄芩甘草汤

〔方剂〕黄芩、白芍、葛根（煨）、防风、焦麦芽各10克，焦白术12克，乌梅、甘草各6克，陈皮1克，生姜3片，大枣5枚。

〔用法〕水煎服，分数次服，每日1剂。

〔功效〕清热散邪，涩肠止泻。主治小儿秋季腹泻。均在秋末冬初流行期发病，有不同程度的发热，体温多在38～39.5℃，伴上呼吸道感染，腹痛，腹泻黄绿色水样或蛋花样便，每日10余次甚至数十次，伴呕吐、哭闹不安等。

〔验 证〕

孙某，男，7个月。因发热，腹

泻蛋花汤样便，日达 10 余次，哭闹不安，查体温 39.5℃，烦躁不安，尿少，舌红苔黄，指纹紫滞，粪常规检验为黄绿色稀水样便。西医诊断：秋季腹泻；中医诊断：泄泻。予此方每腹泻 1 次，喂药 1 次。进 2 剂，热退，便次减少。继服 2 剂，诸症消失，大便成形。

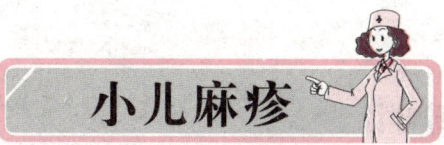

小儿麻疹

小儿麻疹是儿童最常见的急性呼吸道传染病之一，其传染性很强，在人口密集而未普种疫苗的地区易发生流行，2～3 年一次大流行。麻疹病毒属副黏液病毒，通过呼吸道分泌物飞沫传播。患者在潜伏期末期至出疹后 5 天均有传染性，并发肺炎的患者传染期延长到出疹后 10 天。带病毒的飞沫经呼吸道吸入为主要传播途径，也可经污染的玩具、衣物等间接传播。麻疹治愈后可获持久性免疫力，再次发病者较少。

名方

加减达邪饮（蒋钧堂方）

〔配方〕陈皮、薄荷各 1.5 克（后下），柴胡、升麻各 2.4 克，荆芥、防风、川贝、枳壳、甘草各 3 克，赤芍 6 克，山楂肉 9 克。

〔用法〕水煎服，每日 1 剂，日服 3 次。

〔主治〕透疹除邪。

升麻葛根汤《阎氏小儿方论》

〔配方〕升麻、葛根各 10 克，芍药 6 克，甘草 3 克。

〔用法〕水煎温服。

〔主治〕开阳散邪，解肌透疹。主治麻疹初起。症见体温时高时低、目赤、怕光、眼角流泪、咳嗽、口渴，舌红脉数。

升降散加减（赵绍琴方）

〔配方〕蝉衣、僵蚕、片姜黄各 3 克，芦根 20 克，钩藤 6 克。

〔用法〕水煎，代茶频饮。

〔主治〕疏卫凉营以透疹邪。

麻杏石汤《伤寒论》

〔配方〕麻黄绒、桔梗、杏仁泥、牛蒡子、前胡、冬桑叶、甘草、炒枳

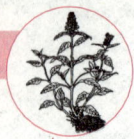

壳各10克,生石膏粉15克,鲜芦根60克。

〔用法〕每日1剂,水煎1小时,去上沫,频频予服,代茶饮。3剂为1个疗程。

〔主治〕辛凉甘寒,宣肺畅络,清热泻火,理气化痰。主治麻疹,证属热毒内蕴、肺失宣降。

##

荸荠绣球叶汤

〔方剂〕荸荠、绣球花叶各适量。

〔用法〕2味共绞汁或水煎服。7个月~1岁,每次用荸荠3~5粒,绣球花叶3~5叶;1~2岁,用7粒,7叶;2~4岁,用9粒,9叶;4岁以上用11粒,11叶。以上均为每日服2~3次。

〔功效〕清肺热,泻毒火。用于预防麻疹并发支气管炎、肺炎。

● 验 证

治疗患者2例,均有体温增高、脸色苍白、鱼口露睛、口唇发紫、囟门凸起、痰鸣喘急、鼻翼扇动、无汗、手足厥冷等症状,经服上药而愈。

当归生地饮

〔方剂〕当归、生地、柴胡、葛根、赤芍、桃仁、连翘、枳壳、甘草各6克。

〔用法〕每日1剂,水煎,分早、晚2次服。

〔功效〕清热解毒,活血。主治小儿麻疹。

● 验 证

用此方治疗小儿麻疹,每获良效。

升麻芍药饮

〔方剂〕升麻、甘草各3克,干葛5克,芍药6克。

〔用法〕上药加水煎煮,去渣,取汁,温服,每剂2煎,每日1剂。

〔功效〕疏风解肌,透疹解毒。主治麻疹初起未发或发而不透。

● 验 证

多年临床验证,效果甚佳。

梅茶

〔方剂〕乌梅5枚,食盐少许,白糖适量。

〔用法〕先将乌梅洗净,用沸水冲泡,加盖焖10分钟,再加入食盐和食糖。代茶频饮。

〔功效〕清热养阴敛汗。适用于麻

中 篇
高效良方

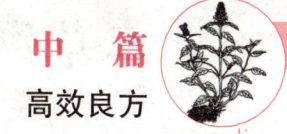

疹后期口渴欲饮者。

● 验 证

屡用屡效。

板蓝根茜草治小儿麻诊

〔方剂〕薄荷、黄芩、地龙、茜草各10克,丹皮15克,板蓝根20克。

〔用法〕每日1剂,水煎分早、晚2次口服。

〔功效〕清热解毒,化淤。主治麻疹。

● 验 证

用本方共治疗72例患者,经治疗全部治愈,疗程最短3日,最长19日。

小儿肺炎

小儿肺炎是婴幼儿时期的常见病,我国北方地区以冬春季多见,是婴幼儿死亡的常见原因。肺炎是由病原体感染或吸入羊水及油类和过敏反应等所引起的肺部炎症,主要临床表现为发热、咳嗽、呼吸急促、呼吸困难以及肺部啰音等。本病中医诊断为"肺炎喘嗽"。多因外邪客肺,肺气郁闭,痰热内蕴所致,亦可继发于麻疹、顿咳、丹痧等急性热病之后。若正气不支,尚可出现心阳虚衰、内陷厥阴之变症。

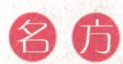

清热解毒汤(印会河)

〔配方〕大青叶、生石膏(先煎)各30克,玄参、金银花各15克,菖蒲6克,黄连4.5克,连翘、麦冬各9克,钩藤12克,鱼腥草30克。

〔用法〕水煎服,每日1~2剂,日服2~4次。或小儿频服,剂量酌减。

〔主治〕清热开窍。主治大叶性肺炎(热陷神昏)。症见神昏嗜睡、谵语狂躁、或抽搐动风、目直视,舌红少津,脉数。

三黄石膏汤《伤寒六书》

〔配方〕石膏10克,黄芩、黄柏、黄连各6克,淡豆豉、栀子各3克,麻黄4克。

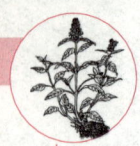

〔用法〕水煎,去渣取汁,分2次温服,每日1剂。

〔主治〕清热解毒,泻肺泄热。主治小儿肺炎毒热闭肺症。症见高热炽盛、咳嗽剧烈、气急鼻扇、涕泪俱无、鼻孔干燥如烟煤、面赤唇红、烦躁口渴、溲赤便秘、舌红而干、苔黄腻,脉浮数滑大。

六二清肺汤(魏长春)

〔配方〕桑白皮、地骨皮、桑叶、枇杷叶、知母、浙贝母、苦杏仁、冬瓜仁各9克,鲜芦根、白茅根各30克,北沙参、南沙参各15克。

〔用法〕水煎服,每日1剂,日服2次或频服。

〔主治〕轻清宣泄,祛邪保津,化痰利肺。主治风温、冬温、肺热咳喘。症见元虚邪实、阴虚气弱、风热犯肺、肺气上逆、发热咳喘、痰中带血、神志清楚、大小便通调,舌红燥,苔薄白,脉滑数。

茯苓甘草汤

〔方剂〕茯苓12克,黄芪15克,白术、蝉蜕各9克,半夏、陈皮、防风各6克,甘草3克。

〔用法〕水煎服,每日1剂,日服2次。若肺内啰音较多者,加用抗生素短期治疗。

〔功效〕健脾益肺固表,化痰止咳。主治间质性肺炎(久咳)。

● 验 证

治疗27例,结果痊愈24例。

鱼腥草桃仁方

〔方剂〕鱼腥草8克,桃仁、杏仁、丹参、桑白皮、浙贝各6克,桔梗、生甘草各3克,黄芩、地龙、车前子各5克。

〔用法〕每日1剂,水煎分3次内服;小于2岁者药量减半。少数患儿酌情使用抗生素。

〔加减〕发热者,加生石膏;痰多者,加天竺黄、姜半夏;便秘者,加制大黄;便溏者,加炒白术、茯苓。

〔功效〕主治小儿肺炎。

● 验 证

用此方治疗小儿肺炎158例,治愈142例,好转12例,无效4例,有效率为97~47%。

中篇 高效良方

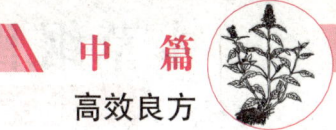

苏子黄芩饮

〔方剂〕苏子、黄芩、枳壳、葶苈子、栝楼、射干各10克。

〔用法〕方中剂量适于3岁病儿，1日量，水煎2次，取汁100毫升，分3～4次服。

〔功效〕泻肺定喘，解毒化痰。主治小儿肺炎。

● 验 证

屡验屡效。

银黛饮

〔方剂〕青黛3克，银杏4～6克，木瓜、草豆蔻、百合、乌梅各6～9克。

〔用法〕每日1剂，水煎服，3～5日为1个疗程，一般1～2个疗程可治愈。

〔功效〕宣肺降逆，健脾和胃，清热养阴。主治支气管肺炎。

● 验 证

本方治疗虚热型支气管肺炎51例，显效39例（76.5%），有效8例（15.7%），无效4例（7.8%）。总有效率为92.2%。

银花荆芥饮

〔方剂〕银花5～10克，荆芥、薄荷、黄芩、陈皮、枳壳、桔梗、前胡各3～10克，鱼腥草、白茅根各5～20克，甘草3～6克。

〔用法〕每日1剂，水煎，分2～4次服。10日为1疗程。

〔功效〕疏散风热，理气化痰。主治小儿肺炎。

〔加减〕发热重者，加生石膏、知母；咳嗽痰多者，加桑白皮、杏仁、贝母；喘促重者，加地龙、苏子；腹胀消化不良者，加炒莱菔子；大便秘结者，加大黄、栝楼；咽喉肿痛者，加山豆根、牛蒡子。

● 验 证

用此方治疗小儿肺炎180例，痊愈148例，显效21例，有效7例，无效4例，有效率为97.8%。

百日咳

百日咳是一种由百日咳杆菌引起的急性呼吸道传染病，自从广泛实施百日咳菌苗免疫接种后，本病的发生率已经大为减少。百日咳的临床特征为咳

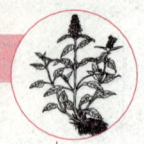

嗽逐渐加重，呈典型的阵发性、痉挛性咳嗽，咳嗽终末出现深长的鸡啼样吸气性吼声，病程长达2~3个月，故有百日咳之称。本病属中医学"鹭鸶咳""痉咳""疫咳""顿咳"等范畴。

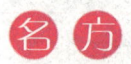

桑菊饮《温病条辨》

〔配方〕甘草、薄荷各2.5克，菊花3克，连翘5克，杏仁、桔梗、芦根各6克，桑叶7.5克。

〔用法〕水2杯，煮取1杯，日2服。

〔主治〕疏风清热，宣肺止咳。主治风温初起，身热不甚，口微咳。

桑白皮汤《景岳全书》

〔配方〕桑白皮、半夏、紫苏子、苦杏仁、贝母、黄芩、黄连、栀子各2.4克。

〔用法〕水煎，去渣取汁，分2次温服，每日1剂。

〔主治〕泻肺清热，解痉镇咳。主治百日咳痉咳期。

五味定喘汤（朱良春）

〔配方〕天竹子、白苏子各6克，六轴子1克，黄荆子、车前子各10克。

〔用法〕煎成100毫升，每日1剂，分次服。

〔加减〕呕吐者，加姜竹沥6克；痰中带血，加仙鹤草10克；鼻衄，加鲜茅根10克、黑荆芥6克；便秘，加生大黄3克。

〔主治〕祛风涤痰，宣肺止咳。适用于百日咳。

止嗽散《儒门事亲》

〔配方〕半夏45克（汤洗七次），枯白矾120克。

〔用法〕上2味药共研为末，生姜打面糊和丸，如梧桐子大。每服20~30丸，空腹时用温酒送下。

〔主治〕解表邪、宣肺气、止咳嗽、化痰涎。主治咳嗽痰多。

大枣葶苈子汤

〔配方〕甜葶苈子120克，大枣500克，红糖30克。

〔用法〕先将甜葶苈子炒黄研为细面，另将大枣加水煮后去皮核，最后将方中药物和匀调成糕即成。将药糕分成4份，每天1份，分4天吃完。

〔主治〕祛痰定喘，补脾和胃，益气生津。

验方

白茅根方

〔方剂〕白茅根10~20克,侧柏叶6~15克,蝉蜕4~8克,杏仁4~8克,川贝5~9克,甘草2~5克,板蓝根10~24克。

〔用法〕水煎服,每日1剂。

〔功效〕清肺化痰,轻宣止咳。适用于小儿上呼吸道感染咳嗽。

● 验 证

用此方治疗小儿咳嗽55例,治愈53例,好转2例,总有效率为100%。

苇根汤

〔方剂〕苇根12克,炙金沸草9克,桔梗、炙麻绒、炙百部、炙冬花、炙前胡各6克,黄连1.5克。

〔用法〕水煎服,每日1剂。

〔功效〕清心泻肺,宣肺降逆,化痰止咳。

● 验 证

用此方治疗小儿咳嗽50例,服药5天内症状消失、咳嗽停止者26例,10天内症状消失者14例,15天内症状消失者10例。

半夏麻黄汤

〔方剂〕半夏、麻黄、五味子、干姜、天竺黄、贝母、甘草各10克,细辛3克,百部、葶苈子各15克。

〔用法〕用水先煎麻黄,除去浮沫后再加余药,水煎30分钟至煎成药液200毫升。1~3岁每日服70毫升,4~10岁服100毫升,11~16岁服150毫升,分早、晚2次服。

● 验 证

温肺化痰,降逆止咳。主治百日咳,证属寒邪束肺者。应用于临床40余年,屡获良效,一般连服5剂左右即愈。

百部马兜铃汤

〔方剂〕百部10克,马兜铃3克,炙甘草6克,大枣4枚。

〔用法〕将以上诸药置于锅中,水煎服,每日1剂。

〔功效〕降气止咳,补益脾肺。主治百日咳。

● 验 证

邝某,男,3岁半。咳嗽3个多月,加剧月余,呈阵发性咳嗽,每晚10余次,痰多、时现气促,曾用多种

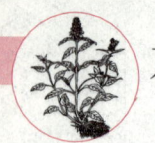

西药未效。舌淡苔薄白,脉细数,双肺音稍粗,未闻啰音。服用以上处方,共服7剂,咳嗽大减,偶尔晚间阵咳1~2次。

百部杏仁汤

〔方剂〕鲜侧柏叶、炙百部15克,天竺子、苦杏仁、前胡、葶苈子、生甘草各10克,制胆星、广地龙各5克,鲜石胡荽25克,大枣5枚。

〔用法〕将以上诸药置于锅中,水煎,每日1剂,分4~5次服。

〔功效〕镇咳解痉,清化痰热。主治小儿百日咳。

● 验证

用此方治疗百日咳患儿50例,服药后5天内症状消失、咳嗽停止者26例,10天内症状消失者14例,15天内症状消失者10例。

金银花汤

〔方剂〕金银花、杏仁各10克,鹅不食草6克。

〔用法〕水煎服。

〔功效〕解表,宣肺,止咳。适用于支气管炎初起,发烧不重,咳嗽有痰,鼻塞流涕,舌苔薄黄等症的咳嗽。

● 验证

用此方治疗患儿35例,痊愈27例,显效6例,无效2例。

小儿遗尿

小儿遗尿是一种常见病,男孩比女孩患此病的概率高。分为原发性和继发性遗尿,原发性遗尿是指小儿从小至就诊时一直有遗尿,而继发性遗尿是指小儿曾经停止遗尿至少6个月,以后又发生遗尿。排查引起尿床的原因,原发性夜遗尿确切病因尚不清楚。中医认为,遗尿为"虚证",由于腹脏虚寒所致,如肾与膀胱气虚,而导致下焦虚寒,不能约束小便,或者上焦肺虚,中焦脾虚而成脾肺两虚,固摄不能,小便自遗。除虚寒外,还有挟热的一面,肝经郁热,火热挟湿,内迫膀胱,可导致遗尿。

名方

加味桂枝龙牡汤《中医内科新论》

〔配方〕炒白芍12克，煅龙牡、桑螵蛸各30克，桂枝、甘草、益智仁、生姜各9克，大枣5枚。另加桂附八味丸10克。

〔用法〕水煎服。每日1剂，日服2次。同时每晚临睡前服桂附八味丸10克。上为成人量，小儿酌减。

〔主治〕有安神养肾的功效。因梦遗尿、形寒肢冷、心悸头昏、舌淡苔白脉细，证属心肾气虚者，均可用之。

固脬丸《全生指迷方》

〔配方〕制菟丝子60克，茴香30克，炮附子15克，桑螵蛸（炙焦）15克，戎盐0.3克。

〔用法〕上药共研细末，酒煮面糊为丸。每服9克，日服2次，空腹米汤送下。亦可用饮片作汤剂水煎服。各药用量按常规剂量酌定。

〔主治〕本方具有补肾固脬的功效。肾虚遗尿、小便不禁、或尿后余沥难尽，伴面色白、少气懒言、舌淡、脉虚细无力者。可用于遗尿、小便失禁等病症。

温肾固摄汤《临症会要》

〔配方〕肉桂细末1.5克，山萸肉、建泽泻、粉丹皮、桑螵蛸、白茯苓、熟附片、菟丝子、益智仁、补骨脂各10克，煅龙牡粉、捣熟地、覆盆子、怀山药各15克。

〔用法〕上药用滚水泡半小时，慢火煨两小时，儿童两日1剂，分6次服完。成人一日1剂，分3次服完。亦可5剂研末蜜丸。每次服10克，每日空腹服2次，淡盐汤送下。

〔主治〕遗尿。本病多发生于儿童，成人亦偶尔有之。或有因梦到厕所而遗尿，亦有无梦而遗尿者。

缩泉丸《校注妇人良方》

〔配方〕山药、乌药、益智仁各180克。

〔用法〕上药共研细末，冷开水泛丸。每服9克（儿童酌减），日服2次，温开水送下。

〔加减〕若肢冷畏寒明显者，加菟丝子、肉苁蓉、鹿茸、附子；面气短者，加党参、黄芪、五味子。

〔主治〕具有温肾止遗，缩尿固涩的功效。下元虚冷，小便自遗或小禁，伴神疲怯寒、腰膝酸软、舌淡苔薄、脉细无力者。可用于小儿或成人遗尿以及老人、妇人及病后因脏气虚衰引起的小便失禁等病症。

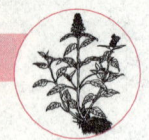

本草纲目
——名方验方速查全书

遗尿汤《治验百病良方》

〔配方〕党参、菟丝子各12克，蚕茧10只，补骨脂、金樱子、覆盆子各9克，炙甘草4.5克，桑螵蛸、黄芪各15克。

〔用法〕上药水煎浓缩，加白糖适量，制成每剂40毫升，每日早、晚各服20毫升。

〔加减〕若睡眠过深，不易唤醒，加生麻黄9克，或石菖蒲9克，炙远志4.5克；兼有阴虚者，加当归9克，五味子4.5克；舌质淡有阳虚者，加肉桂3~4.5克。

〔功效〕益气补肾，固涩止遗。

〔主治〕小儿遗尿症。

麻黄汤

〔方剂〕麻黄6克，生石膏12克，杏仁9克，甘草3克。

〔用法〕水煎服，每日1剂。

〔功效〕主治小儿肺热郁结之遗尿症。

●验　证

杜某，男，14岁。患者遗尿12年，近2年每夜遗尿4~5次，并经常咳嗽、气喘、吐稠痰，舌红苔黄白，脉滑数。此痰热郁肺伤阴，治以宣肺清热，养阴祛痰。前后服药11剂，遗尿已愈，唯咳喘尚微。

山药散

〔方剂〕炒怀山药适量。

〔用法〕研末备用，每天服3次，每次6克，用温开水冲服。

〔功效〕固肾补气。主治小儿遗尿。

●验　证

王××，女，7岁。出生到服此方前，每夜遗尿2~3次，面白乏力，精神不振，白天睡眠亦遗尿，经用此方药560克治疗1个月，遗尿症状消失。随访7年，未见复发。

补骨脂防风饮

〔方剂〕补骨脂、金樱子、防风、藁本、石菖蒲、浮萍各10克，甘草5克。

〔用法〕水煎服，每日1剂，分3~4次服。7剂为1诊，4诊为1个疗程。

〔功效〕温肾固摄，宣肺开窍。主治小儿遗尿。

● 验 证

治疗109例，痊愈17例（停药6个月以上不再尿床），进步61例，无效31例，有效率占71.56%。

白果汤治小儿遗尿

〔方剂〕白果、金樱子、益智仁、桑螵蛸、菖蒲各10克，甘草5克。

〔用法〕水煎服，可连用5~7剂。

〔功效〕主治小儿遗尿。

● 验 证

用此方治疗小儿遗尿30例，全部治愈。

枸杞子鸡内金汤

〔方剂〕枸杞子、鸡内金、益智仁、补骨脂、菟丝子各30克，覆盆子20克，车前子、五味子各10克。

〔用法〕上药共研极细末，备用。3~6岁者，每次服3克；7~9岁者，每次服4.5克；10岁以上者，每次服6克。日服3次，淡盐汤送服。7天为1个疗程，一般服1~3个疗程即可获愈。

〔功效〕主治小儿遗尿症。

● 验 证

先后治疗单纯性小儿遗尿症67例，痊愈45例，显效16例，无效6例，总有效率为91.1%。

菟丝子黄芪治小儿遗尿

〔方剂〕菟丝子、黄芪、怀山药各15克，覆盆子、乌药各10克，石菖蒲、远志、柴胡各6克，甘草3克。

〔用法〕每日1剂，水煎分2次服，10日为1个疗程，连服1~3个疗程。

〔功效〕温肾固摄，补脾益肺。主治原发性遗尿症。

● 验 证

本方治疗原发性遗尿症44例，治愈27例（61.4%），好转14例（31.8%），无效3例（6.8%），总有效率为93.2%。

小儿佝偻病

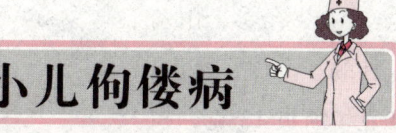

小儿佝偻病又称软骨病，属中医"五迟五软"、"龟胸龟背"范畴。是婴幼儿常见的一种慢性营养缺乏性疾病，活动性病例在冬春季较常见。患该病

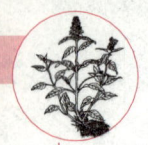

的小儿，初期主要以精神改变为主，烦躁不安、易激惹、睡眠不安、夜间惊叫、多汗及因头汗出而致头皮发痒，摩擦枕头，使脑后头发脱落而形成"枕秃"。若不及时治疗，将进一步发展为全身肌肉松弛无力，腹部膨隆如蛙状，并可逐渐出现骨骼系统的改变。

左归丸《景岳全书》

〔配方〕熟地黄240克，山药、枸杞子、山茱萸、川牛膝、菟丝子、鹿胶、龟胶各120克。

〔用法〕先将熟地黄蒸烂杵膏，炼蜜为丸，如梧桐子大，服百余丸（9克），餐前用滚汤或淡盐汤送下；亦可作汤剂，水煎服，用量按原方比例酌减。

〔主治〕补肾壮骨。主治维生素D缺乏性佝偻病肾虚骨弱症（后遗症期）。症见激期症状均已消失，仅留有不同程度的骨骼畸形。

利湿健脾汤（朱长义）

〔配方〕苍术、白术、黄柏、茵陈各6克，茯苓、木瓜、牛膝、木通、栀子各5克，藿香、甘草各3克。

〔用法〕水煎服，每日1剂，日服2次。

〔主治〕健脾疏络，清热利湿。主治小儿佝偻病伴肢肿、溲少，苔黄腻、脉濡等证。湿热证消除后，予参苓白术散善其后。

〔加减〕湿热症消除后，予参苓白术散善其后。

龟甲百合散

〔方剂〕龟甲、百合、条参、山药各40克，龙骨、牡蛎、全皮、桑皮、杏仁、天冬各20克，浙贝12克，枳壳15克，鸡内金5克。

〔用法〕共研细末。7个月左右小儿每次3克，1.5岁小儿5克，2岁半小儿10克。均日服2次，15日为1疗程。

〔功效〕主治小儿佝偻病。

● 验 证

用上药治疗小儿佝偻病148例，

痊愈 110 例,好转 35 例,无效 3 例,有效率为 98%。

党参黄精饮

〔方剂〕党参、生黄芪、黄精各 10 克,土茯苓、陈皮各 6 克,丁香 1 克。

〔用法〕将上药水煎 3 次后合并药液,浓缩成 100 毫升,加入红糖 10 克,搅拌均匀。分 3~4 次口服。每日 1 剂。10 剂为 1 个疗程。

〔功效〕主治小儿佝偻病。

● 验 证

用此方治疗小儿佝偻病患者 80 例,用药 2 个疗程治愈 15 例,3 个疗程治愈 20 例,4 个疗程治愈 30 例,5 个疗程治愈 15 例。

四龙牡蛎汤健脾补肾

〔方剂〕龙骨、牡蛎各 15~30 克,龙眼肉 9~12 克,地龙干 4.5 克,龙胆草 2~4 克。

〔用法〕每日 1 剂,水煎服,连服 1 周后,隔日 1 剂,1 个月后每 3 日 1 剂,3 个月为 1 个疗程。

〔功效〕健脾补肾。主治小儿佝偻病。

● 验 证

用此方治疗小儿佝偻病经验方,收效甚佳。

芪参丁香方

〔方剂〕生黄芪、党参各 9 克,丁香 1.5 克。

〔用法〕以上为 1 日量。制成糖浆剂 15 毫升,分 3 次口服。

〔功效〕健脾补肾。主治小儿佝偻病。

● 验 证

用此方共治疗小儿佝偻病 30 例,其中 1 个月治愈 16 例,1~2 个月治愈 8 例,2~3 个月治愈 4 例,3 个月以上治愈 2 例。

牡蛎黄芪汤

〔方剂〕牡蛎 30 克,黄芪、菟丝子、苍术、麦芽各 10 克。

〔用法〕每日 1 剂,水煎服。

〔功效〕主治佝偻病。属肺脾气虚及脾肾亏损证,症见形体虚胖,神疲乏力,多汗,易反复感冒,或智力不健,坐立行走缓慢。

● 验 证

用此方治疗小儿佝偻病 30 例,显效 20 例,有效 10 例,有效率达 100%。使用本方时,若与钙剂及维生素 D 同用,则效果更佳。

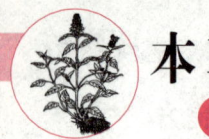

新生儿黄疸

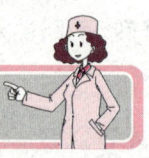

新生儿黄疸是指，由于胆红素代谢异常，引起血中胆红素水平升高，而出现以皮肤、黏膜及巩膜黄染为特征的病症，是新生儿中常见的临床问题。病理性黄疸的主要并发症为核黄疸，表现为嗜睡、拒乳、呕吐、尖叫，重则双目凝视，两手握拳，肌肉强直，呼吸不规则，抽搐。其死亡率高达50%～75%，幸存者往往有神经系统后遗症。本病中医诊断为"胎黄"或"胎疸"。多因母体胎孕之时，湿热熏蒸于胎胞，或产后感受湿热邪毒等使脾胃失健，不能输泄胎毒湿热，湿热内蕴，郁而发黄所致，以肤黄、目黄、尿黄为特征。

名方

和肝散（马荫笃方）

〔配方〕全瓜蒌60克，广郁金、片姜黄、神曲、生甘草各15克。

〔用法〕共研细粉，3岁每次2克（可随年龄大小的而增减），每日3～4次，白糖水冲服。

〔主治〕清热化郁，健脾和肝。

退黄汤（王静安）

〔配方〕茵陈、香附各15～30克，栀子6～9克，黄连3克，广郁金12～15克，白蔻6克，苏梗9克，金钱草、满天星、花斑竹各30克。

〔用法〕每日1剂，先将诸药用冷水适量浸泡5～10分钟后再用文火煎10分钟，取汁，水煎两次，二汁混合，视小儿年龄给药，每日服4次，4小时服1次。

〔主治〕清热除湿，利胆祛瘀。主治婴儿黄疸。症见全身皮肤、面目发黄，颜色鲜明或紫暗，小便深黄而短，腹部膨胀，大便秘结或溏，舌苔黄腻，质红、指纹红紫等。

利疸汤《幼科条辩》

〔配方〕茵陈6克，蒲公英、茯苓各4.5克，郁金、天花粉、泽泻各3克，栀子2克，木通1.5克，生甘草1克。

〔用法〕水煎，去渣取汁，频频温服，每日1剂。

〔主治〕清热利湿，退黄利疸。主治新生儿黄疸湿热胎黄症。

阳黄清角汤（郑惠伯）

[配方]绵茵陈10克，白英、生栀子各6克，川金钱草15克，黄柏、川郁金各3克。

[用法]水煎2次混合一起，分2次温服，每日1剂。

[主治]清热利湿，化淤退黄。主治新生儿阳黄。症见目黄、身黄或大便秘结、小便短赤，或有发热，舌红苔黄腻、指纹紫滞。

茵陈大黄饮

[方剂]茵陈、栀子、大黄、茯苓、苍术各3～5克，甘草1～3克。

[用法]此方剂量根据日龄适当加减。上药加水100毫升，文火煎至40～50毫升。若小儿较小，应煎至20～30毫升。每日1剂，分3次服用。若小儿不能吸吮，可用滴管。

[功效]主治新生儿黄疸。

茵陈甘草汤

[方剂]茵陈、丹参各15克，车前子6克，甘草3克。

[用法]每日1剂，水煎服，取汁80～100毫升，分3～5次口服。

[功效]清热祛湿利胆，活血化瘀退黄。主治新生儿迁延性黄疸。

●验 证

高某，女，26天。生后3天出现皮肤及白睛发黄，10天后加重，伴嗜睡、呕吐、吃奶少。体重不增，尿深黄而染尿布，大便干、色浅黄。查体：发育营养一般，精神差，全身皮肤及巩膜重度黄染。临床诊断为胆汁淤积综合征。服用此方治疗，服药15天黄疸消失，诸症状逐渐好转，肝肿大消失，复查血清胆红素恢复正常。随访，小儿发育良好。

●验 证

于某，女，20天。1周来呕吐、拒乳，反应差，小便黄，大便干，发病3日后出现双目黄染。继之全身不同程度黄染。实验室检查：谷丙转氨酶360U，其余几项均在正常范围。此属肝胆湿热郁阻，脾胃纳运失常，导致邪气蕴久化热，湿热熏蒸，胆汁外溢形成黄疸。治以清热化湿为主。方用：茵陈、栀子、大黄、茯苓、苍术各3克，甘草1克。连服3剂。吸吮次数增多，黄疸渐

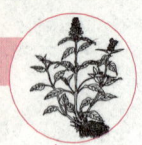

退，大小便如常。后复查肝功能，各项指标正常。

金钱草白英饮

〔方剂〕绵茵陈10克，白英、生栀子各6克，黄柏、川郁金各3克，川金钱草15克。

〔用法〕每日1剂，水煎2次混合一起，分2~3次温服。

〔功效〕清热利湿，化淤退黄。主治小儿黄疸。

● 验 证

龙××，男，3个月，患儿在2个月前出现身目俱黄，逐渐加深。用上方治疗，服药12剂后，黄疸全部消退，二便均已见正常，胃纳转佳，精神振作，舌净而告愈。1年后随访未见复发。

茵陈饮

〔方剂〕茵陈、丹参各15克，车前子6克，甘草3克。

〔用法〕每日1剂，水煎，分3~5次服。

〔加减〕便秘者加大黄1.5克；体虚者加人参或党参、大枣；呕吐者加鲜生姜；不食者加鸡内金等。

〔功效〕清热祛湿，活血化淤，利胆退黄。主治新生儿迁延性黄疸。

● 验 证

临床验证，效果很好。

二黄饮

〔方剂〕黄栀子、黄柏各9克，茵陈15克，苍术12克。

〔用法〕每日早、晚各1次，加水适量煎汤，沐浴小儿。

〔功效〕清热利湿。主治新生儿病理性黄疸。

● 验 证

此方为治疗新生儿病理性黄疸之经验方。

小儿厌食症

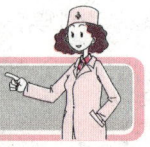

厌食症是指小儿较长时期见食不贪，食欲不振，厌恶进食的病症。各个年龄都可发生，以1到6岁为多。厌食主要有两种病理因素：一种是局部或全身疾病影响消化系统的功能，使肠胃平滑肌的张力低下，消化液的分泌减少，酶的活性减低；另一种是中枢神经系统受到人体内外环境各种刺激的影响，使消化功能的调节失去平衡。本病相当于中医古籍中的"不思食"、"不嗜食"、"恶食"、"纳呆"等。发病原因主要有小儿先天不足，或大病后导致脾胃虚弱；过食生冷，伤及脾胃；乳食不节，喂养不当，损伤脾胃；或精神紧张，情绪波动，致肝气郁结，横逆犯胃等。总之，小儿厌食症的基本病机为脾胃功能失调。脾胃为后天之本，气血生化之源，脾胃失运则气血亏损，面色萎黄，体弱消瘦。病久可影响患儿的生长发育。

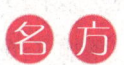

异功散《小儿药证直诀》

〔配方〕人参、白术、茯苓各9克，甘草、陈皮各6克，生姜5片，大枣2个。

〔用法〕水煎，去渣取汁，分2次温服，每日1剂。

〔功效〕健脾益气，佐以助运。主治厌食症脾胃气虚症。

健脾汤　程爵棠《临床验方集》

〔配方〕白术、生麦芽、生谷芽、焦山楂各10克，神曲9克，枳实、陈皮各6克。

〔用法〕水煎服。每日1剂，日服2次。

〔加减〕偏于湿重者，加苍术10克；偏于胃阴不足者，加生地、石斛各9克；病程长，偏于气虚者，加党参、黄芪各10克。

〔主治〕消食健脾，行气运脾。

运脾消食汤《治验百病良方》

〔配方〕炒白术、云茯苓、佛手片各10克，广陈皮6克，春砂仁3克，焦三仙20克。

〔用法〕水煎服。每日1剂，日服4次（温服）。

〔加减〕便秘者，加栝蒌；腹痛时作者，加干姜；舌苔黄者，加黄连；舌苔中腻者，加鸡内金；舌苔花剥或舌中光红无苔者，加石斛、山药；面黄无华者，加太子参。

〔主治〕运脾消食，舒肝和胃。

八味厌食散《治验百病良方》

〔配方〕黄芪、白术、茯苓、黄精各30克，陈皮、青黛各20克，炙鸡

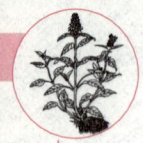

内金、炙甘草各10克。

〔用法〕上药共研细末,制成冲剂,每袋3克。1.5~3岁者每次1袋,每日3次;4~5岁每次2袋,每日2次;5~10岁者每次2袋,每日3次。连服3个月。

〔主治〕健脾益气。

温中运脾汤(蒋仰三)

〔配方〕制附子、甘草各3克,肉桂1克,干姜2克,炒白术、茯苓、炒枳实各6克,焦山楂、神曲各10克,炒苍术、鸡内金、青陈皮各5克。

〔用法〕水煎服,每日1剂,日2次服,其中鸡内金应研末冲服方不破坏其功效。

〔主治〕温中运脾,和胃消食。主治寒湿困中、脾失健运之厌食症。

〔加减〕兼泄泻者加砂仁3克,苡仁米30克;兼呕吐者加姜半夏、苏叶梗、旋复花(包)各6克,蔻仁3克;兼积滞者加槟榔5克,莱服子6克,谷麦芽10克。

山药薏仁散

〔方剂〕怀山药、薏苡仁各250克,鸡内金、芡实、扁豆蔻150克,稻米6000克。

〔用法〕将上药分次下锅,用文火炒成淡黄色,混合后左为极细末,装入瓶内备用。同时,取药末1汤匙,用滚开水冲服,每日早、晚各1次。10天为1个疗程。

〔功效〕养胃清热。主治小儿厌食症。

● 验 证

用本方治疗小儿厌食症患者193例,其中,治愈者185例;显效者8例。治愈185例中,1个疗程治愈者67例;2个疗程治愈者53例;3个疗程治愈者50例;4个疗程治愈者15例。

黄芪白术汤

〔方剂〕黄芪、白术、茯苓、黄精各3克,陈皮、青黛各2克,炙鸡内金、炙甘草各1克。

〔用法〕每日1剂,水煎,分2~3次服。

〔功效〕健脾益气,和胃消食。主治脾虚厌食。症见病程较长,多伴有面黄、发枯、肌肉不实或消瘦,大便不调,舌偏淡,苔薄白,指纹淡或脉沉弱,身高体重低于正常儿童或伴有多汗,易感冒等。

● 验 证

用此方治疗小儿厌食 101 例，痊愈率为 82.8%，有效率为 96.6%。

锅巴莲子治小儿厌食

〔方剂〕饭锅巴、面锅巴各 150 克，怀山药 15 克，莲子、薏苡仁、白术各 10 克，山楂、麦芽、神曲各 9 克，砂仁 6 克，甘草 3 克。

〔用法〕水煎服，每天 1 剂，5 天为 1 疗程。

〔功效〕健脾醒胃，消食导滞。主治小儿厌食。

● 验 证

李××，男，5 岁。患儿因春节期间过食瓜果肥腻之品，逐渐出现厌食、身体消瘦，经中西医多方治疗，未见好转。用上方，进 5 剂，患儿饮食倍增，精神好转。效不更方，再进 5 剂，饮食如常，面色红润。

银柴胡龙牡汤

〔方剂〕银柴胡、地骨皮、白薇各 5 克，石斛、扁豆、麦芽、生山楂、鸡内金、麦冬、煅龙牡蛎各 10 克，浮小麦 15 克。

〔用法〕每日 1 剂，水煎 2 次，分 3 次温服。

〔加减〕大便秘结者加玉竹 10 克；盗汗者加麻黄根 7 克；睡眠不安者加蝉蜕 5 克。

〔功效〕养阴清热，益胃健脾。主治小儿厌食症。

● 验 证

许启蒙曾用此方治疗脾胃阴虚型小儿厌食症。

党参山药方

〔方剂〕党参、山药各 6 克，菖蒲、郁金各 4 克，杏仁、木香、枳壳、槟榔、鸡内金各 3 克，莪术、牵牛子、大黄炭各 2 克，花椒、肉桂各 1 克。

〔用法〕每日 1 剂，水煎 2 次，分 3 次服。1 个月为 1 疗程。

〔加减〕舌边尖红者，去木香，加炒银花 5 克；舌苔厚腻者，去木香，加藿香 3 克；尿黄或浑浊者，加滑石（包煎）4 克；烦躁多动者，加蝉蜕、白芍各 4 克；汗多者，加浮小麦 10 克。

〔功效〕温中健脾，行气止痛。主治厌食症。

● 验 证

用此方治疗 250 例，痊愈 198 例，好转 46 例，无效 6 例，有效率为 97.6%。

上呼吸道感染

小儿急性上呼吸道感染系由各种病原引起的上呼吸道炎症,简称上感,俗称"感冒",是小儿最常见的疾病。该病主要侵犯鼻、鼻咽和咽部,如上呼吸道某一局部炎症特别突出,即按该炎症处命名,如急性鼻炎、急性咽炎、急性扁桃体炎等。本病中医认为多因外感风邪,客于肺卫,肺失宣肃,营卫失和所致。中医学将感冒分为普通感冒和流行感冒2种,前者病邪轻浅,不造成流行;后者为感受时邪疫毒,病邪深重,具有传染流行特点。

名方

桑菊饮《温病条辨》

〔配方〕菊花、薄荷、甘草各3克,桑叶、桔梗、芦根、杏仁各6克,连翘5克。

〔用法〕水煎服,每日1剂,日服2次。

〔主治〕宣肺化痰,疏散风热。主治急性上呼吸道感染、风热感冒、夹痰证。症见身热不痰、咳嗽、口微渴、苔薄黄或腻、脉浮数。

荆防败毒散《摄生众妙方》

〔配方〕羌活、柴胡、前胡、独活、枳壳、茯苓、荆芥、防风、桔梗、川芎、甘草各1.5克。

〔用法〕上药共研细末,1～3岁每次服1～2克,4～6岁每次服3～4克,每日2次。

〔主治〕辛温解表。主治急性上呼吸道感染风寒感冒症。症见发热、恶寒、无汗、头痛、鼻流清涕、喷嚏、咳嗽、咽部不红肿、舌淡红、苔薄白、脉浮紧、指纹浮红。

藿香正气散《和剂局方》

〔配方〕苏叶、藿香、川连、黄芩各10克,连翘15克,薄荷、甘草各5克,白芷40克。

〔用法〕水煎服,1日1剂,水煎约150毫升。1岁以内1次服20毫升,2岁以内30毫升,3岁以内40毫升,隔2小时服1次,日服4次。3岁以上150毫升,日分3次服之。

〔加减〕咳嗽可加前胡10克,杏仁5克;恶心呕吐加半夏10克,陈皮5

克；腹泻加滑石 12 克，炒薏仁 10 克。

〔主治〕解表化湿，清热和中。主治小儿外感表征，风邪夹湿、阻中化热者。

青叶汤

〔方剂〕青叶 30 克，龙葵、鱼腥草、射干各 15 克，白糖或蜂蜜适量。

〔用法〕每剂加水 600 毫升，煎至 200 毫升，可加白糖或蜂蜜调味，每日 2 剂，分 2 次服用。

〔功效〕清热解毒，利咽消肿。主治感冒、流行性感冒。

● 验 证

用此方治疗流感患者 94 例，治愈 87 例，无效 7 例，总有效率为 92.5%。

金银汤

〔方剂〕金银花、玄参各 15 克，白前、杏仁各 12 克，荆芥、薄荷、甘草各 6 克。

〔用法〕水煎服，每日 1 剂，频服。

〔功效〕疏散风热，宣肺止咳。主治小儿急性上呼吸道感染。

● 验 证

张某，男，2 岁半。患急性上呼吸道感染伴发热，服上药 24 小时内，退热。

大黄方

〔方剂〕生大黄（后下）、甘草、薄荷、淡竹叶各 3 克，板蓝根、玄参、桔梗、荆芥、豆豉、牛蒡子各 6 克，银花、连翘各 9 克。

〔用法〕水煎服，每日 1 剂。

〔功效〕辛凉解表，通腑泄浊，清泻肺热。主治感冒。

● 验 证

本方治疗风热感冒 40 例。有效率为 100%。

大青叶荆芥饮

〔方剂〕大青叶 10 克，荆芥 6 克，薄荷、蝉蜕、白僵蚕、甘草各 4 克。

〔用法〕水煎，去渣取汁，分 2 次温服，每日 1 剂。

〔功效〕清热解毒。主治急性上呼吸道感染伴发热。

● 验 证

多年临床运用，治验甚多。

桂芪汤

〔方剂〕桂枝 2 克，白芍 12 克，

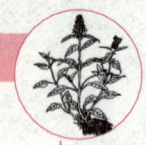

本草纲目
——名方验方速查全书

黄芪15克，甘草3克，生姜2片，红枣10枚。

〔用法〕水煎服，每日1剂，日服2次。

〔功效〕调和营卫，益气固表。主治上呼吸道反复感染。

● 验 证

临床屡用，疗效显著。

流行性腮腺炎

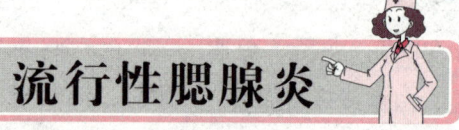

流行性腮腺炎是由腮腺炎病毒引起的急性、全身性感染，以腮腺肿痛为主要特征，有时亦可累及其他唾液腺。常见的并发症为病毒脑炎、睾丸炎、胰腺炎及卵巢炎。腮腺炎病毒属副黏液病毒科。患者是传染源，通过直接接触、飞沫、唾液的吸入为主要传播途径。接触病人后2~3周发病。流行性腮腺炎前期症状较轻，主要表现为一侧或两侧以耳垂为中心，向前、后、下肿大，肿大的腮腺常呈半球形边缘不清，表面发热，有触痛。中医认为，本病由风湿外邪而起，病邪从口鼻而入，壅阻少阳经脉，郁而不散，结于腮部，致气血流行受阻，引起腮腺肿硬作痛。

名方

六味消毒饮（郑则敏）

〔配方〕板蓝根、忍冬藤各15克，夏枯草、白僵蚕、赤芍、连翘各10克。

〔用法〕水煎服，每日1剂，日服2次。

〔加减〕发热，加牛蒡子、大青叶；口渴，加天花粉、鲜芦根；伴扁桃腺炎，加白桔梗、轻马勃、粉甘草；胃脘不舒或纳减，加川朴花、生麦芽；大便干结，加全栝楼、大黄。合并睾丸炎用龙胆泻肝汤加板蓝根、橘核。外治可用金黄散。

〔主治〕清热解毒，软坚消肿。主治流行性腮腺炎。

芥防二连汤《医门新录》

〔配方〕芥穗、地丁、牛蒡子、防风、川连、连翘各8克，昆布、海藻、赤芍、元参、土茯苓各10克，官桂6克，忍冬藤15克。

〔用法〕水煎服，每日1剂，日服4次。

〔主治〕疏风清热，解毒软坚，消肿止痛。

柴葛解毒汤《幼科条辨》

〔配方〕柴胡、葛根、花粉、黄芩各6克，生石膏、板蓝根各10克，牛蒡子(炒)、连翘、桔梗各3克，升麻2克。

〔用法〕水煎，去渣取汁，分2次温服，每日1剂。

〔主治〕和解少阳，清热解毒。主治流行性腮腺炎温毒在表症。症见腮部肿胀酸痛、往来寒热、口干而呕、心烦不欲食，舌红，苔白，脉浮弦。

黄氏解毒汤（黄英儒）

〔配方〕连翘、银花、防风、黄芩、甘草、荆芥、淡竹叶、夏枯草、大青叶各10克，此为4～8岁小儿1日量，8岁以上，每味加3克。

〔用法〕水煎2次，分3次内服。

〔主治〕清热解毒，消风退肿。主治流行性腮腺炎。

吴茱萸方

〔方剂〕吴茱萸15克，大黄6克，胆南星3克，虎杖9克。

〔用法〕上药共研细末，贮瓶备用。用时视年龄大小，1岁以下，每次用药3克；1～5岁，每次用药6克；6～10岁，每次用药9克；11～15岁，每次用药12克；16岁以上者，每次用药15克。使用时先以酒精棉球擦两足涌泉穴处，然后将药膏平摊于纱布上，敷贴涌泉穴上，再用绷带包扎固定。24小时换药1次，病情严重者可连敷。敷药期间，如敷药干燥者，可用

醋液润之。

〔功效〕解毒散结。用治痄腮，症见面颊红肿疼痛或伴发热。

● 验 证

用此方治疗患者50例，治愈42例，好转7例，无效1例。

合欢冰片贴

〔方剂〕鲜合欢皮50克，冰片1克，芒硝3克，鸡蛋1个。

〔用法〕将鲜合欢皮、冰片、芒硝用锤捣碎，鸡蛋去黄取清，用蛋清将上药拌成糊状备用。根据病变部位、大小，取药适量均匀涂于纱布上，贴

敷患处,用胶布固定(以不脱落为好)。每日换药1次。

〔功效〕疏风清热,解毒消肿,散结止痛。主治流行性腮腺炎。临床可见到单侧或两侧腮部漫肿疼痛、咀嚼不便、发热恶寒等症状。

● 验 证

田某,男,9岁。于2天前有轻度发热、头痛、呕吐症状,经用抗生素及退热等药治疗,效果不佳。查体:体温38.6℃,两腮肿大,外表皮肤不红,触及两侧腮腺明显增大,有弹性感及压痛,边缘不清楚。咽红肿,舌红,苔黄,脉滑数。诊断为腮腺炎。予以上药外敷,每日换药1次。3日后复诊,热退肿消大半,继敷3日,肿胀完全消退,诸症皆消而痊愈。

金银花汤

〔方剂〕金银花30克,板蓝根20克,冰糖适量。

〔用法〕将金银花、板蓝根分别洗净,一同放入锅中,加水煎煮2次,每次加清水300毫升,煎30分钟,2次混合,去渣留汁,加入冰糖调匀即成。分2次服用。

〔功效〕适用于外感风热,口干心烦,流行性腮腺炎。

● 验 证

用此方治疗患者200例,痊愈126例,显效65例,无效9例,总有效率为95.5%。

连翘牛蒡子汤

〔方剂〕金银花、连翘、牛蒡子、夏枯草、赤芍、地丁、元参各10克,薄荷(后下)、橘叶各6克,瓜蒌15克。

〔用法〕水煎服。

〔功效〕适用于流行性腮腺炎,证属热毒壅盛。

● 验 证

用此方治疗小儿流行性腮腺炎38例,均获痊愈。

下 篇

古代名医名典方

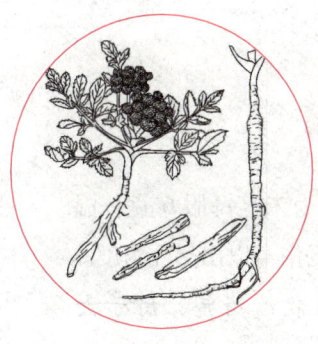
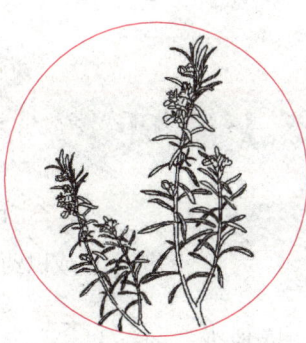
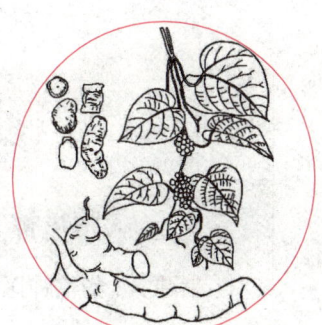
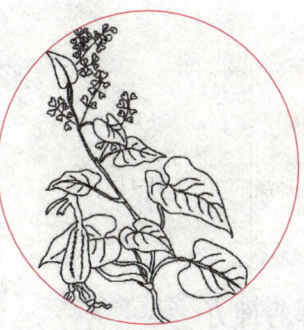
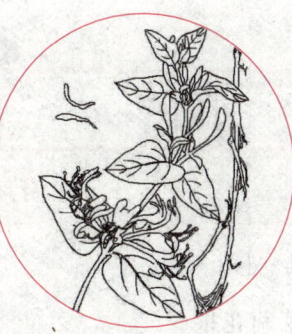
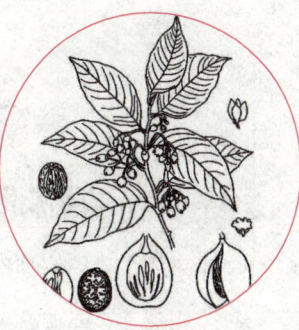

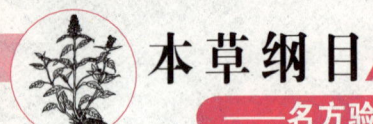

一、汉代名方

第一节 华佗方

华佗是东汉末年著名的医学家。少时曾在外游学，行医足迹遍及安徽、河南、山东、江苏等地，钻研医术而不求仕途。他医术全面，尤其擅长外科，精于手术。华佗与董奉、张仲景并称为"建安三神医"。后人多用"神医华佗"称呼他，又以"华佗再世"、"元化重生"称誉有杰出医术的医师。

大麻风

大疠风神方

〔来源〕《华佗神医秘传》

〔组成〕凌霄花15克，焙地龙、炒僵蚕、炒全蝎各7只。

〔用法〕上药为末。每服6克，温酒下，或以药煎汤浴身以出臭汗为度。

〔主治〕活血散结消疮，用于大疠风。

麻醉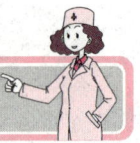

麻沸散

〔来源〕《华佗神医秘传》。

〔组成〕羊踯躅9克，茉莉花根3克，当归30克，菖蒲0.9克。

〔用法〕水煎，温服。

〔主治〕麻醉止痛。用于外科手术麻醉等。

解麻药神方

〔来源〕《华佗神医秘传》。

〔组成〕人参15克，生甘草9克，

半夏、白薇各3克，陈皮、菖蒲、茯苓各1.5克。

〔用法〕上药以水煎成1碗，温服。

〔主治〕益气祛邪醒神。使用华佗麻醉剂后，换皮后3日，诸症平复，急宜用该剂解之使醒。

癫痫

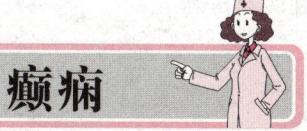

牛马癫神方

〔来源〕《华佗神医秘传》

〔组成〕白术150克，人参90克，甘草、生南星、半夏各30克，陈皮、附子各3克。

〔用法〕一起研为粉末，炼蜜为丸。本药须于患者未发病时服用。

〔主治〕健胃祛痰之剂，患羊癫风的患者，也可用此方治疗。

花癫神方

〔来源〕《华佗神医秘传》

〔组成〕柴胡、白芥子各15克，芍药30克，当归15克，麦门冬、炒栀子、茯神各9克，甘草、菖蒲各3克。

〔用法〕水煎服，服药物即躺下休息，醒后则病情好转。

〔主治〕肝阴虚，内火燔盛。

筋骨痛

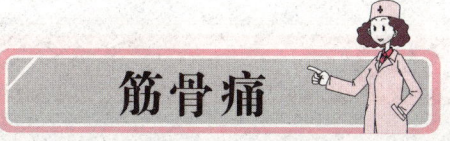

历节风神方

〔来源〕《华佗神医秘传》

〔组成〕独活、羌活、松节各等量。

〔用法〕用酒煎服，空腹服用。

〔主治〕四肢关节疼痛，疼痛难以忍受，关节屈伸不利，大多因饮酒后汗出受风所致。可用于因气血亏虚，感受风邪致病的。

骨软风神方

〔来源〕《华佗神医秘传》

〔组成〕何首乌、牛膝各500克，用酒1000克。

〔用法〕将上药浸泡7日后取出曝晒干，捣为碎末，用枣肉和丸，制成如梧桐子大药丸，每次服30～50丸，饭前用酒冲服。

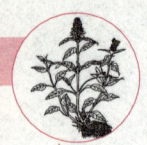

〔主治〕用于患者腰膝疼痛,不能走路,而且全身痒。

鬼箭风神方

〔来源〕《华佗神医秘传》

〔组成〕鲮鲤甲3克,泽兰叶9克。

〔用法〕炒至黄色,用酒煎服。

〔主治〕治疗头顶肩背、手足腰肢等处,筋骨疼痛。

白癜风

白癜风神方

〔来源〕《华佗神医秘传》

〔组成〕苦参1500克,炙露蜂房、松脂、炮附子、防风各90克,栀子仁150克,炙乌蛇180克。

〔用法〕用将上述药物一起捣为末,每次用陈酒冲服约3克的药物,外用药为附子、天雄、乌头各90克,防风60克,用猪油煎为膏状涂抹于患处。

〔主治〕用于白癜风。

第二节 张仲景方

张仲景是东汉南阳人,东汉末年著名医学家,被后人尊称为医圣。张仲景广泛收集医方,写出了传世巨著《伤寒杂病论》。《伤寒杂病论》创造了很多剂型,其所确立的六经辨证的治疗原则,受到历代医学家的推崇。这是中国第一部从理论到实践、确立辨证论治法则的医学专著,是中国医学史上影响最大的著作之一,是后学者研习中医必备的经典著作,广泛受到医学生和临床大夫的重视。

疟病

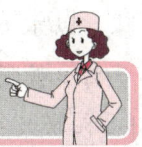

鳖甲煎丸

〔来源〕《金匮要略·疟病脉证并治第四》

〔组成〕鳖甲、赤硝各90克,射干(炮)、黄芩、鼠妇(熬,即地虱)、干姜、大黄、桂枝、石韦(去毛)、厚朴、瞿麦、紫葳、阿胶各22.5克,柴胡、蜣螂(熬)各45克,芍药、牡丹(去心)、䗪(熬)各37克,蜂窝(炙)30克,桃仁15克,人参、半夏、葶苈各7.5克。

〔用法〕取灶下灰1.5千克、黄酒5千克,浸灰内滤过取汁,煎鳖甲成胶状,其余为末,煎为丸,如梧子大,空心服7丸,日三服。

〔主治〕行气活血,祛湿化痰,软坚消癥。疟疾日久不愈,胁下痞硬成块,结成疟母。以及积结于胁下,推之不移腹中疼痛,肌肉消瘦,饮食减少,时有寒热,女子月经闭止等。

营卫失调

桂枝加厚朴杏子汤

〔来源〕《伤寒论·辨太阳病脉证并治》。

〔组成〕桂枝(去皮)、生姜(切)、芍药各9克,大枣12枚,甘草(炙)、厚朴(炙,去皮)各6克,杏仁(去皮尖)50枚。

〔用法〕上7味药,以水1400毫升,小火煮取600毫升,去滓,温服200毫升。以厚被覆身,至全身微微发汗,以助药力发散。

〔主治〕具有调和营卫,宣肺平喘功效。主治营卫不和,肺气不利所致之发热,自汗出,恶风寒,气喘,苔薄白,咳嗽,咯白色痰,脉浮缓等。

桂枝甘草汤

〔来源〕《伤寒论·辨太阳病脉证并治》。

〔组成〕桂枝12克(去皮),甘草6克(炙)。

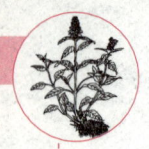

〔用法〕上药2味，以水600毫升，煮取200毫升，去滓，顿服。

〔主治〕具有温补心阳功效。心阳不足，心无所主。症见心下悸动，或空虚或有空悬感欲得按，短气，或略有心痛，脉微缓或结，苔白。

桂枝甘草龙骨牡蛎汤

〔来源〕《伤寒论·辨太阳病脉证并治》。

〔组成〕桂枝（去皮）3克，甘草（炙）、牡蛎（熬）、龙骨各6克。

〔用法〕上4味药，以水1000毫升，煮取500毫升，去滓，温服160毫升，日3服。

〔主治〕具有温补心阳，潜镇安神功效。用于心阳虚所致烦躁。

炙甘草汤

〔来源〕《伤寒论·辨太阳病脉证并治》

〔组成〕甘草（炙）12克，人参、阿胶各6克，干地黄30克，桂枝（去皮）、生姜（切）各9克，麦门冬（去心）、麻仁各15克，大枣30枚（擘）。

〔用法〕上9味药，以清酒1400毫升，水1600毫升，先煮8味，取600毫升，去滓，内胶烊消尽，温服200毫升，每日3服。

〔主治〕益气滋阴，补血复脉。用于气虚血少，脉结代，心悸动，虚羸少气，舌光少苔，或质干而萎者。也可用于虚热咳嗽，痰中有血丝，短气羸瘦，虚里筑动，虚烦不得眠，自汗或盗汗，咽干舌燥，大便难，脉虚数者。

茯苓桂枝甘草大枣汤

〔来源〕《伤寒论·辨太阳病脉证并治》。

〔组成〕茯苓24克，桂枝9克，炙甘草6克，大枣12枚。

〔用法〕上药4味，以甘澜水2000毫升，先共煎茯苓减至800毫升，纳诸药，煮取300毫升，去滓，温服100毫升，一日3次，纳诸药，煮取600毫升，去滓，温服200毫升，每日3服。

〔主治〕心阳受损，水停脐下所致脐下悸动，欲作奔豚，小便不利，心悸等。

桂枝加附子汤

〔来源〕《伤寒论·辨太阳病脉证并治》。

〔组成〕桂枝（去皮）、芍药、生姜、附子各9克，甘草6克，大枣12枚。

〔用法〕上6味药，以水1400毫升，煮取600毫升，去渣。温服200毫升。

〔主治〕表邪未尽,阳虚液脱。症见恶风,汗漏不止,四肢微急,难于屈伸,小便难,发热,或脉浮大而虚。

甘草干姜汤

〔来源〕《伤寒论·辨太阳病脉证并治》。

〔组成〕炙甘草12克,干姜6克。

〔用法〕上2味药,以水600毫升,煮取300毫升,去滓,温服。

〔主治〕恶寒,自汗出,四肢不温,烦躁吐逆,咽干,脚挛急,小便数,脉浮虚(先复其阳,继复其阴)。

甘草附子汤

〔来源〕《伤寒论·辨太阳病脉证并治》。

〔组成〕炙甘草、附子、白术各6克,桂枝12克。

〔用法〕上4味药,以水1200毫升,煮取600毫升,去滓,温服200毫升,日3服。初服得微汗则解。能食汗止复烦者,将服100毫升,恐200毫升多者,宜服120～140毫升为始。

〔主治〕风湿流注关节。症见骨节疼痛而烦,屈伸不利,痛处拒按,汗出恶风,短气,小便不利,苔白,脉沉细。

茯苓甘草汤

〔来源〕《伤寒论·辨太阳病脉症并治》。

〔组成〕茯苓、桂枝(去皮)、生姜(切)各6克,甘草3克(炙)。

〔用法〕上4味药,以水800毫升,煮取400毫升,去滓,分温3服。

〔主治〕胃阳不足,不能输化水液所致心下悸,不渴,四肢欠温,或汗出,苔白滑,脉弦等症。

桂枝附子汤

〔来源〕《伤寒论·辨太阳病脉证并治》。

〔组成〕桂枝12克,附子、生姜各9克,大枣12枚,炙甘草6克。

〔用法〕上5味药,以水1200毫升,煮取400毫升,去滓,分温3服。

〔主治〕风湿搏于肌表。症见身体疼烦,不能自转侧,不呕不渴,大便溏而小便不利,或大便溏而小便自利,脉浮虚而涩等。

麻黄汤

〔来源〕《伤寒论·辨太阳病脉证并治》《伤寒论·辨阳明病脉证并治》。

〔组成〕麻黄(去节)、杏仁(70个去皮尖)各9克,桂枝6克(去皮),甘草3克(炙)。

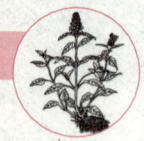

〔用法〕上4味药，以水1800毫升，先煮麻黄减400毫升，去上沫，纳诸药，煮取500毫升，去滓，温服160毫升。温覆取微汗。

〔主治〕外感风寒表实证。症见恶寒发热，头痛身疼，无汗而喘，舌苔薄白，脉浮紧。

实热

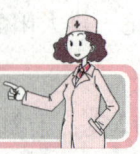

栀子甘草豉汤

〔来源〕《伤寒论·辨阳明病脉证并治》。

〔组成〕栀子（擘）、香豉（绵裹）各9克，甘草6克（炙）。

〔用法〕上3味药，以水800毫升，先煮栀子、甘草，取500毫升，纳豉，煮取300毫升，去滓。分2服，温进1服。得吐者，止后服。

〔主治〕虚烦不得眠，心中懊侬，呕吐，舌苔黄腻，少气等。

栀子生姜豉汤

〔来源〕《伤寒论·辨阳明病脉证并治》。

〔组成〕栀子（擘）、香豉（绵裹）各9克，生姜（切）15克。

〔用法〕上3味药，以水800毫升，先煮栀子、生姜取500毫升，纳豉，煮取300毫升，去滓，分2服，温进2服。得吐者，止后服。

〔主治〕虚烦不得眠，呕吐，舌苔黄腻等。

栀子厚朴汤

〔来源〕《伤寒论·辨阳明病脉证并治》。

〔组成〕栀子（擘）、枳实（水浸，炙令黄）各9克，厚朴12克。

〔用法〕上3味药，以水700毫升，煮取300毫升，去滓，分2服，温进1服。得吐者，止后服。

〔主治〕热邪壅滞胸腹。症见心烦，腹满，卧起不安等。

白虎汤

〔来源〕《伤寒论·辨阳明病脉证并治》。

〔组成〕知母18克，石膏30克（碎），甘草6克（炙），粳米10克。

〔用法〕上4味药，以水2000毫

升，煮米熟，汤成，去滓。温服200毫升，每日3服。

〔主治〕里热炽盛，充斥内外。症见壮热，大汗出，大烦渴，口干舌燥欲饮水，脉浮滑或洪大。

竹叶石膏汤

〔来源〕《伤寒论·辨阴阳易差后劳复病脉证并治》。

〔组成〕竹叶2把，石膏30克，半夏9克（洗），麦门冬18克（去心），人参、甘草（炙）各6克，粳米15克。

〔用法〕上7味药，以水2000毫升，煮取1200毫升去滓，纳粳米，煮米熟汤成，去米，温服200毫升，每日3服。

〔主治〕热病后，余热未清，气津两伤。症见呕逆烦渴，口干唇燥，喉干呛咳，心腹烦闷，或虚烦不得眠，舌红少苔，脉虚而数。还可治暑热证，气津受伤者。症见身热多汗，虚羸少气，烦渴喜饮，舌红干，脉虚数。

白虎加人参汤

〔来源〕《伤寒论·辨太阳病脉证并治》。

〔组成〕知母18克，石膏30克（碎绵裹），甘草6克（炙），粳米10克，人参9克。

〔用法〕上5味药，以水2000毫升，煮米熟汤成，去滓温服200毫升，日3服。

〔主治〕外感表证已解，热盛于里，气津两伤以及中暑身热而渴、汗多、脉大无力。

调胃承气汤

〔来源〕《伤寒论·辨阳明病脉证并治》。

〔组成〕甘草6克（炙），芒硝15克，大黄12克（清酒洗）。

〔用法〕上3味药，切后，以水600毫升，煮二物至200毫升，去滓，纳芒硝，更上微火一二沸，温顿服之，以调胃气。

〔主治〕阳明病恶热，口渴便秘，腹满拒按，舌苔正黄、脉滑数者；对胃肠积热引起的发斑，口齿喉痛及疮痈等症，亦可治疗。

麻子仁丸

〔来源〕《伤寒论·辨阳明病脉证并治》。

〔组成〕麻子仁90克，芍药、枳实（炙）各15克，大黄（去皮）、厚朴（炙，去皮）、杏仁（去皮尖，熬，别作脂）各30克。

〔用法〕上6味药，蜜和丸如梧桐

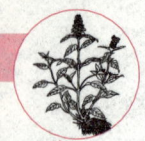

子大。饮服 10 丸，日 3 服，渐加，以知为度。

〔主治〕胃热肠燥，津液不足。症见大便秘结，小便多，或腹微满不痛，或便秘 10 余日，无所苦，脉细涩等。

血虚

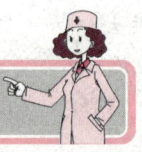

黄芪桂枝五物汤

〔来源〕《金匮要略·血痹虚劳病脉证并治第六》。

〔组成〕黄芪、芍药、桂枝各 9 克，生姜 6 克，大枣 12 枚（一方有人参）。

〔用法〕原方 5 味药，以水 1200 毫升，煮取 400 毫升，温服 140 毫升，日 3 服。

〔主治〕血痹，肌肤麻木不仁，脉微涩小紧者。

肾气丸

〔来源〕《金匮要略·血痹虚劳病脉证并治第六》。

〔组成〕干地黄 240 克，山药、山茱萸各 120 克，泽泻、丹皮、茯苓各 90 克，桂枝、附子（炮）各 30 克。

〔用法〕上 8 味药，研末，炼蜜和丸，如梧桐子大。下酒 15 毫升，日再服。

〔主治〕虚劳腰痛，少腹拘急，小便不利。

小建中汤

〔来源〕《伤寒论》。

〔组成〕桂枝（去皮）、甘草（炙）、生姜各 9 克，大枣 12 枚，芍药 18 克，胶饴 200 毫升。

〔用法〕上 6 味药，以水 1400 毫升，煮取 600 毫升，去滓，纳胶饴，更上小火消解，温服 200 毫升，日 3 服。

〔主治〕阴阳气血俱虚所致衄血，手足烦热，咽干口燥，里急，腹中痛，梦失精，四肢酸痛，心悸等。

桂枝龙骨牡蛎汤

〔来源〕《金匮要略·血痹虚劳病脉证并治第六》。

〔组成〕桂枝、芍药、生姜各 9 克，甘草、大枣各 6 枚，龙骨、牡蛎各 15～30 克。

〔用法〕上 7 味药,以水 1400 毫升,煮取 600 毫升,分温 3 服。

〔主治〕虚劳阴阳两虚,男子失精,女子梦交,自汗盗汗,遗尿。

妇人杂病

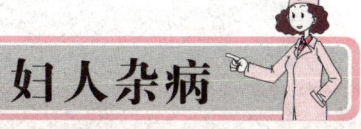

半夏厚补汤

〔来源〕《金匮要略·妇人杂病脉证并治第二十二》。

〔组成〕半夏、茯苓各 12 克,厚朴、生姜各 9 克,干苏叶 6 克。

〔用法〕上 5 味药,以水 1400 毫升,煮取 800 毫升,分 4 服,日 3 次服,夜 1 次服。

〔主治〕痰气郁结之梅核气。症见咽中如有物阻,咯吐不出,吞咽不下,以及胸胁满闷,气急作痛,或湿痰咳嗽,或呕吐,苔白润或滑腻,脉弦缓或弦滑。

温经汤

〔来源〕《金匮要略·妇人杂病脉证并治第二十二》。

〔组成〕吴茱萸、麦门冬(去心)各 9 克,当归、芎劳、芍药、人参、桂枝、阿胶、生姜、牡丹皮(去心)、甘草、半夏各 6 克。

〔用法〕上 12 味药,以水 2000 毫升,煮取 600 毫升,待温 3 服。

〔主治〕冲任虚寒,瘀血阻滞,月经不调,或经来过多,或至期不来,或崩漏下血不止,暮即发热,少腹冷痛,腹满,手掌烦热,唇口干燥。

甘草小麦大枣汤

〔来源〕《金匮要略·妇人杂病脉证并治第二十二》。

〔组成〕甘草 9 克,小麦 30 克,大枣 10 枚。

〔用法〕上 3 味药,水 1200 毫升,煮取 600 毫升,待温,分 3 次服。

〔主治〕睡眠不安,甚则言行失常,呵欠频作,舌红少苔,脉细而数。

红蓝花酒

〔来源〕《金匮要略·妇人杂病脉证并治第二十二》。

〔组成〕红花 30 克。

〔用法〕以酒 300 毫升,煎减半,顿服一半,未止再服。

〔主治〕妇人风证及腹中刺痛。

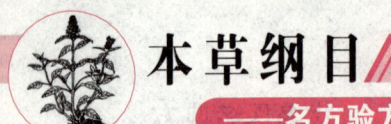

二、唐代名方

第一节 孙思邈方

孙思邈是唐代医药学家，他是我国乃至世界历史上著名的医学家和药物学家。孙思邈从35岁开始长服灵芝，101岁无疾而终，用自己的一生见证灵芝的长寿之道，被后人称为"药王"。孙思邈一生勤于著书，一生著书八十多种，其中以《千金要方》《千金翼方》影响最大。《千金要方》和《千金翼方》合称为《千金方》，它是唐代以前医药学成就的系统总结，被誉为我国最早的一部临床医学百科全书，对后世医学的发展影响很深远。

心痛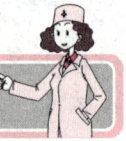

卒中恶心痛方

〔来源〕《备急千金要方》。

〔组成〕苦参90克（切），陈醋90毫升。

〔用法〕以陈醋煮苦参，取50毫升，强人顿服，老、小2服。

〔主治〕卒中恶心痛。

桂心三物汤

〔来源〕《备急千金要方》。

〔组成〕桂心、生姜各60克，胶饴250克。

〔用法〕上药切，以水240毫升，煮2味，取180毫升，去渣，入胶饴，分3服。

〔主治〕心下痞，诸逆悬痛。

疗膈散

〔来源〕《备急千金要方》。

〔组成〕瓜丁28枚，赤子豆20枚，人参、甘草各0.3克。

〔用法〕捣为散，酒服3克，日2次服。忌海藻、菘菜。

〔主治〕心上结痰实，寒冷心闷。

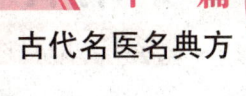

下 篇

古代名医名典方

血证

犀角地黄汤

〔来源〕《备急千金要方》。

〔组成〕犀角1.5～3克,生地黄30克,芍药12克,牡丹皮9克。

〔用法〕上4味药,以水1800毫升,煮取600毫升,分3服。

〔主治〕热入血分证。1. 热甚动血。出现吐衄、尿血、便血,斑色紫黑,舌绛起刺等。2. 蓄血发斑。漱水不欲咽,腹不满,但自言痞满,大便黑而易解者。

尿血方

〔来源〕《备急千金要方》。

〔组成〕牡蛎(熬)、车前子、桂心、黄芩各适量。

〔用法〕上药等份捣筛为散,饮服9克,日3服,不效加至18克。禁忌:生葱。

〔主治〕小便尿血。

虚劳

羊骨粥

〔来源〕《千金翼方》。

〔组成〕羊骨1000克左右,粳米60克,细盐、葱白、生姜适量。

〔用法〕羊骨洗净捶碎,加水煎汤,然后取汤代水,同米煮粥,粥将成时,加入细盐、姜、葱,稍煮即可食用。本粥以秋冬季早晚餐温热空腹食用为宜,10～15天为一疗程。

〔主治〕虚劳羸瘦,肾脏虚冷,脾胃虚弱,以及血小板减少性紫癜,再生不良性贫血。

虚劳尿精验方

〔来源〕《千金不易简便良方》。

〔组成〕韭子60克,糯米30克。

〔用法〕以水1000毫升,煮如粥,取汁360毫升,分为3服。

〔主治〕虚劳尿精。

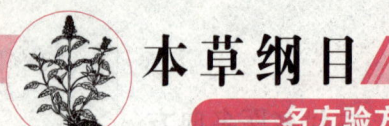

第二节 王焘方

王焘是唐代的一位著名医家,由于自幼多病,常与医药打交道,从而对医学发生了兴趣。其著作《外台秘要》颇为后人称赞。王焘他不存个人偏见,博采众家之长,在《外台秘要》中,他引用以前的医家医籍达60部之多,差不多所有的医家留下来的著作都是他论述的对象,可谓"上自神农,下及唐世,无不采摭"。

温病

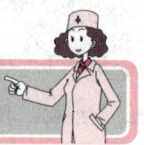

黄连马通汤

〔来源〕《外台秘要》。

〔组成〕赤小豆、黄连、吴茱萸各30克,马通汁90克。

〔用法〕上4味药,以马通汁令煮,取60毫升,尽服不瘥,复作有效。忌猪肉、冷水。

〔主治〕天行毒病,或下不止,喉咽痛。

茅根橘皮汤

〔来源〕《外台秘要》。

〔组成〕白茅根30克(切),橘皮90克,桂心、葛根各60克。

〔用法〕以水360毫升,煮取180毫升,温服20毫升,连服数剂。微有热,减桂心30克。

〔主治〕春夏天行伤寒,温病胃冷变哕。

黄连橘皮汤

〔来源〕《外台秘要》。

〔组成〕黄连12克,橘皮、杏仁、麻黄(去节)、葛根各6克,枳实(炙)、厚朴(炙)、甘草(炙)各3克。

〔用法〕以水480毫升煎,分3次服尽。

〔主治〕冬湿毒始发出肌中,心闷呕吐清汁,眼赤口疮,下部亦生疮,得下痢。

前胡汤

〔来源〕《外台秘要》。

〔组成〕前胡、橘皮、甘草（炙）各30克，麦门冬（去心）90克，竹茹、生姜60克，生地黄（切）120克。

〔用法〕以水450毫升，煮取150毫升，绞去滓，待温3次服。禁忌：海藻、菘菜、芜荑、热面、猪肉、油腻。

〔主治〕天行恶寒壮热，食则呕逆。

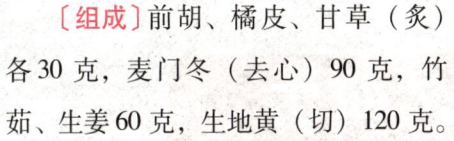

内伤发热

阿胶汤

〔来源〕《外台秘要》。

〔组成〕阿胶、甘草（炙）各9克，干姜6克，麻子30克，远志12克，附子（炮）、人参各3克。

〔用法〕以水400毫升，取150毫升，去渣，纳胶令烊，分3次。忌海藻、菘菜、猪肉、冷水。

〔主治〕久虚热，小便利而多，脉细弱。

骨汁淋方

〔来源〕《外台秘要》。

〔组成〕枯朽骨碎150克（一切骨），柳枝、棘针、桃枝（锉）各300克。

〔用法〕以清水2000毫升煮之减半，乃滤出汁，另取清水4000毫升投釜中，和骨重煮二三沸，然后滤出，取前后汤相和，待温随意取用。使患者解发令散，以此汤泼顶淋之。

〔主治〕骨蒸。

虚劳骨蒸验方

〔来源〕《外台秘要》。

〔组成〕苦参、青葙子各6克，艾叶、甘草（炙）各3克。

〔用法〕以水240毫升，煮取90毫升，分为3份，用羊胞盛之，以苇灌下部。禁忌：海藻、松果。

〔主治〕虚劳骨蒸，早起体凉，烦躁不安，小便赤黄。

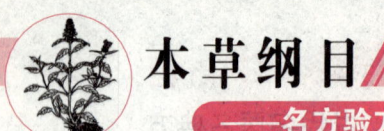

三、宋代名医名典方

第一节 骆龙吉方

骆龙吉是宋代医家。著有《内经拾遗方论》四卷，注解《内经》所记疾病六十二种，明刘浴德等又续补八十八病症，改书名为《增补内经拾遗方论》。

胁痛

栝蒌汤

〔来源〕《内经拾遗方论》。

〔组成〕栝蒌（大者1枚连皮捣烂）60克，甘草（蜜炙）6克，红蓝花1.5克。

〔用法〕上药用水1000毫升，煎800毫升。温服，不拘时。

〔主治〕左胁气痛。

推气散

〔来源〕《内经拾遗方论》。

〔组成〕枳壳（去瓤麸炒）、桂心、姜黄各15克，甘草（蜜炙）9克。

〔用法〕上药研为细末，每次服6克，姜枣煎汤调服，热酒亦可。

〔主治〕右胁气痛。

痿证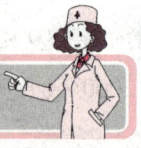

清燥汤

〔来源〕《内经拾遗方论》

〔组成〕苍术（泔浸）、白术、黄芪、白茯苓、黄连、橘皮、当归各3克，生地黄、人参各2.1克，甘草、黄柏（酒炒）、麦门冬、神曲（炒）、猪苓、泽泻各1.5克，升麻、柴胡各0.9克，五味子9粒。

〔用法〕上药作1服，水1000毫升，煎800毫升，食前温服。

〔主治〕足膝痿弱，不能行立。

第二节 王贶方

王贶，宋代医家，著有《全生指迷方》。曾拜南京（今河南商丘）名医宋道方学医，为其女婿，尽得其传。其技艺甚精，宣和间授官，人称"王朝奉"。

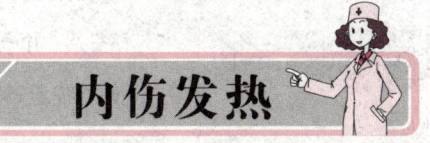

内伤发热

补髓丸

〔来源〕《全生指迷方》。

〔组成〕生干地黄90克，干漆15克。

〔用法〕上药研为末，炼蜜为丸，如梧桐子大。饮下30丸，空心临晨服。

〔主治〕骨蒸潮热。

五味子汤

〔来源〕《全生指迷方》。

〔组成〕柴胡120克，半夏30克，黄芩、五味子、赤茯苓各15克。

〔用法〕上药为散，每服15克，水100毫升，姜5片，枣2枚（擘破），同煎至50毫升，去滓温服。

〔主治〕发热不退。

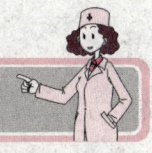

血证

地黄煎

〔来源〕《全生指迷方》。

〔组成〕生地黄汁150克，大黄末30克。

〔用法〕将地黄汁熬至一半，纳入大黄末。同熬，稍候，丸如梧桐子大。开水下5丸，未效，加至10丸。

〔主治〕血热出血。

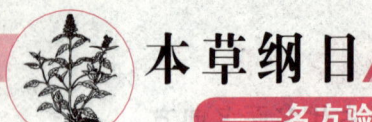

第三节 严用和方

严用和南宋人，12岁受学于名医刘开门下，17岁开始行医，他行医50余年。著有《济生方》和《济生续方》二书行世。

虚证

济生肾气丸

[来源]《严氏济生方》。

[组成]炮附子2个，茯苓、泽泻、山茱萸、炒山药、车前子（酒蒸）、牡丹皮各30克，官桂、川牛膝（酒浸）、熟地黄各15克。

[用法]上药研为细末，炼蜜为丸，梧桐子大，每服6～9克，空腹米汤送服。

[主治]肾虚腰重，脚肿，小便不利。

助阳升

[来源]《严氏济生方》。

[组成]炒牡蛎、炒川小椒各60克，硫磺30克。

[用法]上药研为细末，酒糊为丸，如桐子大。每服6～9克，食前好酒调服。

[主治]肾气虚损，四肢少力，面色萎黄，脐腹冷痛。

太仓丸

[来源]《严氏济生续方》。

[组成]陈仓米（用黄土炒米热，去土不用）180克，白豆蔻60克，丁香30克，缩砂仁60克。

[用法]上药研为细末，用生姜自然汁制丸，如梧桐子大。每服6～9克，食后，用淡姜汤送下。

[主治]脾胃虚弱，不进饮食，翻胃不食，亦宜服。

茸朱丸

[来源]《严氏济生续方》。

[组成]鹿茸（去毛酒蒸）30克，朱砂（研细，水飞；炒蜜尤佳）适量。

[用法]上药研为细末，煮枣圈肉

为丸，如梧桐子大。每服40丸，炒酸枣仁煎汤送下，午前、临卧服。

〔主治〕心虚血少，神志不宁，惊惕恍惚，夜多异梦，睡卧不安。

十补丸

〔来源〕《济生方·卷一方》。

〔组成〕附子（炮去皮、脐）、五味子各60克，山茱萸（取肉）、山药（锉，炒）、牡丹皮（去木）、鹿茸（去毛，酒蒸）、熟地黄（洗，酒蒸）、肉桂（去皮，不见火）、白茯苓（去皮）、泽泻各30克。

〔用法〕上药研为细末，炼蜜为丸，如梧桐子大，每服6～9克，空腹盐酒、盐汤任意调服。

〔主治〕肾脏虚弱，面色黧黑，足冷足肿，耳鸣耳聋，肢体羸瘦，足膝软弱，小便不利，腰脊疼痛等。

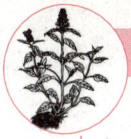

伏暑

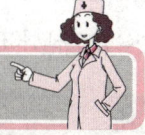

水浸丹

〔来源〕《严氏济生方》。

〔组成〕黄丹30.3克，巴豆（去皮）25枚。

〔用法〕上药同研匀，用黄蜡拌作汁，丸如梧桐子大。每服5丸，以冷水浸少顷，令以新汲水调服。

〔主治〕伏暑伤冷，冷热不调，口干烦渴。

冷香饮子

〔来源〕《严氏济生方》。

〔组成〕草果仁90克，附子（炮去皮脐）、橘红各30克，炙甘草15克。

〔用法〕上药研为粗末，每服30克，水400毫升，生姜10片，煎至100毫升，去滓，沉冷，不拘时服。

〔主治〕老人、虚人，伏暑烦躁，引饮无度，恶心疲倦，服凉药不得者。

地仙散

〔来源〕《严氏济生方》。

〔组成〕地骨皮（去木）60克，防风（去芦）30克，炙甘草15克。

〔用法〕上药研为粗末，每服12克，水875毫升，生姜5片，煎至八分，去滓温服，不拘时候。

〔主治〕伤寒后、伏暑后烦热不安，及虚劳烦热。

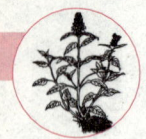

痰饮

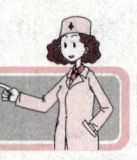

茯苓饮子

〔来源〕《严氏济生方》。

〔组成〕赤茯苓、半夏、茯神、麦门冬各30克,沉香、炙甘草、槟榔各15克。

〔用法〕上药研粗末12克,水50毫升,姜5片,煎35毫升温服,不拘时。

〔主治〕痰饮蓄于心胃,怔忡不已。

寿星丸

〔来源〕《严氏济生方》。

〔组成〕天南星(生用)300克,琥珀(别研)30克,朱砂(水飞)60克。

〔用法〕上药研为细末,和匀,用生姜自然汁打面糊为丸,如绿豆大。每服40丸,不拘时。用人参、石菖蒲煎汤送下,淡姜汤亦得。

〔主治〕治因病惊扰,涎留心包,精神不守,谵言妄语,不得安卧。

玉液汤

〔来源〕《严氏济生方》。

〔组成〕大半夏(炮)12克,沉香(磨汁)45毫升。

〔用法〕以生姜10片,水500毫升,煎250毫升,食后温服。

〔主治〕七情气郁生涎,随气上逆,头目昏眩、心悸眉痛。

血证

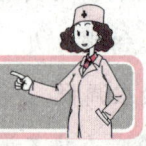

生葛汁

〔来源〕《严氏济生续方》。

〔组成〕生葛根、小蓟根各适量。

〔用法〕上2味洗净,捣取汁,每服50毫升,汤温服,不拘时服。

〔主治〕具有清热凉血,止血的功效。用于鼻衄不止。

赤芍药汤

〔来源〕《严氏济生方》。

〔组成〕赤芍药60克,半夏(汤泡7次)45克,橘红30克。

〔用法〕上药研为粗末,每服12克,水75毫升,姜7片,煎至60毫升,去滓,不拘时温服。

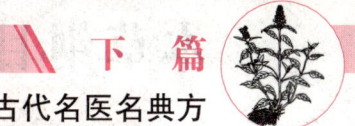

下 篇
古代名医名典方

〔主治〕瘀血蓄胃，心下满，食入即呕血。

香墨汁

〔来源〕《严氏济生方》。

〔组成〕香墨、葱汁各适量。

〔用法〕以葱汁磨墨。滴少许于鼻中即止。

〔主治〕鼻衄不止。

第四节 太平圣惠方

《太平圣惠方》简称《圣惠方》，由北宋王怀隐、王祐等奉敕编写。全书共1670门，方16834首。包括脉法、处方用药、五脏病证、内、外、骨伤、金创、胎产、妇、儿、丹药、食治、补益、针灸等，每一病证，冠以隋代巢元方《诸病源候论》有关论述。《太平圣惠方》是宋王朝组织编纂的第一部大型方书，是一部理论联系实际，具有理、法、方、药完整体系的医方著作，很有临床实用价值，影响极大。

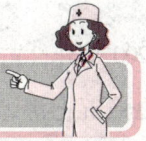

水肿

木通散

〔来源〕《太平圣惠方》。

〔组成〕木通（锉）、苦瓠子各45克，猪苓（去黑皮）、海蛤（细研）各30克，汉防己、泽泻各0.9克。

〔用法〕为散，每服12克，以水、酒各30毫升，入葱白15厘米，煎至35毫升，去渣，食前温服，当下小便数升，肿消大效。

〔主治〕水肿。

鸭头丸

〔来源〕《太平圣惠方》。

〔组成〕葶苈90克，汉防己（杵末）120克。

〔用法〕葶苈杵6000下令如泥，即下汉防己末，取绿头鸭就臼中截头沥血，血尽，并鸭去皮毛，安臼中再杵5000下，丸如梧桐子大。患者空腹10丸，稍渴者，5丸频服，5日止。

〔用法〕水肿以暴肿。

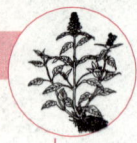

本草纲目
——名方验方速查全书

水病复发方

〔来源〕《太平圣惠方》。

〔组成〕大麻仁（微炒，研如膏）60克，黑豆（炒熟，去皮）90克。

〔用法〕上药捣罗为末，炼蜜为丸，如梧桐子大。每日空腹，以粥饮下30丸。

〔主治〕水病瘥后，常服此药，永不复发。

虚劳

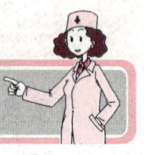

葱豉粥

〔来源〕《太平圣惠方》。

〔组成〕香豉24克，葱白（切）40克，羊髓30克，盐15克，薄荷20棵。

〔用法〕上以水200毫升，先煎后4味十余沸，下豉，更煎五七沸，去豉，入米20克，煮为粥。空腹温服之。

〔主治〕五劳七伤，体热喘急，四肢烦疼。

甘草丸

〔来源〕《太平圣惠方》。

〔组成〕甘草（炙）、人参（去芦头）、乌梅肉（微炒）各30克，生干地黄60克。

〔用法〕捣罗为末，以枣瓤并炼蜜，和捣200～300杵，丸如弹子大。每服，绵裹丸含咽津，日4～5次服。

〔主治〕虚劳，口干舌燥。

栝萎根丸

〔来源〕《太平圣惠方》。

〔组成〕栝萎根、甘草（炙）、杏仁（麸炒微黄）、乌梅肉（微炒）各30克。

〔用法〕捣罗为末，煮枣肉，入少蜜和丸，如弹子大。每服，以绵裹1丸含咽津，日4～5次服。

〔主治〕具有滋阴清热化痰的功效。主治虚劳烦热，口干舌燥，烦渴。

虚劳小便出血方

〔来源〕《太平圣惠方》。

〔组成〕生地黄汁、车前叶汁各40毫升，鹿角胶30克。

〔用法〕煎2味汁，下胶，令消

尽，待温3次服。

〔主治〕虚劳，小便出血。

虚劳精乏方

〔来源〕《太平圣惠方》。

〔组成〕车前叶、魏桑叶各等份。

〔用法〕细研，取自然汁。每8毫升服，日2~3次服。

〔主治〕虚劳精乏，小便白浊，及忽出血。

地黄煎

〔来源〕《太平圣惠方》。

〔组成〕生地黄（捣绞取汁）5000克，牛酥、白蜜各500克。

〔用法〕先以慢火煎生地黄汁减半，纳牛酥更煎，良久，次下白蜜，搅令匀，候稀稠得所，于瓷器中盛。每日空心，午时及晚食前，以温酒调下10毫升。

〔主治〕具有滋肾和精的功效。

鹿角胶散

〔来源〕《太平圣惠方》。

〔组成〕鹿角胶（捣碎，炒令黄燥）、覆盆子、车前子各30克。

〔用法〕捣细罗为散。每于食前，以温酒调服6克。

〔主治〕治虚劳梦泄，立效。

伤寒

神验白散

〔来源〕《太平圣惠方》。

〔组成〕白附子、附子（去皮脐）各15克，半夏、干姜、天南星、皂荚子仁各0.3克。

〔用法〕上药，皆生用，捣细罗为散。每服3克，入生姜0.5克，以水60毫升，煎至35毫升，和渣热服。

〔主治〕伤寒，发汗。

三神丸

〔来源〕《太平圣惠方》。

〔组成〕附子（烧令半黑）15克，芫花（醋拌，炒令黄）、皂荚（炙焦黄）各30克。

〔用法〕捣罗为末，以豆豉心，宿用汤浸，研绞，取细稀者，用和药末，丸如梧桐子大。每服不计时候，以粥引下10丸。

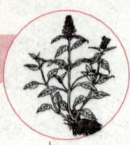

〔主治〕伤寒表里不解。

朴硝膏

〔来源〕《太平圣惠方》。

〔组成〕川朴硝（细研）30克，猪胆（用汁）1具。

〔用法〕相和调为膏，用抹瘢上。勿令动、碰，任疮痂自落。

〔主治〕伤寒发豌豆疮初瘥。

浮萍草散

〔来源〕《太平圣惠方》。

〔组成〕浮萍草30克，麻黄、桂心、附子（炮）各15克。

〔用法〕捣细罗为散，每服6克，以水60毫升，入生姜0.5克，煎至35毫升，不计时候，和渣热服。

〔主治〕伤寒。

下 篇
古代名医名典方

四、金元时期名方

第一节 危亦林方

危亦林，字达斋。祖籍抚州，后迁南丰（今江西南丰县）。医学家。与陈自明、崔嘉彦、严用和、龚廷贤、李梴、龚居中、喻昌、黄宫绣、谢星焕并列为江西历史上十大名医。危亦林20岁开始业医，对祖传医术有着深厚兴趣，将祖传医书及验方详细加以阅览、研究，并在行医过程中进行验证和修改，其医道日益精进。他通晓内、妇、儿、眼、骨、喉、口齿各科，尤擅长骨科，成为当地有名望的医家。

中暑

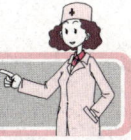

濯热散

〔来源〕《世医得效方》

〔组成〕白矾、五倍子、乌梅（去核）、甘草各30克。

〔用法〕上为末，入飞罗面120克拌匀。每服6克，新汲水调下。虽平日不敢饮冷者，服之不妨。真有奇效。

〔主治〕祛暑清热解毒。伤暑迷闷，及泄泻霍乱作渴立效。亦能解诸毒。

泼火散

〔来源〕《世医得效方》

〔组成〕青皮（去白）、赤芍药、黄连（去须）、地榆各等份。

〔用法〕上为细末，每服3克，冷下调下。

〔主治〕清热泻火，伤暑烦躁，烦渴口干。并治血痢，妇人热崩。

头痛

小芎辛汤

〔来源〕《世医得效方》

〔组成〕川芎50克,细辛(去芦)、白术(去芦,炒)、甘草(炙)各2.5克。

〔用法〕上锉散。每服四钱,水一盏半,姜五片,茶芽少许,煎至七分,不拘时温服。

〔主治〕治风寒在脑,或感湿,头重,头痛,眩晕欲倒,呕吐不定。

附子汤

〔来源〕《世医得效方》

〔组成〕大附子1个(生用去皮脐),绿豆3克。

〔用法〕上同入铫子内煮,豆熟为度,去附子,即服豆而安。每个可煮5服,后为末服之。

〔主治〕散寒止痛。

泄泻

风下汤

〔来源〕《世医得效方》

〔组成〕人参、白术、干姜(炒)、甘草(炒)各30克,茯苓、厚朴(姜制)各60克。

〔用法〕上锉散,每服9克,水70毫升煎,空心服。

〔主治〕肠胃虚弱,腹内痛,身体怯寒,泄泻青黑,兼治伤寒挟寒而利,脐下冷,名溏泄。

豆蔻饮

〔来源〕《世医得效方》

〔组成〕陈米30克,肉豆蔻(面裹煨)、五味子、赤石脂(研)各15克。

〔用法〕上为末,每服6克,粟米汤饮调下,日进3服。

〔主治〕涩肠止泻。滑泄神效。

疟疾

冷附汤

〔来源〕《世医得效方》

〔组成〕附子重30克（炮去皮脐）。

〔用法〕上切作片，分2服，水150毫升，生姜10片，煎至70毫升，隔夜煎下，用薄绵覆盏面，露一宿。五更冷服。

〔主治〕壮脾胃，去痰实，除虚热，降心气。疟疾无过是痰实痞塞不通，脾胃虚弱，热在上，停于胸膈，不将入于脏腑，所以五更冷服，乃使药下达，壮脾胃，去痰实，除虚热，降心气屡用屡效。

争功散

〔来源〕《世医得效方》

〔组成〕知母、贝母、柴胡（去芦）、常山、甘草、山栀子、槟榔、地骨皮（去骨）各15克，蝉退10个。

〔用法〕上锉散，每服9克，用桃柳枝各5寸煎。未效，用过路草藤5寸煎服。

〔主治〕清热解毒，祛邪截疟。热疟多效。

痢疾

芍药柏皮汤

〔来源〕《世医得效方》

〔组成〕芍药、黄柏各30克，当归、黄连各15克。

〔用法〕上为末，水丸小豆大。温水下6~9克，无时候，及夜五六服。忌油腻脂肥发热等物。

〔主治〕清热利湿，和血行滞。一切湿热恶痢，频并窘痛，无间脓血，并宜服。热痢大效。

九圣圆

〔来源〕《世医得效方》

〔组成〕罂粟壳（去蒂膜米醋炒）30克，川乌（炮去皮）、黄连（去须）、南木香、北赤石脂、枯矾、肉豆蔻（火煨）干姜、白茯苓（去皮）

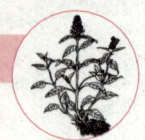

各15克。

〔用法〕上为末,醋煮陈米粉糊为圆,梧桐子大。每服9克,空心米饮下。腹复不止,当归乳香汤下。

〔主治〕下痢赤白,日夜无度,里急外重急痛。服之特效。

跌打伤

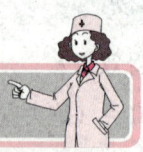

救急方

〔来源〕《世医得效方》

〔组成〕当归(炒)、桂心、甘草(炙)、蜀椒(炒)各22.5克,川芎45克,附子(炮)、泽兰(炒)各30克。

〔用法〕上为末,每用酒服6克,立效。忌海藻、菘菜、生葱、冷水等。

〔主治〕坠马落车,伤筋折臂。

自然铜散

〔来源〕《世医得效方》

〔组成〕乳香、没药、苏木、降真香、川乌(去皮尖)、松明节、自然铜(煅)各30克,地龙(去土清油炒)、龙骨(生用)各15克,土狗10枚(油浸焙为末),真血竭9克。

〔用法〕上为末,每服15克,用无灰酒调下。如病在上食后服,病在下空心服。服之自顶心寻病至下两手,再周遍一身,下及两足,遇病处则飒飒有声,患儿觉药力习习往来。

〔主治〕跌打折骨损断,正骨科中经验方也。

牙痛

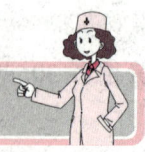

牙疼秘方

〔来源〕《世医得效方》

〔组成〕枫香脂适量。

〔用法〕为末、入焚香炉内灰再筛过。常日洗面时用揩牙上,永无斯疾,更临睡以温水净漱为佳。

〔主治〕经岁牙疼。

已验方

〔来源〕《世医得效方》

〔组成〕露蜂房、括蒌皮各等份。

〔用法〕烧灰，去火毒，擦牙。

〔主治〕牙疼。

逡巡散

〔来源〕《世医得效方》

〔组成〕高良姜1块（约2寸），全蝎1枚（瓦上焙干）。

〔用法〕上为末，以手指点药，如齿药用，须擦令热彻，须臾吐出少诞，以盐汤漱口大妙。

〔主治〕风牙疼肿，不拘新久，一服立效。

牢牙散

〔来源〕《世医得效方》

〔组成〕全蝎（去毒）7枚，细辛（洗净）9克，草乌（去皮）2个，乳香（另研）6克。

〔用法〕上为末，每用少许擦患处，须臾以温盐水灌漱。

〔主治〕温经散寒止痛。一切牙痛，不问久新，凡疼痛立效。

第二节 葛可久方

元代医学家，世业医，承家学，其术益精，著有《十药神书》，载十个治疗虚劳吐血方，反映了他治痨瘵（肺结核）证的丰富经验。此外尚著有《医学启蒙》等书，已佚。

久嗽肺痿

保和汤

〔来源〕《十药神书》

〔组成〕知母、贝母、天门冬、款冬花各9克，天花粉、薏苡仁、杏仁、五味子各6克，甘草、马兜铃、紫菀、百合、桔梗、阿胶、当归、地

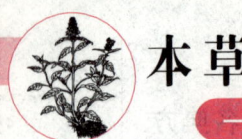

黄、紫苏、薄荷、百部各4.5克。

〔用法〕加生姜3片，水煎去滓，入饴糖1匙服，1日3次。

〔主治〕滋阴润肺止咳，用于久嗽肺痿。

太平丸

〔来源〕《十药神书》

〔组成〕天门冬、麦门冬、知母、贝母、款冬花各60克，杏仁、当归、熟地黄、生地黄、黄连、阿胶珠各45克，蒲黄、京墨、桔梗、薄荷各30克，白蜜120克，麝香少许。

〔用法〕为细末，用银石器先下白蜜，炼熟后下诸药，搅匀再上火，入麝香略熬2沸，作丸，弹子大，每服1丸，食后薄荷煎汤化下，日3次。临卧时如痰盛，先服饴糖伴沉香消化丸，然后再服本药。

〔主治〕养阴润肺，用于久嗽肺痿、肺痈。

咳血

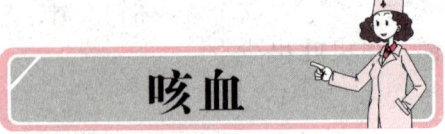

十灰散

〔来源〕《十药神书》

〔组成〕大蓟、小蓟、荷叶、扁柏叶、茅根、茜根、山栀、大黄、牡丹皮、棕榈皮各等份。

〔用法〕上各烧灰存性，研极细末，用纸包，碗盖于地上一夕，出火毒，用时先将白藕捣汁或萝卜汁磨京墨半碗，调服25克，食后服下。

〔主治〕凉血止血。用于血热妄行所致之呕血、咯血等。

花蕊石散

〔来源〕《十药神书》

〔组成〕煅花蕊石。

〔用法〕为细末，每服9~15克，用童便1盅炖温调服。

〔主治〕化瘀止血。

第三节 李杲方

李杲是中国医学史上"金元四大家"之一,是中医"脾胃学说"的创始人,他十分强调脾胃在人身的重要作用,因为在五行当中,脾胃属于中央土,因此他的学说也被称作"补土派"。著述有《内外伤辨惑论》《脾胃论》《兰室秘藏》等。

头痛

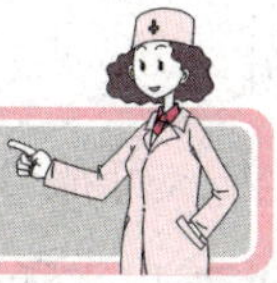

白芷散

〔来源〕《兰室秘藏》

〔组成〕郁金3克,香白芷、石膏各6克,薄荷叶、芒硝各9克。

〔用法〕上为极细末,口含水,鼻内搐之。

〔主治〕具有疏风清热的功效。用于治疗头痛。

碧云散

〔来源〕《兰室秘藏》

〔组成〕细辛、郁金、芒硝各3克,蔓荆子、川芎各3.6克,石膏3.9克,青黛4.5克,薄荷叶6克,红豆1个。

〔用法〕上为极细末,口噙水,鼻内搐之。

〔主治〕具有疏风清热,开窍利头目的功效,用于头痛。

羌活清空膏

〔来源〕《兰室秘藏》

〔组成〕蔓荆子3克,黄连9克,羌活、防风、甘草各12克,黄芩30克。

〔用法〕上为细末,每服3克,茶清调下,食后临卧服。

〔功效〕疏风清热。用于头痛。

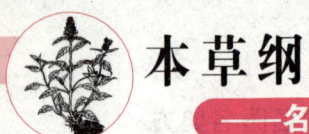

腰痛

独活汤

〔来源〕《兰室秘藏》

〔组成〕炙甘草、羌活、防风、独活、大黄（煨）、泽泻、肉桂各9克，当归梢、连翘各15克，酒汉防己、酒黄柏各、桃仁各30个。

〔用法〕上为粗末，每服15克，酒120毫升，水400毫升，煎至250毫升，去渣热服。

〔主治〕因劳役，腰痛如折，沉重如山。

壮本丹秘方

〔来源〕《兰室秘藏》

〔组成〕杜仲（酒炒）、破故纸（盐水炒）、茴香各30克，肉苁蓉、巴戟天、青盐各15克。

〔用法〕上为末，将猪腰子分开，入药在内，缝住，纸包煨热。每1个一服，用黄酒送下。

〔主治〕肾虚腰痛，久则寒冷。

虚证

生脉散

〔来源〕《内外伤辨惑论·卷中·暑伤胃气论》

〔组成〕人参25克，麦门冬、五味子各9克。

〔用法〕水煎服。

〔主治〕气阴不定。症见体倦气短懒言，口渴多汗，咽干舌燥，脉虚弱，及久咳伤肺，气阴两伤，干咳短气，自汗者。

补中益气汤

〔来源〕《脾胃论·饮食劳倦所伤始为热中论》

〔组成〕黄芪15～20克，甘草（炙）5克，人参（去芦，有嗽者去之）、当归身（酒焙干，或日干以和血脉）、白术各10克，橘皮6克，升麻、柴胡各3克。

〔用法〕上哎咀（一种炮制方法，以咀嚼代替工具，将药切成小块），都作一服，水2盏，煎至1盏，量气弱、气盛，临病斟酌水盏大小，去渣，食远稍热服。

〔主治〕1.脾胃气虚。症见身热有汗，头痛恶寒，渴喜热饮，少气懒言，或饮食无味，四肢乏力，舌质淡苔白，脉虚软无力。2.气虚下陷。脱肛，子宫下垂，久泻，久痢，久疟等。

当归补血汤

〔来源〕《内外伤辨惑论·卷中·暑伤胃气论》

〔组成〕黄芪30克，当归（酒洗）6克。

〔用法〕上药以水2盏，煎至1盏，去渣温服，空心食前。

〔主治〕劳倦内伤。症见肌热面赤，烦渴欲饮，脉洪大而虚，重按无力，以及妇人经期、产后血虚发热、头痛，或疮疡溃后，久不愈合者。

升阳益胃汤

〔来源〕《脾胃论》卷上方

〔组成〕黄芪60克，半夏（汤洗，脉涩者用）、人参、甘草各30克，独活、防风、白芍药、羌活各15克，橘皮（不去瓤）、茯苓、泽泻、柴胡、白术各9克，黄连6克。

〔用法〕为粗末，每服9～15克，加生姜5片、大枣2枚，水煎服。

〔主治〕脾胃虚弱，怠惰嗜卧，四肢不收，时值秋燥行令，湿热少退，体重节肿，口苦舌干，饮食无味，大便不调，小便频数，兼见肺病，洒淅恶寒，惨惨不乐，面色恶而不和者。

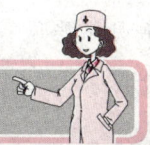

消渴

辛润缓肌汤

〔来源〕《兰室秘藏》

〔组成〕生地黄、细辛各0.3克，熟地黄0.9克，石膏1.2克，黄柏（酒制）、黄连（酒制）、生甘草、知母各1.5克，柴胡2.1克，当归身、荆芥穗、桃仁、防风各3克，升麻4.5克，红花少许、杏仁6个、小椒2个。

〔用法〕上为粗末，都作一服，水500毫升，煎至250毫升，食远，稍热服之。

〔主治〕消渴证才愈，只有口干，腹不能努，此药主之。

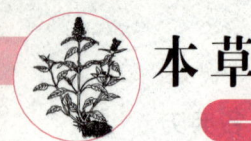

第四节 刘完素方

刘完素是金元时期的著名医家,为后世所称金元四大家中的第一位医家。他从25岁开始研究《内经·素问》,直到60岁从未中断,学识渊博。他据《素问》病机19条,阐明六气过甚皆能化火的理论。故治法上多用寒凉药,并创制了不少治疗伤寒病的方剂,对后世温病学说有所启发。为中医学各学派的创立奠定了良好的基础。

暑热

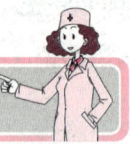

鸡苏散

〔来源〕《伤寒直格》

〔组成〕滑石180克,甘草30克,薄荷叶7.5克。

〔用法〕为细末,每服9～15克,包煎,或温开水调下,日2～3服。

〔主治〕暑湿证兼见微恶风寒,头痛头胀,咳嗽不爽者。

六一散

〔来源〕《伤寒直格》

〔组成〕滑石粉600克,甘草100克。

〔用法〕调服或包煎服,1次6～9克,1日1～2次。亦可外用,直接扑撒患处。

〔主治〕感受暑湿。症见身热,心烦口渴,小便不利,或呕吐泄泻。亦治膀胱湿热所致之小便赤涩淋痛,以及砂淋等。

碧玉散

〔来源〕《伤寒直格》

〔组成〕六一散(滑石180克,甘草30克)加青黛令如轻碧色。

〔用法〕为细末,每服9～12克,包煎,或温开水调下,日2～3服。

〔主治〕暑热病兼目赤咽痛,或口舌生疮者。

益元散

〔来源〕《伤寒直格》

〔组成〕滑石180克,甘草30克,

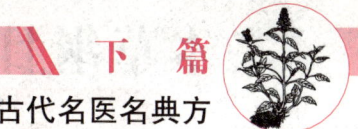

下 篇
古代名医名典方

朱砂9克。

〔用法〕为细末，每服6克，温水送下。

〔主治〕暑病而兼惊烦不安者。

痢疾

芍药汤

〔来源〕《刘河间医学六书·素问病机气宜保命集》

〔组成〕芍药15～20克，黄连5～9克，槟榔、木香、甘草各6克（炙）、当归、大黄、黄连各9克，官桂2～5克。

〔用法〕水2盏煎至1盏，食后温服。

〔主治〕湿热痢。症见腹痛便脓血，赤白相间，里急后重，肛门灼热，小便短赤，苔腻微黄。

导气汤

〔来源〕《素问病机气宜保命集》

〔组成〕芍药15克，当归9克，大黄、黄芩各4.5克，黄连、木香、槟榔各3克。

〔用法〕为粗末，每服6～9克，水煎服，未止再服，不后重则止。

〔主治〕下痢脓血，里急后重，日夜无度。

厥证

小茯苓汤

〔来源〕《宣明论方》

〔组成〕赤茯苓、人参、陈皮（去白）桔梗（锉炒）各等份。

〔用法〕上为末，每服9克，水75毫升，生姜5片，同煎至60毫升，去渣，不计时候。

〔主治〕厥逆病，三焦升降不调，胸膈肿，胸满腹肿，冷气冲注刺痛。

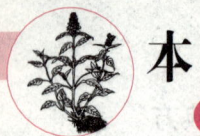

赤茯苓汤

〔来源〕《宣明论方》

〔组成〕赤茯苓（去皮）、人参、桔梗、陈皮各30克，芍药、麦门冬（去心）槟榔各15克。

〔用法〕为末，每服9克，水50毫升，生姜5片，同煎至40毫升，去渣温服，不计时候。

〔主治〕薄厥暴怒，怒则伤肝，肝气逆，胸中不和，甚则呕血、衄血也。

天南星丸

〔来源〕《宣明论方》

〔组成〕天南星（炮）、硫黄（研）、石膏（研）、硝石（研）各等份。

〔用法〕上为末，面糊为丸，如梧桐子大。每服20丸，温酒下，空心，日、午、临卧三时服。

〔主治〕厥逆头痛，齿痛，骨痛，冒脉同肾脉厥逆，头痛不可忍之。

下 篇
古代名医名典方

五、明代名方

第一节 皇甫中方

黄甫中是明代医家,医药世家,承袭家学,并更有发挥。著《伤寒指掌》十四卷,发明仲景立方之意,于诸家议论,独推陶华,惜此书已佚。另著《明医指掌》十卷,参以《内经》,博采古方,变通灵活,不拘泥于古人。又以歌赋括百病,便于记诵,徐春甫赞本书曰"可为医学之指南。"子岫岗,承其学。

中风

通顶散

〔来源〕《明医指掌》

〔组成〕藜芦、生甘草、川芎、细辛、人参各3克,石膏1.5克。

〔用法〕为末,吹鼻中0.3克,就提头起顶心头发,立苏。

〔主治〕开窍醒神。病人初中风,昏愦不省人事,口噤不能开者,急用之。

增补省风汤

〔来源〕《明医指掌》

〔组成〕半夏(姜制)、防风各3克,全蝎6克,胆星、炙甘草、生白附、生川乌、木香各1.5克。

〔用法〕水煎温服。

〔主治〕化痰通络。中风口眼歪斜,痰涎壅盛者。

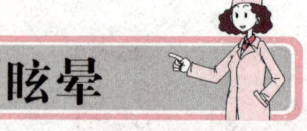

眩晕

痰火眩晕方

〔来源〕《明医指掌》

〔组成〕半夏、白茯苓、川芎、甘草、羌活、白芷、枳实、南星、防风、细辛、酒黄芩，各等分，姜3片。

〔用法〕水煎服。以此作丸，每日下2~3丸，极效。

〔主治〕温化寒痰。痰火眩晕。

芎术除眩散

〔来源〕《明医指掌》

〔组成〕附子（生）、白术、川芎各15克，桂、炙草各7.5克。

〔用法〕上为末，每服9克，姜3片，水120毫升煎至60毫升，温服。

〔主治〕温中散寒。风寒上厥眩晕。

第二节 龚廷贤方

龚廷贤，江西省历史上十大名医之一。其父龚信精于医术，曾任明太医院医官，著有《古今医鉴》16卷，经龚廷贤整理刻行于世。他承家学，又访贤求师，医名日隆。1593年，治愈鲁王张妃臌胀，被赞为"天下医之魁首"，并赠以"医林状元"匾额。

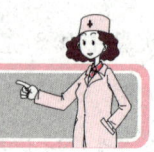

失眠

高枕无忧散

来源《万病回春》

〔组成〕陈皮、半夏（姜制）、白茯苓（去皮）、枳实（麸炒）、竹茹、麦门冬（去心）、龙眼肉、石膏、甘草各4.5克，人参15克。

〔用法〕上锉1剂，水煎服。

〔主治〕心胆虚怯，昼夜不睡。

喘急

噙化仙方

〔来源〕《万病回春》

〔组成〕甜梨汁、白萝卜汁、生姜、白糖各60克,辽五味子(去梗)30克,款冬花、紫菀、桔梗各60克。

〔用法〕上共熬成膏,后入人参3克为末,入前汁内和匀为丸,如弹子大。至晚噙化1丸不过10丸,其病可痊。

〔主治〕五劳七伤、吐脓、吐血、吐痰、咳嗽、喘急。

养生

丁香散

〔来源〕《万病回春》

〔组成〕苦丁香15克,川乌(炮)、草乌、香白芷、牙皂(炮)、细辛各9克,胡椒3克,麝香少许。

〔用法〕上为细末,用竹筒将药吸入肛门内即通。

〔主治〕专治大小便不通。

双白丸

〔来源〕《万病回春》

〔组成〕石灰30克,白茯苓60克。

〔用法〕为末,水丸。每服6克,空心,白水送下。

〔主治〕祛湿止带。

崩漏神方

〔来源〕《万病回春》

〔组成〕童子发(焙干)、小桃红子不拘多少。

〔用法〕共为细末,黄酒送下。

〔主治〕收涩止血,崩漏如神。

天香散

〔来源〕《寿世保元》

〔组成〕琥珀、乳香各4.5克,白胶香、枯矾各9克,白芷6克,当归

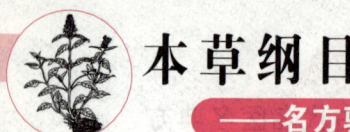

蛤粉各4.5克,密陀僧1.5克。

〔用法〕上为细末,有加铜绿者,洗净腋下,每日擦之。

〔主治〕活血止臭。

第三节 缪希雍方

缪希雍是我国明代著名的中医临床学家、中药学家,是李思塘(曾从吴兴名家朱远斋学过医药)之外孙,万历癸丑进士缪昌期的同族兄弟。善用清凉甘润的药物疗病,行医之余,勤于笔耕,积三十年心血,终撰成多本著作,《神农本草经疏》和《先醒斋医学广笔记》为其代表作。

补肾健脾益气方

〔来源〕《先醒斋医学广笔记》

〔组成〕枸杞子30克,麦门冬15克,怀生地、人参各6克,白茯苓、陈皮、白术各9克。

〔用法〕河水1200毫升,煎960毫升服。

〔主治〕补肾健脾益气。

补虚丸

〔来源〕《先醒斋医学广笔记》

〔组成〕棉花子仁500克,补骨脂120克,白茯苓、没药各60克。

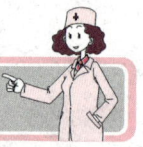

〔用法〕炼蜜丸如梧子,空心淡盐汤服。

〔主治〕补肾健脾益气。

凉血去湿补阴益气丸

〔来源〕《先醒斋医学广笔记》

〔组成〕真茅山苍术1000克,怀生地(酒炒)、人乳(拌积粉)、甘菊花各500克,车前子(米泔浸)240克。

〔用法〕天门冬熬膏和丸。

〔主治〕凉血去湿,补阴益气。

反胃

秘传噎膈膏

〔来源〕《先醒斋医学广笔记》

〔组成〕人乳、牛乳、蔗叶、梨汁、芦根汁、龙眼肉（浓汁）、人参（浓汁）、姜汁各适量。

〔用法〕隔汤熬成膏，下炼蜜。徐徐频服，效如仙丹。

〔主治〕呃逆、反胃。

神效沉香丸

〔来源〕《先醒斋医学广笔记》

〔组成〕真沉香、缩砂仁、木香各6克，真麝香2.4克，血竭、乳香各4.5克，延胡索3克，没药1.5克。

〔用法〕细末，糯米糊丸如弹子大，用朱砂为衣。

〔主治〕男子翻胃呕吐，饮食不通。此是胃脘寒痰结阻，诸医无效，屡试神验；男女腹痛，诸气作痛，产后血气攻心；热气痛；小儿天吊作痛，啼叫不已。

痢疾

护心夺命丸

〔来源〕《先醒斋医学广笔记》

〔组成〕肉豆蔻45克，白芍药（酒炒）、滑石各180克，炙甘草30克，广橘红、白扁豆（炒）、黄连各90克，赤曲（炒研）120克，莲肉（去心，炒焦黄）150克，绿色升麻（醋炒）75克。

〔用法〕细末，炼蜜丸如绿豆大。每服9克，白汤吞。

〔主治〕虚弱人患痢及痢久脾胃虚者。

大黄丸

〔来源〕《先醒斋医学广笔记》

〔组成〕川大黄（切片，蜜蒸）500克，白芍药（酒浸，切片）妙

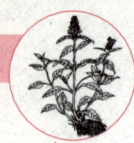

180克，甘草（炙）90克，槟榔100克，木香（切片不见火，为末）30克，枳壳（炒）120克。

〔用法〕细末，炼蜜同水煎，木香和捣为丸，如绿豆大。白莱菔汤吞9克，重者15克。此行二、三次，腹中爽快为度。胃气虚极之人，勿轻用之。积滞重而元气虚者，以人参汤吞。孕妇以人参、缩砂汤吞。行后另用人参丸补之。

〔主治〕具有行气导滞，和血止痢的功效，痢初起壮实者可用，胃弱者禁施。

第四节 董宿方

《奇效良方》为明代医家董宿辑录，方贤续补而成。二人均为明太医院院使，先是董宿广集诸家医方，草辑《试奇效良方图册效神圣保命方》10卷，然未竟而卒；后方贤又在此基础上考订增补，荟萃类编，而更名为《奇效良方》。该书正文69卷，分64门，每门再分若干病症，每病有论有方，共载方7000余首，汇集了上自《内经》《难经》，下迄唐、宋、金元、明初各种重要医籍的病论及医方精华，综合了中医内、外、妇、儿、五官等各科疾病的医疗经验，较明代大型方书《普济方》更加简明实用，故受到后世医家的欢迎。

小儿诸疾

海桐皮散

〔来源〕《奇效良方》

〔组成〕海桐皮、当归、牡丹皮、熟地黄、牛膝各30克，山茱萸、补骨脂各15克。

〔用法〕上锉碎，每服6克，水50毫升，葱白2寸，煎至25毫升。

〔主治〕祛风通络，滋补肝肾。小儿脚挛、不能伸举。

吉州醒脾散

〔来源〕《奇效良方》

〔组成〕人参、白术、木香、白茯苓、白附子、天麻、全蝎、僵蚕各等份。

〔用法〕上锉碎，每服6克，水50毫升，生姜3片，煎至25毫升。

〔主治〕健脾化痰，安神定惊。用于小儿慢惊，神昏目慢，多睡有痰。

观音全蝎散

〔来源〕《奇效良方》

〔组成〕全蝎21个，天麻、防风、羌活各1.5克，川白芷、炙甘草、扁豆、黄芪各9克，砂仁、赤茯苓各15克。

〔用法〕上同为末。每用3克，以冬瓜仁煎汤，不拘时调服。

〔主治〕健脾和中，祛风化痰锁惊。小儿外感风寒，内伤脾胃，致吐泻不止，遂成慢惊等证。

薏苡仁丸

〔来源〕《奇效良方》

〔组成〕薏苡仁、当归、防风、牡丹皮、羌活、酸枣仁各30克。

〔用法〕上为细末，炼蜜为丸，如芡实大。每服1丸，用荆芥汤不拘时化下。

〔主治〕活血祛风通络。小儿手拳不能展用。

妇产科诸疾

诜诜丸

〔来源〕《奇效良方》

〔组成〕泽兰叶、白术各45克，肉桂、炮干姜各15克，白芍、石斛、当归、熟地黄、玄胡索、丹皮、川芎各30克。

〔用法〕上为细末，醋糊为丸，如梧桐子大。每服9克，空心用温酒送下。

〔主治〕妇人冲任虚寒，胎孕不成或受损堕。

芎乌散

〔来源〕《奇效良方》

〔组成〕大川芎、乌药各等份。

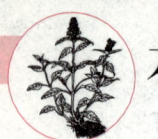

〔用法〕上为细末,每服9克,不拘时,用秤锤烧红淬酒调服。

〔主治〕行气活血止痛。

竹叶汤

〔来源〕《奇效良方》

〔组成〕白茯苓9克,防风、麦门冬、黄芩各6克。

〔用法〕上作一服,水1000毫升,竹叶5片,煎至500毫升,不拘时服。

〔主治〕妊娠心惊胆怯,终日烦闷,名曰子烦。

葶苈散

〔来源〕《奇效良方》

〔组成〕葶苈子、茯苓、桑白皮、郁李仁各4.5克,白术12克。

〔用法〕上作一服,水1000毫升,煎至500毫升。不拘时服,小便利愈。

〔主治〕泻肺利水消肿。

六、清代名方

第一节 程国彭方

程国彭曾攻举子业,聪颖博学,名闻桑梓。因家贫体弱,每罹疾患则久久不愈,遂辍学在家休养。于是程国彭涉医成趣,有感岐黄之术博大精深、济世救人,于是沉潜于医学。23岁时悬壶,审证周详,用药精当,名闻遐迩,求诊者日众。五旬之后,撰成《医学心悟》一书。

咳嗽

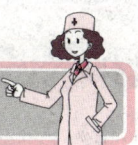

月华丸

〔来源〕《医学心悟》

〔组成〕天冬(去心蒸)、麦冬(去心蒸)、生地(酒洗)、熟地(酒蒸晒)、山药(乳蒸)、百部(蒸)、沙参(蒸)、川贝母(去心蒸)、真阿胶各30克,茯苓(乳蒸)、獭肝、广三七各15克,白菊花(去蒂)、桑叶各60克。

〔用法〕用白菊花(去蒂)、桑叶(经霜者)熬膏,将阿胶化入膏内,和药稍加炼蜜为丸,如弹子大。每服1丸,嚼化,日3次。

〔主治〕滋阴降火,消痰祛瘀,止咳定喘,保肺平肝,消风热,杀虫。

止嗽散

〔来源〕《医学心悟》

〔组成〕桔梗(炒)、荆芥、紫菀(蒸)、百部(蒸)、白前(蒸)各1000克,甘草(炒)375克,陈皮(水洗去白)500克。

〔用法〕共为末,每服6克,开水调下,临卧服,初感风寒,生姜汤调下。

〔主治〕止咳化痰,疏表宣肺。风

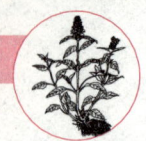

邪犯肺。症见咳嗽喉痒,微有恶风发热,舌苔薄白等症。

团鱼丸

〔来源〕《医学心悟》

〔组成〕贝母(去心)、知母、前胡、柴胡、杏仁(去皮尖及双仁者)各12克,大团鱼(即甲鱼,重360克以上者,去肠)1个。

〔用法〕上药与鱼煮熟,取肉连汁食之,将药渣焙干为末,用鱼骨汁70毫升,和药为丸,如桐子大。每服6克,麦冬汤下,日3服。

〔主治〕宣肃肺气,化痰止咳。用于久咳不止,恐成劳瘵。

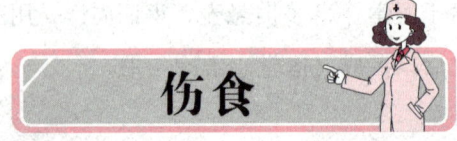

三黄积术丸

〔来源〕《医学心悟》

〔组成〕黄芩(酒炒)30克,黄连(酒炒)12克,大黄(酒蒸)22.5克,神曲(炒)、枳实(面炒)、白术(陈土炒)、陈皮各15克。

〔用法〕荷叶煎水迭为丸,如绿豆大,每服4.5克,或6~9克,量人虚实用。

〔主治〕清热利湿,消胀除满。用于热食所伤,肚腹胀痛,并湿热胀满,大便干结。

独行丸

〔来源〕《医学心悟》

〔组成〕大黄(酒炒)、巴豆(去壳,去油)干姜各3克。

〔用法〕研细,姜汁为丸,如黄豆大。每服5~7丸,用姜汤化下。若服后泻不止者,用冷粥汤饮之,即止。

〔主治〕通脐攻下。中食至甚,胸高满闷,吐法不效,须用此药攻之。若昏晕不醒,四肢僵硬,但心头温者,抉齿灌之。

痰证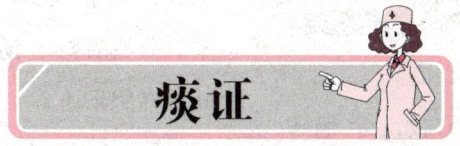

半夏白术天麻汤

〔来源〕《医学心悟》

〔组成〕半夏9克，天麻、茯苓、橘红各6克，白术15克，甘草4克。

〔用法〕生姜1片，大枣2枚，水煎服。

〔主治〕化痰熄风，健脾祛湿。主治风痰所致的眩晕、头痛，兼则胸膈痞闷，舌苔白腻，脉滑数等。

贝母栝蒌散

〔来源〕《医学心悟》

〔组成〕贝母5克，栝蒌3克，花粉、茯苓、橘红、桔梗各2.5克。

〔用法〕水煎服。

〔主治〕润肺清热，理气化痰。主治肺燥有痰。症见咯痰不利，咽喉干燥哽痛，上气喘促等。

中风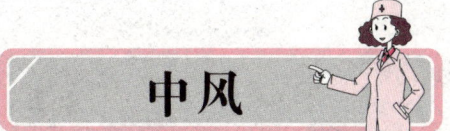

搐鼻散

〔来源〕《医学心悟》

〔组成〕细辛（去叶）、皂角（去皮弦）各30克，半夏（生用）15克。

〔用法〕为极细末，瓷瓶收贮，勿泄气。临用吹0.3~0.6克入鼻孔中取嚏。

〔主治〕化痰开窍。主治一切中风，不醒人事，用此吹鼻中，有嚏者生，无嚏者难治。

三化汤

〔来源〕《医学心悟》

〔组成〕厚朴（姜汁炒）、大黄（酒蒸）枳实（面炒）、羌活各4.5克。

〔用法〕水煎服。

〔主治〕清热通俯。用于中风入脏，热势极盛，闭结不通，便溺阻隔不行，乃风火相搏而为热风者，本方主之。

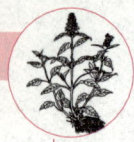

稀涎散

〔来源〕《医学心悟》

〔组成〕巴豆6枚,牙皂9克(切),明矾30克。

〔用法〕先将矾化开,即入2味搅匀,待矾枯为末。每用0.9克吹喉中。痰盛者灯心汤下1.5克,在喉即吐,在膈即下。

〔主治〕涌吐,导下。主治中风口噤,并治单蛾、双蛾。

第二节 吴鞠通方

吴鞠通是清代著名医家,是一位杰出的中医温病学家。父亲和侄儿因病而毙,心中悲愤,吴鞠通发奋读书,精究医术,终成温病大家,是温病学派的最高成就者。对中医学的贡献,在于对中医立法上的革新和理论上的完善,尤其对于温热性疾病的治疗,他对于理论的发挥和发展留下的诸多方剂,使得中医的基本治法在外感病和热性病方面得到了进一步的完善。

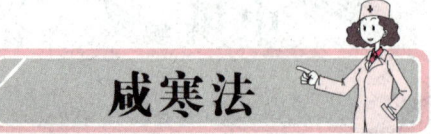

咸寒法

化斑汤

〔来源〕《温病条辨·卷一·上焦篇》

〔组成〕石膏30克,知母12克,生甘草、元参、犀角各6克,白粳米适量。

〔用法〕水8杯,煮取3杯,日3服,渣再煮1钟,夜1服。

〔主治〕清热凉血,滋阴解毒(咸寒佐以苦甘法)。温热病神昏谵语、发斑。

三甲复脉汤

〔来源〕《温病条辨·卷三·下焦篇》

〔组成〕炙甘草、干地黄、生白芍各18克,生牡蛎、麦冬(不去心)各15克,阿胶、麻仁各9克、生鳖甲24

克，生龟板30克。

〔用法〕水8杯，煮取3杯，分3次服。

〔主治〕咸寒镇痉潜阳，甘润存津（咸寒甘润法）。主治下焦温病（热邪深入下焦，阴液亏损），热深厥甚，脉细促，心中憺憺大动，甚则心中痛者。

救逆汤

〔来源〕《温病条辨·卷三·下焦篇》

〔组成〕炙甘草、干地黄、生白芍各18克，麦冬（不去心）15克，阿胶9克，生龙骨12克，生牡蛎24克。

〔用法〕水8杯，煎取3杯，分3次服。

〔主治〕滋阴敛汗，摄阳固脱（镇摄法）。主治温病误治，汗之不当，耗伤心气，以致气不外固而汗自出，心失所养，中无所主而震震悸动，舌强神昏者。

清营汤

〔来源〕《温病条辨·卷一·上焦篇》

〔组成〕生地15克，犀角、元参、麦冬、丹参、银花各9克，竹叶心、黄连各3克，连翘6克（连心用）。

〔用法〕水8杯，煮取3杯，日3服。

〔主治〕清营解毒，透热养阴（咸寒苦甘法）。邪热初入营分。症见身热夜甚，口渴或不渴，时有谵语，心烦不寐，或斑疹隐隐，舌绛而干，脉细数。

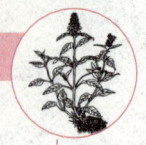

古今医学常用度量衡换算表

重量单位换算表	一厘	约等于 0.03125 克。
	一分	约等于十厘（0.3125 克）。
	一钱	约等于十分（3.125 克）。
	一两	约等于十钱（31.25 克）。
	一斤	约等于十六两（500 克）。
古代医家用药剂量换算表	一方寸匕	约等于 2.74 毫升，或金石类药末约 2 克、草木类药末约 1 克。
	一刀圭	约等于一方寸匕的十分之一。
	一钱匕	约等于 5 分 6 厘，或 2 克。
	一字	一钱匕的四分之一。
	一撮	约等于四刀圭。
	一勺	约等于十撮。
	一合	约等于十勺，约合四两，十分之一升。
	一升	约等于十合。
	一斗	约等于十升。
	一斛	约等于五斗。
	一石	约等于二斛或一小斗。
	一铢	一两等于二十四铢。
	一枚	以较大者为标准计算。
	一束	以拳尽量握足，去除多余部分为标准计算。
	一片	以一钱重量作为一片计算。
	一茶匙	约等于 4 毫升。
	一汤匙	约等于 15 毫升。
	一茶杯	约等于 120 毫升。
	一饭碗	约等于 240 毫升。
	一盏	约等于 30～100 毫升。